Susanna Schmidsberger publiziert medizinische Themen als freie Journalistin. Ihr besonderes Augenmerk gilt dabei Frauen, Kindern und Senioren. Jenen Gruppen also, deren Betreuung in hohem Maße ein Anliegen der Naturheilkunde ist. Zuletzt hat sie zusammen mit ihrem Mann »Fitneß fürs Gehirn« (Südwest Verlag 1993) verfaßt.

Peter Schmidsberger ist bekannt durch seine seit 17 Jahren in BUNTE wöchentlich erscheinende Kolumne »Der kritische Patient«. Als engagierter Journalist tritt er für alternative Behandlungsmethoden im Sinne der Natur- und Erfahrungsmedizin ein. Er ist Präsident der Patientenvereinigung »Deutsche Herzhilfe« und durch diese Funktion in die Forschungsförderung integriert. Auch als Autor einer Reihe von Büchern hat er sich einen Namen gemacht. Als bisher einziger Journalist ist er mit dem deutschen Selbstmedikationspreis ausgezeichnet worden.

W0247198

ALTERNATIV HEILEN

Herausgegeben von Gerhard Riemann

Dieses Buch wurde auf chlor- und säurefreiem Papier gedruckt.

Originalausgabe November 1993
© 1993 Droemersche Verlagsanstalt Th. Knaur Nachf., München

Umschlagillustration: Susannah zu Knyphausen, München
Satz: Compusatz GmbH, München
Reproduktion: Amper Repro, Germering
Druck und Bindung: Ebner Ulm
ISBN 3-426-76058-4

2 4 5 3 1

Peter und Susanna Schmidsberger

Pflanzen heilen besser als Chemie

Ein praktischer Ratgeber
zur Kräuterheilkunde

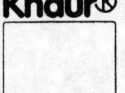

Inhalt

1. Kapitel
Heilmittel aus Naturstoffen –
heute so gut wie nie zuvor

Die Pflanzenheilkunde erlebt in diesen Jahrzehnten eine kaum vorhergesehene Renaissance. Doch ist die Phytotherapie gleichzeitig gefährdet wie nie zuvor. Eine Behauptung, die nur scheinbar widersinnig ist.

Gemäß deutschem Arzneimittelgesetz zählt die Pflanzenheilkunde zu den »besonderen Therapierichtungen«. Entsprechend sind die Arzneipflanzen aufgrund neuer wissenschaftlicher Erkenntnisse neu bewertet worden. Unzweifelhaft ein Fortschritt. Wir dürfen dabei aber zweierlei nicht übersehen:

1. Ohne das uralte Wissen und die seit Jahrhunderten überlieferten Erfahrungen würden die Grundlagen für eine Einschätzung fehlen.

2. Das den Fachleuten vorliegende Material ist noch unvollständig; die Forschung bestätigt jedoch immer weitere Erkenntnisse der Volksmedizin.

Sebastian Kneipp (1821– 1897) hat in seinem System natürlicher Heilweisen der Pflanzenheilkunde einen Ehrenplatz eingeräumt. Dadurch hat er sich ein unschätzbares Verdienst erworben. Sein Werk hat entscheidend dazu beigetragen, daß Erkenntnisse aus alten Tagen nicht verlorengegangen sind.

Sein Rettungswerk entstand in einer Zeit, in der sich eine Wissenschaft, die sich nur auf logische Einzelschritte verstand, zur »herrschenden Kirche unserer Zeit« erhob (wie es später formuliert worden ist). Die Erfassung komplexer Geschehnisse, die sich aus unzähligen Einzelschritten entwickeln, war ihr wesensfremd; mittlerweile bemüht sich die sogenannte Chaosforschung um ein erweitertes Gesichtsfeld.

Damals aber galt jeder Andersdenkende, der sich von einer auf das Ganze gerichteten Sicht leiten ließ, als Dilettant oder gar als Scharlatan.

So kam es dazu, daß die Vertreter dieser Naturwissenschaft für ihre Methode den Anspruch der Ausschließlichkeit erhoben und »die einfachen, praktischen Landärzte auf die Seite schoben«, wie Kneipp erfahren mußte, als seine »heilsamen Kräutlein« verächtlich gemacht und als »Ausgeburt des Aberglaubens aus dem Bereiche der Medizin verbannt« wurden.

Doch es gab auch Auflehnung gegen dieses zum Dogma erhobene Mißverständnis. Auch Pfarrer Kneipp wetterte: »In jeder Apotheke steckt ein theures Geld, in der meinigen ist nicht viel Rares. Ich gestehe dieses sehr gerne zu und betrachte diesen leicht möglichen Vorwurf als einen großen Vorzug ...«

Was der Wasserdoktor seinerzeit ausgesprochen hatte, ist heute noch gültig. Ja, seine Ansicht ist in solch einem Ausmaß bestätigt worden, wie selbst er es nicht für möglich gehalten hätte. Die Erforschung von Wirkstoffen aus Arzneikräutern – und damit die Heilkunde mit Pflanzenextrakten – hat eine ungeahnte Weiterentwicklung erfahren.

Das liegt nicht nur daran, daß immer neue Heilpflanzen entdeckt und genutzt werden. Die großen Erfolge resultieren aus der Tatsache, daß die »nicht bis zum Ende bereitete Arznei« – wie Paracelsus (1493–1541) formuliert hat – in altbekannten Heilpflanzen mittels moderner Technologie zur vollen Entfaltung gebracht worden ist.

Mit diesen Methoden können die Hersteller von Naturheilmitteln auf pflanzlicher Basis hochwirksame Extrakte gewinnen, und zwar auf so schonende Weise, daß die innewohnenden Heilkräfte voll erhalten bleiben.

Diese Wirksamkeit ist auch dadurch garantiert, daß diese Auszüge standardisiert werden können, was bedeutet, daß in jeder Pille, in jedem Saft, in jedem Tee, in jeder Salbe eine genormte Wirkstoffmenge vorhanden ist, die kontrolliert angewendet werden kann.

Wir verdanken den weisen Frauen von einst bedeutsame Erkenntnisse und den Kräuterweiblein mannigfache Erfahrungen, doch ihre Zubereitungen gehören aufgrund der neuen Erfolgsrezepte endgültig der Geschichte an. So gibt es heute Pflanzenpräparate, die den synthetisch gewonnenen Medikamenten in der Wirkung durchaus ebenbürtig sind, ohne jedoch mit deren Nebenwirkungen belastet zu sein (weshalb, wird noch zu erläutern sein). Ja, es gibt sogar Arzneien aus der »Apotheke Gottes«, denen die künstlich entwickelten chemischen Produkte keine gleichwertige Wirkung entgegenzusetzen haben.

Wenn aber ein Mittel ähnlich nützlich ist wie ein anderes, jedoch nicht wie dieses auch schadet, oder wenn es in der Erfüllung seines Zwecks gar einzigartig ist, dann ist es eben besser als jenes. Doch Vorsicht ist in dieser Hinsicht geboten: Zwar steht es jedem frei, selber auf Kräuterpirsch zu gehen, weiterhin Heilpflanzen in Wald und Flur zu sammeln und aufzubereiten – auch dazu gibt es hier einen Ratgeber mit Anleitungen. Aber es bleibt immer zu bedenken, daß man nicht wissen kann, wie ertragreich der Boden ist, auf dem das wildwachsende Kraut gedeiht. Man kann auch nur raten, ob sein Standort verunreinigt ist oder nicht. Und schließlich kann man lediglich hoffen, genügend Wirkstoffe zu gewinnen – denn die Schwankungen des Gehalts sind in freier Natur, ja selbst bei nicht kontrolliertem Anbau im eigenen Garten teilweise enorm hoch.

Werden aber alle diese Gesichtspunkte berücksichtigt und wird auch danach gehandelt, dann heilen Pflanzen besser als Chemie. Das ist keine Frage der Weltanschauung, sondern eine Schlußfolgerung, die den hier skizzierten Tatsachen folgt.

Auch ein Wissenschaftsskandal –
Tierexperimente gegen Heilpflanzen

Der Widerstand gegen die Pflanzenheilkunde nimmt – wie schon gesagt – heute eher noch zu statt ab. Dafür sorgen selbsternannte Experten im Verein mit Bürokraten. In diesem Zusammenhang hat ein Minister eines deutschen Bundeslandes sogar von einem Wissenschaftsskandal gesprochen. Er hat sich dabei auf das Verbot jener Arzneimittel bezogen, die aus Heilkräutern hergestellt werden, die Pyrrolizidinalkaloide (PA) enthalten – also etwa Huflattich, Beinwell, Borretsch. Auf welche Weise man diese altbekannten und bewährten Heilmittel und Gewürze als Krebsgifte verleumdet hat, verdient nähere Betrachtung.

Zuerst wurde der Öffentlichkeit mitgeteilt, daß ein Säugling an einem Leberleiden gestorben war. Schuld daran, so wurde verkündet, war der Huflattichtee, den seine Mutter während der Schwangerschaft regelmäßig getrunken hatte. Was für Schlagzeilen: Kindestod durch Kräutertee!

Von diesem Zeitpunkt an wurden die verschreckten Verbraucher mit Informationen über dieses unheilvolle Gewächs eingedeckt. Als die verderbenbringenden Wirkstoffe wurden die PA angeklagt. Schon früher seien in exotischen Ländern durch andere Pflanzen, die andere PA enthielten, Lebererkrankungen verursacht worden (es handelt sich um eine Gruppe mit sehr unterschiedlichen Effekten).

Weil aber diese Wirkstoffe bei uns nicht vorkommen, bediente man sich der Ergebnisse von Tierversuchen mit heimischen PA. Aufgemerkt: Da haben Experimentatoren Huflattich unter das Futter von Ratten gemischt, wobei das Kraut 4 Prozent der Futtermenge ausmachte. Das klingt harmlos, aber immerhin müßte ein Mensch eine vergleichsweise viel größere Menge reinen Huflattichtees täglich trinken – eine eher wohl unrealistische Dosis.

Die Tiere blieben gesund. Also erhöhten die »Wissenschaftler« die Konzentration, »um endlich den ersehnten Erfolg, die Entstehung von Krebsgeschwülsten zu erreichen«, wie eine Herstellerfirma von Huflattichpräparaten dieses Vorgehen kommentierte. Also wurde der Anteil ebenso erfolglos auf 8 und 12, dann schließlich auf 32 Prozent gesteigert – und weil dem geplagten Vieh vor so viel Huflattich grauste, verabreichte man den angeschuldigten Wirkstoff isoliert.

Nachdem ein Drittel des Futters aus Huflattich bestand, traten bei den Ratten Lebertumoren auf. Jetzt war »erwiesen«, daß ein herausgelöster Inhaltsstoff des Huflattichs, also nicht etwa ein Gesamtextrakt, ein Krebsgift ist! Es ist freilich anzuraten, solche Versuche nicht mit Kaffee oder Tee zu machen, selbst mit vielen Konfitüren könnte man erschreckende Ergebnisse produzieren.

Doch die Methode hat sich bewährt. Das prominenteste Opfer solcher wissenschaftlicher Versuche waren die Süßstoffe, die seinerzeit auf dieselbe Weise verteufelt worden sind und als krebsverursachend eingestuft wurden. Aus diesem Grund hat der Forschungsleiter einer großen Arzneimittelfirma die Aussagekraft derartiger Experimente als fragwürdig bezeichnet. Nicht nur, weil nach seinen Berechnungen die Krebsgefahr für Ratten fünf- bis sechsmal größer ist als für Menschen, sondern weil falscher Verdacht »bei hohen Dosen vorprogrammiert« ist – und zwar grundsätzlich.

Man male sich folgendes aus: Ein Wirkstoff, den es in dieser Erscheinungsform gar nicht gibt, wird Tieren in einer Überdosis verabreicht, die das festgelegte Höchstmaß millionenfach übertrifft. Das Resümee der oben zitierten Herstellerfirma von Huflattichpräparaten: »Absurd und pervers.«

Man könnte sich damit zufriedengeben, wenn solches Vorgehen in der Krebsforschung nicht allgemein üblich wäre. Man bezeichnet diese Menge als die »gerade noch verträgliche Dosis«, also jene Menge, die man Tieren gewaltsam hineinstopfen kann, ohne daß sie auf der Stelle krepieren. Deshalb kritisieren heute auch hochrangige Fachleute diese Testpraxis als »irreführend« und »fehlprogrammiert«. Sie stellen die Frage, ob es wirklich die Prüfsubstanzen sind, die Krebs hervorrufen, oder ob es nicht vielmehr die Torturen sind, die den Tieren aufgezwungen werden.

Das aufschreckende Fazit: Die Krebsspekulationen sind durch diese Forschungsmethode so sehr angeheizt worden, daß selbst Inhaltsstoffe von Kartoffeln, Äpfeln, Bananen oder Honig (um nur einige Beispiele zu nennen) in Verdacht geraten sind. Insgesamt steht heute bereits die Hälfte aller Naturstoffe am Pranger – auch immer mehr Heilpflanzen sind vom Verbot bedroht. Manipulationen im Namen der Wissenschaft, Panikmache mit der Krebsangst – Tierversuche machen es möglich!

Zum Schluß zwei Informationen, die das Bild vollständig machen. Zurück zu dem Todesfall: Die Mutter des Kindes, das leberkrank gestorben ist, war von Rauschgift abhängig, also von einem Lebergift. Das war den Vertretern der Behörden, die den Verbotsknüppel geschwungen haben, zwar bekannt, hat aber nicht ihre Aufmerksamkeit erweckt.

Ja – und schlußendlich ist folgende Tatsache wohl auch nicht ohne Pikanterie: Der Kräutertee, den die junge Mutter während der Schwangerschaft getrunken hatte, hatte gar keinen Huflattich enthalten!

2. Kapitel
Krankheitsverhütung mit Heilpflanzen
– durch Mißverständnisse in Gefahr

Es gehört heute leider zum schlechten Ton, daß sich die Behörden über den Willen der Bürger, über ihr Recht auf Selbstbestimmung hinwegsetzen. Der Marktanteil der Naturheilmittel beträgt noch mindestens 80, der von Heilpflanzen wird auf bis zu 30 Prozent geschätzt. Obwohl also die Verbraucher über diese Arzneien verfügen möchten, wollen es ihnen die Ämter in immer mehr Fällen verbieten. Dabei berufen sie sich auf mutmaßliche Gefahren und nehmen den erwiesenen Nutzen nicht zur Kenntnis. Wie unglaubwürdig sie sich dabei machen, veranschaulicht dieses vieldiskutierte Beispiel:

Die Verantwortlichen weisen ständig und mit Nachdruck auf die Risiken des Rauchens hin. Demzufolge sind sie von den Gefahren für die Gesundheit überzeugt, während ein Nutzen nicht nachweisbar ist. Trotzdem bemühen sie sich aber nicht ernsthaft um ein Verbot von Tabakwaren, sondern erkennen vielmehr das Interesse einer großen Verbrauchergruppe an. Warum dann aber dieses gegensätzliche Verhalten gegenüber den Anhängern von Naturheilmitteln? Offensichtlich werden hier verschiedene Meßlatten angelegt.

80 Prozent der Bevölkerung stehen den Naturheilmitteln aufgeschlossen gegenüber, mindestens 60 Prozent halten sie den chemischen Medikamenten für ebenbürtig, mehr als die Hälfte hat schon Naturheilmittel eingenommen. Nach einer Umfrage besteht unter jungen Ärzten ein großes Bedürfnis nach Informationen über Naturheilverfahren und Heilpflan-

zen. Eine diesbezügliche Ausbildung wird jedoch sträflich vernachlässigt.

Das ist schon deshalb unverständlich, weil jedes Arzneikraut von einer Kommission des Bundesgesundheitsamtes (BGA) mit einer Monographie, also einer Einzeldarstellung, bedacht wird. Diese sogenannte wissenschaftliche Aufbereitung müßte die Pflanzenheilkunde doch allmählich auch in distanzierten Fachkreisen salonfähig gemacht haben.

Aber leider geht es offenbar nicht um objektive Beurteilungen, sondern um die (dem Namen nach) »wissenschaftliche Anerkennung« – ein in Wirklichkeit subjektives Verfahren. Was Wissenschaft ist, bestimmen die Vertreter der herrschenden Lehrmeinung. Und diese akzeptieren in ihrer Mehrheit die Heilpflanzen nur, soweit aus ihnen Wirkstoffe isoliert werden können. Die Arzneilehrer fordern, die in ihnen enthaltenen Heilkräfte »mit analysierendem Verstand in den Griff zu bekommen«.

Diesem Wunsch steht eine andere, auf Erfahrung gegründete Auffassung gegenüber. Nach dieser ist nicht allein der Hauptinhaltsstoff die Ursache für die Wirksamkeit eines pflanzlichen Heilmittels, sondern die in ihm enthaltenen Stoffe alle zusammen. Der allein wissenschaftlich interessierende Wirkstoff ist oft nur in geringer Konzentration enthalten – teilweise sind mehr als 90 Prozent notwendige Begleitstoffe, die die Wirkungen des Hauptstoffs verändern, verstärken bzw. abschwächen. Die Heilwirkung tritt aufgrund ihrer natürlichen Zusammenfügung ein, in der Menge passend aufeinander abgestimmt, im Aufbau entsprechend angeordnet. Bei richtig dosierter Anwendung kommt der gewünschte Erfolg zustande.

Zielobjekt: der lebende Organismus

Aber eine Wissenschaft, die sich auf den Wirkungsnachweis von Einzelsubstanzen eingeschworen hat, und monokausalem Denken anhängt, hegt Mißtrauen gegenüber einem Konglomerat von Wirkstoffen gemäß dem Mißtrauen gegenüber ganzheitlichem Denken – ein monokausales Mißverständnis gewissermaßen. Hier treffen Weltanschauungen aufeinander, die zum Teil kraß widersprüchlich sind. Besonders deutlich wird das bei der Auseinandersetzung um Kombinationspräparate, vor allem wenn diese pflanzlicher Herkunft sind.

Nach den EG-Richtlinien ist die Beschränkung von Kombinationen auf drei Substanzen vorgesehen. Bei uns waren immerhin maximal sechs Stoffe (»Partner«) im Gespräch. Ein Schlag gegen die bewährte Verordnungskunst der Ärzte, die oft noch eine erheblich größere Anzahl zu einer neuen Einheit zusammenmixten: Resultat der gewonnenen Erfahrung, daß es für typische Krankheiten typische Kombinationen gibt, zur individuellen Abrundung kam noch der eine oder andere »Partner« hinzu. In der Vergangenheit galt die individuelle Ansprechbarkeit als entscheidender Maßstab, von ihr hing es ab, welche zusätzlichen Extrakte der Arzt einer bekannten Kombination hinzufügte. Heute sind hingegen Stoffmengen und getestete chemische Wirkungen ausschlaggebend. Außerdem wird verlangt, daß »die zugefügten Inhaltsstoffe die Wirksamkeit des Hauptinhaltsstoffes erhöhen müssen«.

Diese Experten haben nur *eine* bestimmte Wirkung im Auge, um ein bestimmtes Symptom zu kurieren. Sie wollen nicht verstehen, daß mit einer Verordnung mehrere Angriffspunkte gleichzeitig abgedeckt werden sollen und daß die Summe mehrerer Einzelwirkungen nicht einfach der Gesamtwirkung

15

entspricht. In ihrem Denken von Ursache und Wirkung fehlt die Einsicht, daß es sich dabei nicht um bloße chemische Reaktionen handelt, vielmehr trifft das Wirkgefüge auf einen lebenden Organismus, der seinerseits darauf vielfältig reagiert.

Theorien sind unentbehrlich, wenn es gilt, Erkenntnisse zu gewinnen. Sie müssen aber immer – und besonders in der Medizin – anhand der Praxis überprüft werden. Selbstverständlich kann man an Arzneimittelkombinationen strenge Anforderungen stellen. Sie bleiben freilich so lange hypothetisch, wie man darauf verzichtet, die ärztlichen Erfahrungen mit einzubeziehen.

Abschließend ein Beispiel aus dem Alltag, das gut zur Illustration dienen kann: Stellen Sie sich vor, Ihr Lieblingsgericht wäre nicht nach erprobtem Rezept gewürzt, sondern Sie müßten Salz und Pfeffer, Knoblauch und Zwiebeln, Petersilie und Majoran, Dill und Liebstöckel, Wacholder und Bohnenkraut (oder was sonst Ihren Gaumen kitzelt) getrennt verspeisen. Aha – da vergeht Ihnen der Appetit? Und nun überlegen Sie bitte, daß es dabei nur um Ihren Geruchs- und Geschmackssinn geht, nicht aber um Ihre Gesundheit!

Vorbeugen verboten?

Es ist von erheblicher Bedeutung, daß Präparate aus Heilpflanzen bevorzugt wegen ihrer vorbeugenden Wirkung angewendet werden, etwa bei Störungen der Befindlichkeit, die der Routinediagnostik nicht zugänglich sind. Geht es hier doch um jenen Grenzbereich zwischen gesund und krank, in dem die Betroffenen zwar noch nicht »richtig« erkrankt sind, sich aber bereits krank fühlen.

Viele Erkrankungen beginnen schleichend – sie sind noch

»maskiert« –, wobei psychische Symptome besonders häufig auftreten. Sie werden als »rein funktionell«, als »psychosomatisch«, als »vegetative Dystonie« verharmlost – die Modebegriffe wechseln. In Tierversuchen, ja selbst in klinischen Studien können die Entwicklungen solcher Gesundheitsstörungen nicht transparent gemacht werden. Und nach dem Motto, was nicht meßbar ist, ist auch nicht vorhanden, werden die Klagen der Betroffenen nicht so recht ernst genommen, fallweise werden diese Patienten sogar als »Problempatienten« abgestempelt.

Trotz solcher Verkennungen ist es aber unstreitig, daß auf Arzneimittel zur Verhütung von Krankheiten nicht verzichtet werden kann. Zu der Erkenntnis, daß vorbeugen besser ist als heilen, gesellte sich – aufgrund der Kostenlawine im Medizinbetrieb – die Einsicht, daß vorbeugen billiger ist als heilen. Das neue Schlagwort lautet nun: Prävention:

»Unser Gesundheitssystem hat sich lange darauf beschränkt, im Rahmen der Behandlung tätig zu werden. Maßnahmen zur Prävention bildeten die Ausnahme. Vielfach wurde deshalb von einem System gesprochen, das seine vorrangige Aufgabe darin sah, bereits eingetretene Krankheiten zu heilen, zu lindern oder eine Verschlechterung zu vermeiden«, heißt es in der Aussendung einer Krankenkasse. »Heute hat Prävention in der gesetzlichen Krankenversicherung ihren festen Platz. Gesundheit zu fördern, Krankheiten zu verhüten bzw. sie frühzeitig zu erkennen – das betrachten mittlerweile die Krankenkassen als ihre Aufgabe.«

Um so erstaunlicher, daß in den oben erwähnten BGA-Monographien der Heilpflanzen die »vorbeugenden Indikationen« fast ganz fehlen: Jene Krankheitsmerkmale, die Veranlassung geben, einen bestimmten Wirkstoff vorbeugend anzuwenden, werden nicht anerkannt. Dabei besteht die gesetzliche Verpflichtung, daß Arzneimittel nicht nur im Hinblick auf die Behandlung von Krankheiten beurteilt werden müssen. Paragraph 44 des Arzneimittelgesetzes der Bundesrepublik verweist auf Präparate, die »ausschließlich zu anderen Zwecken als zur Beseitigung oder Linderung von Krankheiten, Leiden, Körperschäden oder krankhaften Beschwerden zu dienen bestimmt sind«.

Es handelt sich also um Mittel, die normale Abläufe im Organismus anregen, Abwehr- und Selbstheilungskräfte stärken, die Anpassung an Belastungen fördern, Mangelerscheinungen ausgleichen, Organfunktionen verbessern, die Entstehung sowie den Ausbruch von Krankheiten verhüten und das Allgemeinbefinden anheben. Dies trifft vor allem zu, wenn eine Veränderung innerhalb der »natürlichen Schwankungsbreite« eingetreten ist.

Unter diesen Mitteln zur Anregung, zur Stärkung und zum Schutz spielen Extrakte aus Heilpflanzen eine herausragende Rolle. Etliche dieser Arzneimittel, die sich schon seit Generationen bewährt haben, wirken nicht nur vorbeugend, werden aber vorwiegend wegen dieser Eigenschaft gekauft. Hinweise wie »vorbeugend«, »helfend«, »unterstützend«, die auf den Beipackzetteln ausgedruckt waren, finden vor den Experten und nach den von ihnen ersonnenen Spielregeln keine Gnade. Bei ihnen hat Prävention noch keinen festen Platz.

Auflagen, Verbote und schlechte Noten

Statt dessen gibt es Auflagen, die bestimmen, welche Wirksubstanzen (nicht) miteinander kombiniert werden dürfen. Und es gibt unter den wissenschaftlich aufbereiteten Einzeldarstellungen die »Negativmonographien«, die gefährliche Arzneimittel kennzeichnen, sowie »Nullmonographien«, die aussagen, daß die Wirksamkeit einer Stoffgruppe angeblich nicht belegt ist. Aber selbst »Positivmonographien« zustimmenden Inhalts können zum Hindernis werden, wenn wirklichkeitsfremde Dosierungen vorgeschrieben werden.

So verlangt etwa die Knoblauchmonographie, daß in der Arznei mindestens vier Gramm »frische Droge« enthalten sind – was etwa zweieinhalb Gramm getrocknetem Knoblauch entspricht. Die handelsüblichen Präparate enthalten aber kaum mehr als ein Viertel der angeblich erforderlichen Menge. Trotzdem bescheinigen ihnen eine Reihe von Studien eindrucksvolle Behandlungserfolge. Wer hingegen die »wissenschaftlich empfohlene« Menge einnimmt, muß mit einer beträchtlichen Vehemenz der Entleerungen seines Leibesmülls rechnen.

Ein anderes Beispiel. Für ein Vollbad sind angeblich zweihundert bis dreihundert Gramm frische Fichtenspitzen nötig, um die gewünschte Wirkung zu erzielen. Allein schon bei der Vorstellung dieser kräftigen Prise könnten einem die Tränen das Gesicht hinunterlaufen. So gesehen ist es gar nicht nötig, Kombinationen von Arzneimitteln in Frage zu stellen. Es reicht völlig aus, wenn die einzelnen Bestandteile mit derlei Auflagen belastet sind.

Ein Kapitel für sich ist die Negativliste. Sie beinhaltet alle jene Arzneimittel, denen die Schreibtisch- und Labormedizin mangelnde Wirksamkeit bescheinigt hat und die folglich von den Krankenkassen auch nicht bezahlt werden. Es handelt sich dabei sozusagen um Arzneimittel zweiter Klasse. Interessierte Kreise würden ihnen am liebsten die degradierende Bezeichnung »Gesundheitspflegemittel« zuweisen, um den Gegensatz zu den *echten* Arzneimitteln deutlich genug herausstreichen zu können: wirksame Chemikalien hie und (weithin) unwirksame Naturheilmittel da!

3. Kapitel
Mit Blindheit geschlagen

Zwar gibt es verschiedene Methoden, um die Wirksamkeit eines Arzneimittels zu prüfen, dennoch erhebt die kontrollierte Studie mit Doppelblindversuchen einen Alleinvertretungsanspruch: Während die eine Hälfte der nach statistischen Gesichtspunkten ausgewählten Patienten mit einem Scheinmedikament »behandelt« wird, wird der anderen Hälfte das echte Medikament verabreicht. Weder sie noch Arzt noch Patient erfahren, wer die echte Arznei erhält und wer das Scheinmedikament, das sogenannte Placebo. Erst nach Abschluß wird der Code geöffnet, werden die Ergebnisse richtig zugeordnet.

Wieviel taugt eine solche Untersuchung, bei der alle Beteiligten im dunkeln tappen? Operationen kann man ja auch nicht »doppelblind prüfen«. Sogar eine »einfache Blindstudie«, bei der ein Teil der Kranken nur zum Schein operiert wird, ist aus ethischen Gründen nicht zu verantworten. Dennoch wird niemand auf die Idee kommen, deshalb die Chirurgie als wertlos abzulehnen.

Massive Veränderungen und Wirkungen lassen sich also ohne größere Schwierigkeiten erkennen, dazu muß man nicht Blindekuh spielen. Weitaus problematischer ist jedoch die Beurteilung der Wirksamkeit – bzw. der Heilsamkeit – eines Arzneimittels. Ein Medikament löst eine Fülle sogenannter funktioneller Veränderungen aus, schon bevor körperliche Symptome auftreten. Diese Wirkungen sind – trotz gleichbleibender Dosis und Qualität eines Medikaments – individuell verschieden.

Das bedeutet: Jeder Stoff wirkt bei jedem Menschen anders,

es treten von Fall zu Fall verschiedene Wirkungen auf, bei manchen fehlt jeder Effekt, was den Prüfärzten zu schaffen macht. Deshalb besteht Einigkeit darüber, daß alle nicht meßbaren Symptome einfach ignoriert werden: Diese werden als »psychische Faktoren« oder als »allergische Reaktionen« zusammengefaßt und fallen unter den Tisch.

Was freilich zur Folge hat, daß nur starke, durchschlagende Wirkungen anerkannt werden: Je giftiger die Substanz, desto eindeutiger das Ergebnis. Der Erfolg orientiert sich am Symptom und seiner Beseitigung (auch als Folge von Reaktionen der Krankheitsabwehr). Es kommt nicht selten vor, daß eine Versuchsperson aufgrund eines Behandlungserfolges nach Hause entlassen wird, dort aber wieder an ihrem Leiden erkrankt, vielleicht sogar daran stirbt. Die geprüfte Arznei aber hat den Test bestanden!

Muß es sich doch bei den festgestellten Wirkungen keineswegs um Heilwirkungen handeln. Andererseits kann aber ein Arzneimittel seine Heilsamkeit entfalten, ohne daß dramatische Wirkungen beobachtet werden können. Die »sanfte Tour« entzieht sich weitgehend der Erfassung durch kontrollierte Studien, ebenso wie langfristige Wirkungen und Nebenwirkungen, - wie überhaupt statistische Methoden so gut wie keinen Erkenntniswert haben: Tatsächlich handelt es sich um Entscheidungsverfahren, in die subjektive Einstellungen mit einfließen. Mit *Natur*wissenschaft hat das nichts zu tun.

Diese Vogel-Strauß-Politik, sich blind zu stellen und den Patienten zum »blinden« Versuchskaninchen zu degradieren, ist fragwürdig. Vielmehr müßte der Prüfarzt jede einzelne Reaktion des Kranken beobachten und festhalten. Mit Blindheit geschlagen zu sein ist mit Sicherheit nicht die beste Voraussetzung für Erkenntnisgewinn.

Keine Chemotherapie mit Pflanzen

»Die statistischen Zusammenstellungen, welche man zur Erprobung der Heilmittel angelegt hat, können kein Resultat liefern, da es sich beim Behandeln nie um Massen, sondern nur um einzelne Kranke handelt«, hat schon Rudolf Virchow (1821–1902), Begründer der Zellularpathologie, eingewandt und ein wesentliches Argument gegen die auch heute noch übliche Form der Arzneimittelprüfung vorgetragen. »Die tägliche Erfahrung genügt vollkommen, um jedem unbefangenen Praktiker die Überzeugung von der Wirksamkeit der Arzneimittel und der Wirkungsfähigkeit des Arztes zu gewähren. Gewisse Dinge werden von dem gesunden Menschenverstande und der einfachen, isolierten Beobachtung so vollkommen erkannt, daß die gelehrteste Untersuchung mit einem unendlichen Zahlenaufwande nicht genügt, um diese Erkenntnis zu vernichten.«

Wie sollen solche Methoden den »sanften« oder »milden«, auf langfristige Anwendung abgestimmten Wirkungen der Pflanzenheilmittel gerecht werden? Das deutsche Arzneimittelgesetz verlangt von Fachleuten, daß sie sowohl Sachkenntnis als auch eigene Erfahrungen haben. Die meisten der selbsternannten Experten besitzen aber weder ausreichende Kenntnisse über Heilpflanzen, noch verfügen sie über Erfahrungen bei der Anwendung. Als vollends unsachverständig erweisen sie sich durch ihre Forderung, die »moderne Pflanzentherapie müsse sich um eine gezielte Isolierung exakt dosierbarer Inhaltsstoffe bemühen«. Die Forderung lautet also: nicht Pflanzenheilkunde, sondern Pflanzenchemotherapie!

Kein Kenner wird auf den vollständigen Extrakt, auf die Ganzheit des Wirkgefüges verzichten. In diesem Sinne sei dem Namen Kneipp der eines Forschers aus heutiger Zeit hinzugefügt: Gerhard Orzechowski (s. Literaturhinweise) war als Arzt ein großer Kenner der Biologie und der Pflanzenheilkunde. Von ihm stammt die Bezeichnung »sympathische Arzneimittel« für heilsame Naturstoffe aus Pflanzen. Sympathisch deshalb, weil die von ihnen erzeugten Wirkstoffe so gut in die Empfangsorgane (Rezeptoren) des menschlichen Organismus passen wie der richtige Schlüssel ins passende Schloß. Wie eng ist die biochemische Verwandtschaft? »Waren die Millionen Jahre, die die Natur in Pflanzen und Tieren gebraucht hat, um die biologische Chemie zu erstellen, umsonst? Wenn man die allgemeine Überbewertung sieht, die heute der synthetischen Chemie körperfremder Substanzen entgegengebracht wird, könnte man meinen: ja«, so Orzechowski.

Da benützt die Natur seit mehr als drei Milliarden Jahren dasselbe Rezept, um Leben hervorzubringen, besteht die Kernsäure mit unserer Erbmasse aus denselben Bausteinen wie die der Pflanzen, und uns fällt nichts Besseres ein als zu isolieren, obwohl gewissermaßen alle Lebewesen, also auch Mensch und Pflanze, miteinander verwandt sind.

Wie aber haben sich die Menschen gegenüber ihrer Verwandtschaft verhalten? Selbst zu einer Zeit, als diese Zusammenhänge im Molekularbereich aufgedeckt und damit das Verständnis für die Wirksamkeit von Pflanzenarzneien ermöglicht war, begegnete die offizielle Medizin der Pflanzenheilkunde noch immer mit Spott, taten ihre Experten solche Heilmittel als »zu schwach« oder gar als »wirkungslos« ab.

Für einen Wissenschaftler wie Orzechowski war es »gar nicht zu begreifen« und allenfalls als modische Attitüde zu verstehen, daß die Mediziner immer noch »mit so souveräner Verachtung auf die Phytotherapie herabsehen«, obwohl doch die Pflanzenheilkunde am Anfang aller Behandlung mit Arzneimitteln gestanden ist. Heilpflanzen werden seit Urzeiten – und das offensichtlich mit Erfolg – bei Erkrankungen angewendet, wohl auch deshalb, weil der menschliche Organismus aufgrund der biochemischen »Verwandtschaft« mit ihrem Wirkgefüge umzugehen weiß. Künstlich hergestellte Medikamente sind ihm hingegen fremd oder, wie Orzechowski es ausgedrückt hat: »Das Leben begegnet ihnen zum ersten Mal.«

Wie stark muß die Wirkung von Arzneimitteln sein?

Ein Medikament, das keine Nebenwirkungen hat, kann auch keine Hauptwirkung haben. So lautet eine mehr als hundert Jahre alte Schulweisheit. Aber dieses hehre Alter kann nicht darüber hinwegtäuschen, daß es sich um einen Irrtum handelt, der auf einem Denkfehler basiert: Danach ruft ein Medikament im kranken Organismus dieselben Veränderungen hervor wie im gesunden.

Überdenken Sie einmal die Tragweite dieser Aussage. Letztlich wird damit nicht mehr und nicht weniger behauptet, als daß kein Unterschied zwischen Schädigung und Heilung, ja zwischen Gesundheit und Krankheit besteht, was zwangsläufig die Doktrin zeitigen mußte, daß ein Arzneistoff ohne Nebenwirkungen nichts taugt.

Jede von den Pharmakologen beobachtete Wirkung auf einen gesunden Organismus ist jedoch in Wirklichkeit eine Veränderung der normalen Verhältnisse. Die Pharmakologen stellen in erster Linie die Giftwirkungen von Arzneistoffen fest und formulieren deutlich: »Die chemischen Agentien, mit denen es die Pharmakologie zu tun hat, können schlechtweg Gifte genannt werden.« Pharmakologische Wirkungen und Giftwirkungen seien grundsätzlich dasselbe. Dieser bis zum

heutigen Tag gültige Grundsatz der theoretischen Pharmakologie beinhaltet zweierlei:
1. Arzneimittel sind immer Gifte.
2. Ungiftige Stoffe haben keine Wirkung.
Folgerichtig ist die Wirksamkeit unschädlicher Heilpflanzen in Abrede gestellt worden. Weil für die Experten pharmakologische Wirkungen und Giftwirkungen ein und dasselbe sind, ist auch ihre einseitige Vorliebe für »starke« Pflanzenwirkstoffe verständlich, besonders für isolierte Reinsubstanzen, die symptomatisch wirken, indem sie organische Abläufe blockieren. So setzt Curare die Spannung der Muskulatur herab, Digitalis bremst das jagende Herz, Atropinlähmt Nervenfasern und wirkt dadurch krampflösend, Folgen der Giftwirkungen, die sich freilich auch am gesunden Organismus feststellen lassen. Aber man kann nicht am gesunden Tier studieren, was kranken Menschen nutzen soll. Am gesunden Organismus lassen sich nur Abweichungen vom normalen Zustand registrieren.

Wir brauchen in der Medizin jedoch keine Gifte, die Funktionsstörungen hervorrufen, sondern Heilmittel, »die normale Bedingungen des Lebens erhalten oder wiederherstellen«, wie Virchow, seinerzeit der große Gegenspieler der theoretischen Pharmakologen, zu betonen nicht müde wurde. Das Unterfangen, eine Arznei um so höher einzuschätzen, je stärker ihre – giftige – Hauptwirkung ausgeprägt ist, betrachtete er als einen »höchst gefährlichen Mißgriff« und rief seinerzeit die Regierung dazu auf, hier rechtzeitig einzuschreiten.

Doch bis heute schützt uns kein Arzneimittelgesetz vor diesem folgenschweren Mißverständnis, wobei zweierlei verwechselt worden ist: Wirkung und Wirksamkeit. Jede durch ein Medikament im Organismus hervorgerufene Veränderung, gleichgültig ob nützlich oder schädlich, wird als *Wirkung* bezeichnet: so auch die Nierenschädigung durch ein Schmerzmittel, die Verstärkung von Herzrhythmusstörungen durch ein Medikament gegen diese Störungen, die Unterdrückung der Abwehrkraft durch eine entzündungshemmende Arznei. Natürlich fördern solche Wirkungen das Heilgeschehen nicht – ganz im Gegenteil.

Deshalb kommt es vielmehr auf die *Wirksamkeit* an, ein Ausdruck, der besser durch den Begriff *Heilsamkeit* ersetzt würde. Wirksamkeit bzw. Heilsamkeit beschreibt jene Potenz einer Arznei, die nur am kranken Menschen beobachtet werden kann, die Besserung eines schlechten Gesundheitszustandes, das Überwinden einer Krankheit, das Abheilen einer Wunde.

Wenn aber dieser eigentliche Zweck auf behutsame Weise ebenso oder gar besser zu erreichen ist als durch starke Aktivitäten, müßte man eigentlich die Frage stellen: »Wie schwach müssen Arzneimittel wirken, damit sie besonders heilsam sind?«

Antwort darauf gibt die Arndt-Schulzsche Regel, die besagt: »Schwache Reize fachen die Lebenstätigkeit an, mittelstarke fördern sie, starke hemmen sie und stärkste heben sie auf.«

Wie die Wirksamkeit eines Heilmittels gesteigert wird

Wie beeindruckend ist es, wenn wir am Fernsehschirm das Steuerungssystem einer Weltraumrakete erklärt bekommen. Und doch ist diese Apparatur im Vergleich mit einem lebendigen Organismus geradezu primitiv.

Der menschliche Körper funktioniert dank eines unvorstellbar komplizierten Regulationssystems. Selbst der Fachmann ist überfordert von der Vielfalt von Steuerungen, die ständig damit beschäftigt sind, bei einer Temperatur von nur 37 Grad Celsius und minimalen Druckverhältnissen Lebensabläufe in Gang zu halten.

Naturheilkundliche Ärzte achten sorgfältig darauf, die subtile Feinabstimmung dieses hochentwickelten Gefüges nicht zu stören. Sie versuchen, die Selbstheilungskräfte anzuregen, wenn sie brachliegen oder sie zu verstärken, wenn ihre Bemühungen nicht ausreichen. Sie hüten sich jedoch nach Möglichkeit davor, körperfremde Substanzen zu verabreichen, da sonst »die natürlichen Bestrebungen des Organismus«, wie der griechische Arzt Hippokrates (460–375 v. Chr.) warnte, beeinträchtigt werden könnten.

Erklärte Absicht dieser medizinischen Richtung ist es, behutsam regulierend einzugreifen, um auf diese Weise den Organismus langfristig instand zu setzen, damit er sich selbst helfen kann. »Immer und in allen Fällen gilt der goldene Grundsatz: Die gelindeste Anwendung ist die beste«, schreibt Kneipp, da er »... zu der Überzeugung gekommen ist, daß die kleinen Portionen besser wirken, weil die Natur nicht große Portionen auf einmal verwerten kann, mithin überflüssig vieles abgeht«.

Lange hat sich die Arzneilehre weder um diese These von Kneipp noch um die Regel der Herren Arndt und Schulz gekümmert. Erst in den letzten Jahren ist ein neues Fachgebiet entstanden, die »Pharmakologie der niedrigen Dosen«. Diese setzt sich nicht nur mit der Wirksamkeit kleiner und kleinster Arzneimengen auseinander, sondern beschäftigt sich im besonderen mit den »Umkehreffekten« von Wirkstoffen. Hat es sich doch gezeigt, daß Wirkstoffe in sehr geringer Dosierung heilsame Wirkungen hervorrufen können, selbst dann, wenn sie in üblicher Konzentration schädlich, ja sogar giftig sind:

Unter dieser Voraussetzung kann man also mit Substanzen, die sonst krank machen, Krankheiten behandeln (wobei andere Bahnen zur Weiterleitung von Reiz und Information benützt werden). Ein neues Prinzip, das jedoch schon bei einer ganzen Reihe von Arzneistoffen bestätigt worden ist. Das Umdenken beginnt freilich erst allmählich, und die daraus resultierenden Konsequenzen sind noch gar nicht abzusehen.

Vielleicht sollten wir uns an die Worte eines großen Arztes von einst, von Christoph Wilhelm Hufeland (1762–1836), Begründer der modernen Geriatrie und Gerontologie, erinnern, der unter anderen auch Goethe und Schiller behandelt hat. Er hat jeden Arzt davor gewarnt, sich als »Herrn der Natur« aufzuspielen, und geraten, »vielmehr ihr Gehülfe, Alliierter, Freund« zu sein. Seinen Berufskollegen versuchte er klarzumachen, »daß nicht Er (der Therapeut), sondern Sie (die Natur) es ist, die es thut«. Man dürfe sie nur nicht dabei stören.

Selbst das modernste Klinikum und die teuersten Medikamente können nicht ersetzen, was der große Arzt und Naturforscher Paracelsus den »inneren Arzt« nannte. Wir sollten das Unsere dazu beitragen, um diesem größten aller Heilmeister das Wirken zu erleichtern. Dazu ist es nötig, den Einflüssen einer Arznei auf unseren Körper auch seelisch den Weg zu bahnen.

Die Rede ist von jenem psychophysischen Prozeß, den die Medizin als *Suggestiveffekt* bezeichnet. Man könnte freilich auch von einer »Erwartungswirkung« sprechen. Denn es ist die Erwartungshaltung des Kranken, die eine erwünschte Wirkung unterstützt und die Erfolgswahrscheinlichkeit einer Therapie erhöht. Auch der gegenteilige Effekt ist üblich: Ein Patient, der sich aus Krankheitsgründen eine verfrühte Rente verspricht, ist keiner Therapie zugänglich. Seine »Rentenneurose« hat die Selbstheilungskräfte des Organismus blockiert.

Man kann sich also eine Krankheit einbilden – oder aber an seine eigenen Genesungskräfte glauben. Die durch Selbstbeeinflussung hervorgerufene Überzeugungskraft ist enorm. Darin wurzelt auch die erstaunliche Wirkung von Scheinmedikamenten (Placebos). Auf das Vertrauensverhältnis zu unserem inneren Arzt kommt es an!

Machen wir uns die Erwartungshaltung zunutze! Haben wir Erfolg damit, dann wächst die hoffnungsvolle Erwartung bis zur nächsten Einnahme, was wiederum die Wirkung der Arznei weiter steigert. Auf diese Weise erzielen wir mit der »gelindesten Anwendung«, wie Kneipp sie gefordert hat, die beste Wirksamkeit.

Verständlich, daß die Medizin herausfinden möchte, wieviel Anteil an einem Behandlungserfolg die Arznei hat und wieviel die Erwartungshaltung. Es ist allerdings fraglich, ob dieses Wissen wirklich so zielführend ist, wie man hofft. Es gibt Einschätzungen, wonach die »eingebildete Wirkung« für mehr Behandlungserfolge verantwortlich sein soll als die pharmakologisch aktiven Wirksubstanzen. Die weit unterschätzte Wirkung der »Droge Arzt« läßt sich ohnedies nicht standardisieren.

Heilpflanzen in der Kinderheilkunde

Besonders segensreich ist die Anwendung der Heilpflanzen beim kranken Kind. Nicht nur, weil der kindliche Organismus so günstig auf die Naturstoffe anspricht, sondern vor allem auch deshalb, weil diese Behandlung garantiert keine Schäden verursacht.

Bei Kindern ist das Abwehr- und Entgiftungssystem noch nicht völlig ausgebildet. Um so vorteilhafter macht sich seine Unterstützung durch eine gezielte Behandlung bemerkbar.

Der regulierenden Wirkung der Heilpflanzen kommt hier eine besondere Bedeutung zu, weil jede kräftigere Beeinflussung des hochempfindlichen Organismus zu einer Blockierung der Abläufe führen und damit gerade das Gegenteil des gewünschten Effektes hervorrufen kann.

In einem heranwachsenden Körper können die Nebenwirkungen von Medikamenten besonders gefährlich werden. Unter den angerichteten Schäden verdient vor allem die Unterdrückung der körpereigenen Abwehr Beachtung. Als typisches Beispiel darf die bisweilen schnelle Zerstörung der Bakterienflora durch Antibiotika gelten.

Jene Bakterienstämme, die auf Häuten und Schleimhäuten des menschlichen Organismus mit diesem in einem Abhängigkeitsverhältnis zum gegenseitigen Nutzen leben (Symbiose), sind unter anderem ein hochwirksamer Schutz gegen krankmachende Bakterien. Antibiotika können aber nicht zwischen nützlichen und schädlichen Keimen unterscheiden. Sie vernichten die einen wie die anderen.

Durch solch eine Behandlung wird bei Kindern nicht nur der Aufbau eines wirksamen Immunsystems verhindert, auch die körpereigene Abwehr wird in keiner Weise trainiert, solange ihr Antibiotika die Aufgabe der Vernichtung von Krankheitserregern bei geringfügigen Infekten abnehmen. Unter normalen Umständen entwickeln sich die Abwehrkräfte beim Kind Schritt für Schritt. Fieber ist eine Reaktion des Körpers auf das Eindringen von Krankheitserregern. Die erhöhte Temperatur ist nicht nur selbst eine wirksame Waffe, sie bewirkt auch eine Mobilisierung aller anderen Abwehrkräfte gegen die Eindringlinge.

Dabei muß es gar nicht in jedem Fall zu heftigen Reaktionen kommen. Häufig laufen sie sogar fast unmerklich ab. Man spricht in diesem Fall von einer »stillen Feiung«, weil das

Kind ohne aufsehenerregende Ereignisse gegen Krankheiten gefeit wird.

Die schweren Geschütze der Pharmakologie machen aber nicht nur den Patienten abwehrschwach, sie machen auch die Krankheitserreger resistent: Sie werden widerstandsfähig gegen die Antibiotika. Deshalb sollte ihr Einsatz dem Ernstfall vorbehalten bleiben. Wenn wirklich Lebensgefahr besteht, sind sie unersetzlich, aber eben nur, solange sich die krankmachenden Keime nicht infolge Dauerbeschuß daran gewöhnt haben.

Es ist sinnvoller, die Widerstandskraft des Organismus gegen Krankheiten zu fördern. Kaum ein anderes Mittel eignet sich dazu so sehr wie Arzneipflanzen.

4. Kapitel
Wir müssen wieder lernen,
unser eigener Arzt zu sein

Eine aufgeregte Frauenstimme bittet den Onkel Doktor um einen Hausbesuch bei ihrem Kind. Als er ankommt, kann er ein Kopfschütteln kaum unterdrücken. Die junge Mutter hat ihn gerufen, weil sie nicht imstande ist, ihrem Sprößling das Fieberthermometer einzuführen.

Da hat sich ein Jugendlicher in den Finger geschnitten, die Wunde ist kaum der Rede wert. Was aber tut er? Er sucht einen Arzt auf, damit ihm dieser ein Pflaster daraufklebt.

Im Laufe eines Jahres werden rund 90 Prozent der Bevölkerung von irgendwelchen Wehwehchen geplagt. Gar nicht auszumalen, was in den Arztpraxen los wäre, wenn bei harmlosen Gesundheitsstörungen und unbedeutenden Verletzungen sich nicht auch jeder selbst zu helfen wüßte. Aber gerade hier liegt das Problem:

Man fühlt sich krank, obwohl man es gar nicht wirklich ist: Die Nase läuft, der Hals schmerzt, dazu ein Reizhusten – aha, eine Erkältung. Übelkeit, Brechreiz, Durchfall oder Verstopfung – die Verdauung ist gestört. Jeder Hypochonder ist glücklich, wieder einmal einen Besuch bei einem Arzt machen zu können. In den meisten Fällen solcher Störungen des Befindens wäre freilich die Parole auszugeben: Selbst ist der Patient! Doch wir sind zur Hilflosigkeit geradezu erzogen worden.

Zwei Hauptursachen müssen dafür genannt werden, einmal unser »Gesundheitssicherungssystem«, zum anderen die Zielsetzung der modernen Medizin, sich der Krankenversorgung statt der Gesundheitsvorsorge zu widmen.

Stichwort *Gesundheitssicherung*: Mehr als 90 Prozent der Bevölkerung sind gesetzlich versichert. Weil sie demnach einen Anspruch auf medizinische Versorgung haben, suchen sie schon bei der geringsten Störung ihres Befindens einen Arzt auf. In der Vergangenheit sind die Leistungen ständig ausgeweitet, ist das Anspruchsdenken immer stärker gefördert worden.

Stichwort *Gesundheitsvorsorge*: Findet kaum statt. Man hat uns unermüdlich eingetrichtert, wie triumphal die Fortschritte der medizinischen Wissenschaft seien. Es war nur eine Frage der Zeit, wann welche Krankheit unter Kontrolle war. Besonders häufig wurde der Sieg über den Krebs angekündigt, aber auch der Countdown für die Bezwingung von Herzinfarkt und Schlaganfall, von Rheuma und Immunschwäche sowie anderer Plagen unseres Jahrhunderts hatte längst begonnen.

Gesundheit, so hatte es den Anschein, war machbar geworden. Jeder konnte sie auf Versicherungsschein beziehen – beim Arzt, im Krankenhaus, in der Apotheke. Je heller der Glorienschein der Spezialisten erstrahlte, um so nachhaltiger erstrebten sie die Bevormundung der Patienten, die immer unselbständiger wurden. Kritiker erhoben den Vorwurf, der Medizinbetrieb von heute habe »die Unmündigkeit des Bürgers auf die Spitze getrieben«, der Wille zur Selbsthilfe sei Schritt für Schritt erstickt worden.

Für und wider die Selbstmedikation

Selbstmedikation ist der Fachausdruck für die Selbstbehandlung mit Medikamenten. Ein Kranker nimmt frei verkäufliche oder selbsthergestellte Arzneimittel ein, ohne sich vom Arzt untersuchen oder sich ein Rezept für ein Mittel ausstellen zu lassen. Fachleute sagen voraus, daß diese Form der Selbstverarztung nicht nur zunehmen, sondern geradezu einer Hochkonjunktur zusteuern wird.

Grund dafür sind die staatlichen Eingriffe in den Medizinbetrieb, die Ärzte sind bei ihren Verordnungen von Arzneimitteln »gedeckelt« worden, was teilweise dazu geführt hat, daß sie heute ihren Patienten den Kauf eines rezeptfreien Arzneimittels empfehlen. Dadurch wird z. B. in Deutschland, wo die Ausgaben für selbstverordnete Arzneimittel derzeit bei 7 Milliarden Mark liegen, ein steiler Anstieg ihres Verkaufs erwartet.

Ein Markt von außerordentlichen Dimensionen, besonders wenn man das Käuferpotential berücksichtigt: Ist doch etwa die Hälfte der Bevölkerung mehr und mehr auf Distanz zu den Ärzten gegangen, sie ist kritischer gegenüber ärztlicher Autorität geworden und hat ihr blindes Vertrauen mit einem gesunden Mißtrauen vertauscht. Im eigenen Interesse sollten die Ärzte sich um die Argumente bemühen, die von Gegnern und Befürwortern der Selbstmedikation ins Feld geführt werden.

Die Argumente der Gegner:

- Die meisten Patienten können überhaupt nicht beurteilen, wie schwerwiegend ihre Krankheitsanzeichen wirklich sind. Hinter scheinbar harmlosen Symptomen können sich ernsthafte Krankheiten verbergen.

- Durch Selbstmedikation kann der Arztbesuch unverantwortlich lange aufgeschoben werden, was zur Verschleppung von Krankheiten führen kann.

- Selbstmedikation kann zur Gewöhnung, zur Abhängigkeit oder zu Mißbrauch führen.

- Selbstmedikation kann zu gesundheitlicher Gefährdung führen, weil Anwendungsvorschriften, mögliche Nebenwirkungen und Gegenanzeigen nicht genügend beachtet werden.

Die Argumente der Befürworter:

- Kranke betreiben Selbstmedikation nicht um jeden Preis. Bei Beschwerden, die ihnen unbekannt sind, und bei dramatisch beginnenden Erkrankungen suchen sie sofort den Arzt auf.
- Selbstmedikation wird nicht auf Dauer betrieben. Wenn die gewählten Maßnahmen keinen Erfolg haben, wird ärztlicher Rat eingeholt.
- Da selbstverordnete Medikamente auf eigene Rechnung gehen, wird sorgsam Maß gehalten. Medikamentenmißbrauch wird also nicht gefördert. Gewöhnung und Abhängigkeit sind schon deshalb nicht zu befürchten, weil die Inhaltsstoffe von Heilpflanzen dieses Potential nicht besitzen.
- Patienten, die sich selbst behandeln, beachten Anwendungsvorschriften und Warnungen sehr genau. Dosierungsbewußtsein und Wirkungsverständnis sind bei ihnen wesentlich besser ausgeprägt als bei den Patienten, die den Anweisungen des Arztes blindlings Folge leisten. Außerdem werden selbstverordnete Arzneimittel viel zuverlässiger angewendet als verordnete: Therapietreue ist ein besonderes Merkmal der Selbstmedikation.

Die Mißbrauchsquote bei starkwirkenden Medikamenten liegt über 60 Prozent. Nicht nur, daß hier häufig mit schweren Geschossen auf Spatzen gezielt wird, diese Mittel haben auch ganz erhebliche Nebenwirkungen. Die Forderung, in geeigneten Fällen unschädliche Präparate einzusetzen, ist ein Gebot der Stunde. Gefolgt wird ihm dann, wenn der Organismus bereits frühzeitig in seinen Heilungsbestrebungen unterstützt wird.

England ist aufgrund seines Gesundheitssystems das klassische Land der Selbstmedikation, selbstverordnete Arzneien werden dort doppelt so häufig angewendet wie vom Arzt verschriebene. Dennoch haben Erhebungen gezeigt, daß selbst dort immer noch die Hälfte aller Patienten, die den Arzt aufsuchen, ihre Gesundheitsprobleme durch Selbstmedikation hätten lösen können. Würden sich andererseits alle jene, die Selbstmedikation betreiben, in den Wartezimmern drängeln, wäre die medizinische Versorgung hoffnungslos überfordert.

Ganz zu schweigen von den Kosten. Ohne Selbstbehandlung würden die finanziellen Belastungen des Medizinbetriebs ins Unermeßliche steigen, veranlaßt durch immer mehr sinnlose Untersuchungen und sinnlose Krankenhauseinweisungen. Zudem bewirkt der Trend zur »Patientenkarriere«, daß die Patienten vom Hausarzt zum Facharzt, von diesem in die Klinik und dort womöglich gar noch zum Chefarzt weitergereicht werden. Ihre Behandlung wird immer spezifischer, wodurch der Anschein erweckt wird, als ob sie auch immer besser würde. Gewiß ist freilich nur, daß sie immer teurer wird.

- Der Kostenanstieg kann auf Dauer jedoch nur gebremst werden, wenn Selbstverantwortung anstelle des Anspruchsdenkens tritt. Sie findet Ausdruck in dem Motto: Vor die Therapie haben die Götter die Vorbeugung gesetzt. Selbstbehandlung ist, der Begriff sei gestattet, »Selbstverhütung«.

Meinungsforscher haben festgestellt, daß die Anwender selbstverordneter Arzneien größere Bereitschaft zur Erhaltung ihrer Gesundheit und zur Krankheitsverhütung zeigen, was allein einer Verteuerung der medizinischen Betreuung Einhalt gebieten kann. Von ständig steigenden Kassenbeiträgen – bei gleichzeitig immer weiter eingeschränkter Leistung – führt der Weg zwangsläufig zur Do-it-yourself-Verarztung bei alltäglichen Mißbefindlichkeiten.

Deshalb muß der »Medizinverbraucher« wissen, wie sein

Organismus funktioniert. Er muß zwischen Bagatellerkrankungen und Symptomen ernsthafter Krankheiten deutlich unterscheiden lernen. Je genauer er informiert ist, um so geringer ist die Gefahr des Mißbrauchs, auch bei Medikamenten auf Rezept.

Welche Krankheiten können wir selbst behandeln?

Was können wir also tun, um unser eigener Arzt zu werden? Zum ersten müssen wir uns bewußt sein, daß die Selbstbehandlung nicht auf die sogenannten ernsthaften Krankheiten zielt, sondern auf alltägliche Störungen des Befindens. Dazu gehören Erkältungen, Schnupfen, Husten, Magen- und Darmstörungen, Nieren- und Blasenreizungen, Kopf- und Rückenschmerzen.

»Die meisten dieser Erkrankungen sind unterhalb der Grenze medizinischer Wissenschaft angesiedelt«, macht ein englischer Fachmann auf einen besonders interessanten Aspekt dieses Problems aufmerksam. »Zum Beispiel kennen wir die Ursachen der meisten Kopf- und Rückenschmerzen nicht.«

Er rechnet deshalb rund 90 Prozent der Mißbefindlichkeiten des Alltags der »vordiagnostischen Medizin« zu, was nichts anderes bedeutet, als daß auch ein fähiger Arzt hier keine wissenschaftlich begründete Diagnose stellen kann. Entsprechend ist auch eine gezielte, ursächliche Behandlung weder möglich noch nötig.

Führen wir uns diesen Sachverhalt noch einmal vor Augen. In 90 Prozent der Fälle eines gestörten Wohlbefindens ist das klassische Konzept der Medizin – Diagnose mit nachfolgender Behandlung – nicht zu verwirklichen. Wenn der Arzt selbst keinen anderen Ausweg weiß, als an Symptomen herumzukurieren, ist allen Angriffen auf die Selbstmedikation der Boden entzogen.

Der Grund liegt darin, daß wir es in diesen Fällen mit einem Frühstadium von Krankheiten zu tun haben, in dem noch keine organische Veränderung aufgetreten ist. Die Befunderhebung der modernen Medizin ist aber weitgehend auf Organveränderungen und schwerwiegend gestörte Stoffwechselabläufe ausgerichtet.

Man muß in diesem Zusammenhang in Rechnung stellen, daß die Entwicklung der heutigen Medizin vorwiegend von der Klinik geprägt ist. Forschung und Lehre obliegen zum überwiegenden Anteil den Klinikärzten. Die klinische Medizin ist aber in erster Linie auf Spätstadien von Krankheiten ausgerichtet:

Nur 10 Prozent aller Patienten kommen in die Krankenhäuser, nur 10 Prozent von diesen wiederum – also nur ein Hundertstel aller Kranken! – werden an Universitätskliniken überwiesen, die eigentlichen Hochburgen von Forschung und Lehre.

Das aber bedeutet nicht mehr und nicht weniger, als daß der Ärztenachwuchs von jenen Medizinern ausgebildet wird, die es so gut wie nie mit Frühstadien von Krankheiten zu tun haben. Es bedeutet, daß der diagnostische Apparat gleichermaßen auf das Endstadium von Krankheiten konzipiert ist. Heute wird schon jeder zweite Patient als Problempatient (s. o.) eingestuft. Das heißt, er klagt über Störungen seines Befindens, aber die Apparate liefern keine Befunde. Sie bleiben blind und stumm in den Vorstadien der Organerkrankungen, weil Veränderungen eben noch nicht meßbar sind. Gerade in dieser Phase wäre es aber noch möglich, krankhafte Prozesse rückgängig zu machen, den Übergang von Funktionsstörungen zu organischen Veränderungen zu verhindern.

38

Wenn die Medizin die großen Geißeln von heute, die seuchenartig auftretenden Zivilisationskrankheiten wie Krebs, Herzinfarkt, Schlaganfall, Leberleiden, Erkrankungen der Atemwege und die verschiedenen rheumatischen Erkrankungsformen in den Griff bekommen will, dann wird das nur mit Hilfe vorbeugender Maßnahmen möglich sein.

Die Medizin von morgen wird eine Medizin der Gesundheitsvorsorge sein müssen. Mit der Krankenversorgung allein ist auf die Dauer kein Erfolg zu erringen. Denn die eigentlichen Ursachen der Kostenexplosion liegen in der dramatischen Zunahme der chronischen Krankheiten begründet, mit denen die Medizin nicht fertig geworden ist.

Die Epidemiologie, die Lehre von der Entstehung und Ausbreitung von Krankheiten, gibt uns die Möglichkeit, anhand von großen Zahlen die Erfolge des modernen Medizinkonzepts zu überprüfen.

Dabei zeigt sich rein statistisch, daß die moderne Medizin den Gesundheitszustand der Bevölkerung kaum gebessert hat. Denn alle Erfolge, die im Kampf gegen die Infektionskrankheiten erzielt worden sind, die schier unglaublichen Fortschritte durch Chirurgie und Notfallmedizin, werden beinahe schon wieder zur Gänze ausgeglichen durch das unaufhaltsame Vordringen der chronischen Krankheiten.

Uns bleibt also gar keine andere Wahl als die Medizin der Gesundheitsvorsorge. Um aber wirklich etwas bewirken zu können, müssen wir wieder lernen, unser eigener Arzt zu sein. Wir müssen wieder begreifen, daß wir Gesundheit nicht auf Krankenschein erwerben können. Wir müssen uns klarmachen, daß wir für unsere eigene Gesundheit auch selbst verantwortlich sind.

Das Wissen um die Heilkräfte der Pflanzen gibt uns allen eine hilfreiche und unschädliche Methode dazu in die Hand.

Merksätze zur Pflanzenheilkunde

- Die Bereitschaft zur Selbstmedikation mit Naturstoffen setzt ein Umdenken voraus. Denn die sofort wirksame Arznei steht in der Kräuterapotheke nur in Ausnahmefällen zur Verfügung.

- Heilpflanzen müssen meist langfristig angewendet werden, da sie behutsam in die Steuerungsvorgänge eines Organs eingreifen. Ihre Heilinformation muß deshalb wiederholt einwirken können. Dann ist eine Genesung auf Dauer möglich.

- Die Wirksamkeit eines Arzneikrautes wird meist nicht durch einen einzelnen Wirkstoff hervorgerufen, sondern beruht auf dem Zusammenwirken mehrerer Inhaltsstoffe. Erst die Verabreichung des Gesamtgefüges in der richtigen Dosierung erzielt den gewünschten Erfolg. Es ist ein Irrtum zu glauben, daß mehr auch mehr hilft.

- Wir müssen unterscheiden zwischen symptomatischen Wirkungen, die auch durch Unterdrückung körpereigener Reaktionen zustandekommen, und echter Heilwirkung (Wirksamkeit oder Heilsamkeit) durch Beeinflussung der Abwehr- und Selbstheilungskräfte. Pflanzenarzneien sind unserem Organismus biochemisch verwandt. Deshalb haben sie in genau abgestimmter Menge kaum schädliche Nebenwirkungen.

- Nützen Sie die Erwartungshaltung bei der Anwendung von Heilmitteln. Wenn Sie von vornherein auf das Eintreten des Behandlungserfolges eingestellt sind, verhindern Sie eine Blockierung Ihrer Selbstheilungskräfte!

Krankheiten und ihre Behandlung mit Heilpflanzen

Es ist schon darauf hingewiesen worden, daß sich nur bestimmte Krankheiten und Krankheitsstadien zur Selbstbehandlung eignen. Nach diesem Gesichtspunkt ist die folgende Übersicht ausgerichtet. Das ist auch der Grund dafür, weshalb Erkältungskrankheiten, Verdauungsbeschwerden und Hautkrankheiten am umfangreichsten abgehandelt sind, während die Herzkrankheiten erst am Ende der Skala erscheinen.

In der Übersicht ist jedoch keine Vollständigkeit in der Auflistung der Mittel angestrebt worden, die für die jeweiligen Krankheitszustände in Frage kommen. Es sollte noch erwähnt werden, daß in den meisten Krankheitsfällen natürlich nicht nur Heilpflanzen zur Anwendung kommen sollten. Auf den Einsatz unterstützender Heilmethoden, insbesondere aus dem Bereich der Naturheilverfahren, sollte nicht verzichtet werden.

Erkältungskrankheiten

Hierzu müssen die einfachen Infekte genauso gerechnet werden wie Grippe. Halsentzündungen ebenso wie Bronchitis mit Husten. Die Wirkung der Naturstoffe richtet sich aber nicht so sehr gegen die Krankheitserreger, sondern aktiviert vor allem die Selbstheilungskräfte. Die Pflanzenheilkunde setzt auf den »inneren Arzt«, was bei der Behandlung berücksichtigt werden muß. Die Heilreaktionen des Organismus benötigen ihre Zeit. Das verlangt zwar Geduld, hat aber den Vorteil, daß eine echte Ausheilung erzielt wird.

Heute sind wir weitgehend daran gewöhnt, mit Kanonen auf Spatzen zu schießen. »Ich kann es mir nicht leisten, drei Tage

41

mit tropfender Nase herumzulaufen«, lautet das Motto. Demzufolge werden die Symptome bekämpft, womit eine Scheingesundheit erzielt wird. So bestehen zum Beispiel viele Schnupfenmittel aus Adrenalinkörpern, die ein Abschwellen der Schleimhäute bewirken. Dadurch wird die Ausscheidung gehemmt, der Organismus lagert die Rückstände ab, die Verschlackung nimmt zu.

Naturheilärzte geben den eindringlichen Rat, bei allen Erkältungskrankheiten den Darm mit zu behandeln. Fast immer ist eine Überlastung der Schleimhäute durch Darmgifte mit eine der Voraussetzungen für die Entstehung von Infekten.

Auch bei dieser Krankheitsgruppe gilt: Mit sanfter Konsequenz dem Organismus die Möglichkeit geben, den Normalzustand wiederherzustellen. Auch die scheinbar ganz plötzlich auftretenden Erkältungskrankheiten haben eine längere Vorgeschichte in unserem Körper. Also dürfen wir nicht erwarten, daß sie im Handumdrehen gebannt sind. Weil wir langsam und allmählich krank geworden sind, müssen wir auch die nötige Ausdauer und Geduld zur Genesung aufbringen.

Übrigens geht es mit Antibiotika auch nicht schneller. Die meisten Infekte werden von Viren verursacht, gegen die diese Medikamente ohnedies nicht wirken. Dort, wo echte bakterielle Infekte die Ursache sind, kann zwar die Krankheitsdauer verkürzt werden, was dann aber durch größere Krankheitshäufigkeit wieder ausgeglichen wird, wie die Statistik zeigt. Das ist wieder ein Hinweis darauf, daß das Herumkurieren an Symptomen nur vorübergehenden Erfolg bringt.

Schnupfen Ein wundes Gefühl in der Nase, Schleimabsonderung, Niesreiz, Tränen in den Augen sind die allgemein bekannten Symptome des Schnupfens. Es können auch Kopfschmerzen und Fieber auftreten, besonders dann, wenn die

Entzündung von den Schleimhäuten der Nase auf die Nebenhöhlen übergreift. In diesem Fall kommt es häufig auch zur
Eiterbildung. Die chronische Verlaufsform macht sich in
dauerndem Verschnupftsein bemerkbar. Häufig genügt
schon ein Luftzug, damit wieder akuter Schnupfen auftritt.
In solchen Fällen ist immer eine chronische Nasennebenhöhlenentzündung mit beteiligt.

Nasennebenhöhlenentzündung Dabei besteht die Gefahr
der Polypenbildung. Geruchssinn und Geschmack können
mehr oder minder beeinträchtigt sein. Chronische Entzündungen der Nebenhöhlen haben außerdem häufig Fernwirkungen. So können die Mandeln und die übrigen Atemwege
in Mitleidenschaft gezogen werden. Die chronische Entzündung der Stirnhöhlen hat eine Verspannung im Stirnbereich
zur Folge, über das vegetative Nervensystem wird das Gehirn
ständig gereizt (Schlaflosigkeit).

Heuschnupfen Auch eine Überempfindlichkeitsreaktion
der Schleimhäute (Allergie) kann Schnupfen hervorrufen.
Die bekannteste Form ist der Heuschnupfen. Es handelt sich
dabei um eine Unverträglichkeit von Pollen der Blüten. Die
Symptome sind ein Dauerschnupfen mit starkem Niesreiz
während der Blütezeit.

Mandelentzündung Die durch Infekte im Rachenraum am
meisten betroffenen Organe sind die Mandeln. Darum
kommt eine Mandelentzündung auch sehr häufig vor. Die
Mandeln und der Rachenring aus lymphatischem Gewebe
haben Abwehr- und Entgiftungsfunktionen. Alle Keime und
Gifte, die mit der Atemluft, mit Getränken und Nahrungsmitteln in den Mund-Rachen-Raum gelangen, müssen diese
Pforte mit ihren Gesundheitswächtern passieren. Auch Hitze

(heiße Speisen) und Kälte (kalte Getränke) wirken auf sie ein. Außerdem stellen sie einen Filter für alle schädlichen Substanzen dar, die aus kranken Bereichen (entzündete Nasennebenhöhlen, schlechte Zähne) abgesondert werden. Wenn sie erst einmal geschädigt sind, können sie aber auch selbst zu gefährlichen Krankheitsursachen werden. Die von ihnen ausgehenden Störreize und Zersetzungsgifte können schwere Krankheiten an anderen Stellen des Körpers auslösen oder deren Abheilung verhindern. Halsweh und Schluckbeschwerden, Drüsenschwellungen, Fieber, Rötung und Schwellung der Mandeln sind die Symptome dieser Erkrankung, die auch als Angina bezeichnet wird.

Bronchitis Sind auch die Schleimhäute der Luftröhrenäste (Bronchien) entzündet und angeschwollen, dann sprechen wir von einer Bronchitis (Bronchialkatarrh). Ein wundes Gefühl in der Luftröhre, Husten, häufig mit Auswurf, der zu Krämpfen der Atemmuskulatur führen kann, Heiserkeit und Fieber sind die typischen Krankheitszeichen. Bei der chronischen Verlaufsform kommt meist Kurzatmigkeit hinzu.

Grippe Treten Entzündungen der Atemwege, Schnupfen, Husten, Heiserkeit, Fieber und ähnliche Symptome gleichzeitig auf, so sprechen wir von einer Grippe. Die Ärzte gebrauchen den Begriff grippale Infekte, weil sie von mehreren hundert verschiedenen Viren hervorgerufen werden können.

Influenza Eine Sonderform der Grippe stellt die Influenza dar, die gleichfalls durch Viren, und zwar einige ganz bestimmte Stämme, verursacht wird. Sie kann sogar als weltweite Epidemie auftreten. Bei schweren Verlaufsformen sowohl der grippalen Infekte wie auch der Influenza besteht –

besonders bei alten Menschen – die Gefahr der Infektschädigung von Organen. Kommen Lungenentzündung und Herzschwäche als Begleitkrankheiten dazu, so besteht Lebensgefahr. Deshalb sollte bei allen schweren Grippefällen immer ein Arzt hinzugezogen werden.

Bei allen Erkältungskrankheiten werden zunächst solche Mittel gegeben, die ganz allgemein die Abwehrleistung des Organismus steigern. Dazu zählen besonders die Wirkstoffe des Roten Sonnenhuts, die eine starke Reaktion des Körpers hervorrufen. Von den bei uns vorkommenden Heilpflanzen bewirken Holunderblüten und Lindenblüten gezielt eine Anregung der körpereigenen Abwehr. Dazu kommt ihr schweißtreibender Effekt, der die Ausscheidung von Giftstoffen fördert. Es wird empfohlen, mehrmals täglich einen Teelöffel auf eine Tasse zu überbrühen und so heiß wie möglich zu trinken.

Bei Schnupfen und Entzündungen der Nasennebenhöhlen werden zudem Kamillendämpfe eingeatmet oder auch pulverisierte Kamillenblüten aufgeschnupft, um die Entzündung zu dämpfen.

Eine ganz andere Art der Wirkung kommt den natürlichen Reizstoffen zu, die zum Beispiel im sogenannten Schneeberger Schnupftabak oder in Hufelands Niespulver enthalten sind. Die wichtigsten Naturstoffe hierfür sind Maiglöckchen und Majoran. Sie regen die Ausscheidung der Schleimhäute in der Nase und den Nebenhöhlen in besonderem Maße an, haben also »reinigende« Wirkung.

Gegen Entzündungen der Bronchien mit Husten gibt es eine ganze Reihe vorzüglich wirksamer Heilpflanzen. Beim Reizhusten und anderen akuten Formen müssen an erster Stelle die Blüten und Blätter des Huflattichs und der Malve sowie das Kraut des Spitzwegerichs genannt werden. Ihr hoher

Schleimgehalt mildert die akute Entzündung und fördert die Abheilung. Bei chronischen Prozessen werden vor allem die Wurzeln der Schlüsselblume und des Veilchens angewendet. Sie lösen den Husten bei chronischer Bronchitis und fördern den Auswurf.

Der krampfartige, andauernde Husten mit Erbrechen wird als Keuchhusten bezeichnet. Das Kraut des Thymians wirkt krampflösend und regt den Auswurf an.

Bei Mandelentzündungen (Angina), aber auch bei anderen Infektionen des Mund- und Rachenraumes sowie des Kehlkopfes und bei Zahnfleischbluten sollte mehrmals täglich mit einer Abkochung von Naturstoffen gegurgelt werden. Entzündungshemmende Wirkung haben besonders die Tees aus Arnika- und Kamillenblüten, während Tees aus Salbei- oder Malvenblättern die Reizbarkeit der Schleimhäute herabsetzen. Auch das Gurgeln mit Hamameliswasser (Virginias Zauberstrauch) hat sich bewährt.

Krankheiten der Verdauungsorgane

Vorsicht! Krankheiten von Verdauungsorganen sind in vielen Fällen nicht an typischen Symptomen zu erkennen. Krankheitszeichen wie Appetitlosigkeit, Brechreiz, Übelkeit und Völlegefühl können verschiedene Ursachen haben. So kann Appetitlosigkeit sowohl auf eine akute Magenschleimhautentzündung (Gastritis) als auch auf chronische Magen-Darm-Störungen zurückgehen, ebenso wie auf Leberkrankheiten und Gallenleiden. Brechreiz und Übelkeit können auch Ursachen haben, die außerhalb des Verdauungstraktes liegen. Herzanfälle und Gehirnerschütterungen können ebenso der Grund für diese Symptome sein wie Vergiftungen verschiedener Art.

Natürlich müssen dann von Fall zu Fall andere Maßnahmen

ergriffen werden. Im Ernstfall kann es gefährlich werden, wenn man an Symptomen herumdoktert, ohne die Grundkrankheit zu behandeln. Deshalb sollte man nie allein auf ein einzelnes Krankheitszeichen achten, sondern immer möglichst alle Abweichungen vom Normalzustand zur Beurteilung heranziehen, damit keine wirklich bedrohlichen Zustände übersehen werden.

Das ist nicht einfach. Aber wer sich die Mühe macht, wird vielleicht ein wenig Verständnis dafür bekommen, vor welchen Schwierigkeiten der Arzt steht, wenn die Patienten mit ihren Klagen zu ihm kommen.

Magenschleimhautentzündung Treten neben Übelkeit und Brechreiz Schmerzen in der Magengegend auf und ist dieser Bereich überdies druckempfindlich, dann besteht mit großer Wahrscheinlichkeit eine Magenschleimhautentzündung (*Gastritis*). Auch ein Belag auf der Zunge und ein Völlegefühl mit Widerwillen gegen Nahrungsaufnahme gehören zum Symptombild. Bei chronischen Verlaufsformen treten die Beschwerden in Schüben auf.

Magengeschwüre Häufig entsteht eine *Gastritis* zusammen mit einem Geschwür, das im Magen oder im anschließenden Zwölffingerdarm angesiedelt sein kann. In diesem Fall machen sich typische Schmerzzustände bemerkbar. Beim Magengeschwür kommt es im Laufe der ersten Stunde nach jeder Mahlzeit zu dem sogenannten Frühschmerz. Beim Spätschmerz bis zu drei Stunden nach der Nahrungsaufnahme handelt es sich wahrscheinlich um ein Zwölffingerdarmgeschwür. Meist sind diese Geschwürkrankheiten von einer heftigen Abneigung gegen alle scharf gewürzten und gebratenen Speisen, in vielen Fällen gegen Fleisch überhaupt, sowie gegen Alkohol und Kaffee begleitet. Hier muß unbedingt immer ein Arzt hinzugezogen werden. Magenblutungen und ein Magendurchbruch mit akuter Lebensgefahr könnten sonst die Folge sein. Die Selbstmedikation darf in diesen Fällen die ärztlichen Bemühungen nur unterstützen.

Bauchspeicheldrüsenentzündung Ähnlich ist es bei der Bauchspeicheldrüsenentzündung in ihrer akuten Form. Die heftigen Schmerzen im linken Oberbauch, verbunden mit Schweißausbrüchen, sind Anzeichen für einen lebensbedrohlichen Prozeß, der dringend der medizinischen Notmaßnahmen bedarf. Auch bei der chronischen Verlaufsform sind ziehende oder stechende Schmerzen in diesem Bereich typisch, außerdem ist das Allgemeinbefinden empfindlich gestört. Meist treten auch faulig riechende Blähungen und Durchfall auf.

Magenneurose Im Gegensatz zu solchen bedrohlichen Prozessen ist die sogenannte Magenneurose vorzüglich zur Behandlung mittels Selbstmedikation geeignet. Die Symptome entsprechen den Anfangsstadien der chronischen Magenkrankheiten. Die Ursachen liegen häufig im seelischen Bereich, also wenn uns »etwas auf den Magen geschlagen« ist. In diesem Zusammenhang sollte nicht vergessen werden, daß auch der Streß zu den psychischen Belastungen zählt. Weitere Bezeichnungen sind »Reizmagen«, »nervöser Magen«, »vegetative Dystonie«, »funktionelle Störungen« und anderes mehr. Solche Begriffe dürfen allerdings nicht darüber hinwegtäuschen, daß häufig schon organische Veränderungen bestehen, auch wenn sie noch unterhalb der Erfassungsschwelle der medizinischen Apparate liegen.
Eine Magenneurose ist durch Pflanzenstoffe meist günstig zu beeinflussen, die richtige innere Einstellung zur Dauertherapie vorausgesetzt. Die Bereitschaft dazu lohnt sich schon

deshalb, weil auf diese Weise oft schweren Magenleiden vorgebeugt werden kann.

Bei allen Beschwerden der Verdauungsorgane hat sich die zusätzliche Anwendung anderer Naturheilverfahren als besonders wertvoll erwiesen, in erster Linie Heilfasten, Einläufe und Wickel. Welch große Rolle die Beschränkung der Nahrungsaufnahme dabei spielt, wird aus einer wesentlichen Tatsache ersichtlich: Die angewendeten Naturstoffe können sehr rasch direkt auf die erkrankten Organe einwirken, wenn sie von dem Speisebrei nicht daran gehindert werden. Es gibt eine sehr große Anzahl von Heilpflanzen, die einen günstigen Einfluß auf die Gesundheit der Verdauungsorgane ausüben. Die beiden klassischen Naturmittel bei Magenleiden sind Kamillenblüten und Pfefferminzblätter.

Die entzündungshemmenden, krampflösenden und wundheilenden Eigenschaften der Kamille sind sowohl bei der akuten und chronischen Magenschleimhautentzündung als auch bei der Geschwürkrankheit durch keinen anderen Wirkstoff zu ersetzen. Bei dauerhafter Anwendung ist nicht nur eine echte Besserung, sondern sogar eine Heilung zu erzielen. Der Tee sollte über einen längeren Zeitraum hinweg drei- bis fünfmal täglich auf nüchternen Magen getrunken werden.

Die Pfefferminze ist die ideale Ergänzung zur Kamille, besonders dann, wenn Übelkeit und Brechreiz bestehen. Der leicht betäubende Effekt auf die Magennerven und die desinfizierende Wirkung haben vor allem auch dann einen günstigen Einfluß, wenn – wie es häufig der Fall ist – Störungen der Bauchspeicheldrüse und der Gallenblase beteiligt sind. Der Tee wird warm getrunken, am besten über den ganzen Tag verteilt.

Eine große Bedeutung kommt auch jenen Naturstoffen zu,

die entzündete Schleimhäute mit einem schützenden Film überziehen. Besonders geeignet ist dazu das Johannisblütenöl, wobei das Öl die Schutzschicht bildet und die Wirkstoffe des Johanniskrauts die Abheilung begünstigen. Meist genügt ein Eßlöffel, morgens auf nüchternen Magen genommen.

Weit verbreitet ist auch die Anwendung des Leinsamentees. Die starke Schleimbildung dieses Naturstoffes ist bekannt. Er muß auf nüchternen Magen getrunken werden.

Bitterstoffe spielen vor allem bei den chronischen Magenleiden mit Verdauungsstörungen eine bedeutende Rolle. Sie sind die wichtigsten Mittel bei Appetitlosigkeit und regen die gesamte Verdauungstätigkeit an. Genannt werden müssen vor allem Tausendgüldenkraut und Schafgarbenkraut und -blüten. Die Bittermittel haben sich auch bei der Appetitlosigkeit von Kindern bewährt. Die daraus zubereiteten Tees werden kalt vor den Mahlzeiten getrunken.

Wie bei den anderen Magenleiden werden auch bei der Magenneurose Kamillenblüten und Pfefferminzblätter angewendet. Als wichtigste Heilpflanze hat sich jedoch bei allen Formen nervöser Magenleiden die Melisse bewährt. Der Tee aus den Blättern hat eine beruhigende Wirkung, die sowohl Übererregbarkeit dämpft als auch Krampfneigung abschwächt.

Bei Aufstoßen wird meist der Tee aus Pfefferminzblättern angewendet. Bei Sodbrennen sollen dagegen die Wirkstoffe des Tausendgüldenkrauts Abhilfe schaffen.

Darmentzündung Durchfälle und Darmkrämpfe, gefolgt von einem starken Durstgefühl, sind die Symptome einer akuten Darmentzündung. Die chronische Verlaufsform geht mit Darmträgheit und Verdauungsstörungen einher, aber auch wiederholte Durchfälle sind üblich. Blähungen, Aufgetriebenheit des Bauches mit Zwerchfellhochstand und

Druckempfindlichkeit des Dünndarmpakets im Nabelbereich sind weitere Krankheitszeichen.

Chronische Darmleiden haben auch deshalb eine solch große Bedeutung, weil sie mit eine Ursache für Abwehrschwäche und Infektanfälligkeit bilden. Dafür sind in erster Linie die krankhaft veränderte Darmflora und die Entstehung von Fäulnis- und Gärungsgiften verantwortlich. Die körpereigenen Bakterien der Darmflora in den Schleimhäuten des Verdauungstraktes spielen eine außerordentlich wichtige Rolle bei der Abwehr von Krankheitserregern. Immerhin sind rund 70 Prozent unseres Immunsystems im Darmbereich angesiedelt.

Wenn die Verdauung nicht mehr funktioniert, entstehen Fäulnisprodukte und Gärungsgase, die andere Organe des Verdauungstraktes, insbesondere die Leber, in Mitleidenschaft ziehen. Schließlich kann auch der übrige Organismus davon betroffen werden. Hier kann nur eine regelmäßige Behandlung über einen langen Zeitraum hinweg Abhilfe schaffen, so daß diese Krankheiten eine Domäne für die Selbstbehandlung mit unschädlichen Naturstoffen sind.

Leberentzündung Als Ursache oder als Folge von Verdauungskrankheiten müssen fast immer auch Leber und Galle mit behandelt werden. Völlegefühl, Appetitlosigkeit, Druckgefühl im Oberbauch, Abnahme der Leistungsfähigkeit, Schlafstörungen sind die untypischen Symptome einer Leberentzündung (*Hepatitis*), die nur dann eine Aussagekraft haben, wenn sie gemeinsam Beachtung finden. Für sich allein ist keines charakteristisch, wenn man von der allerdings häufig gleichzeitig auftretenden Gelbsucht absieht. Beachtung finden sollte auch die Verfärbung von Harn (dunkel) und Stuhl (lehmig). Die akute Form kann auch mit Temperaturanstieg und Erbrechen einhergehen. Bei der chronischen Verlaufsform ist meist eine Schwellung tastbar.

Die akute Hepatitis ist ansteckend und darf nur in Krankenhäusern behandelt werden. Bei der chronischen Form ist eine Selbstmedikation schon deshalb zu empfehlen, weil man nur durch eine konsequente, langfristige Behandlung einer *Leberzirrhose* (Leberschrumpfung) vorbeugen kann, sonst kommt es zu einer allmählichen Vernarbung des Organs, bis es seine Funktion nicht mehr erfüllen kann.

Gallenleiden Im Gegensatz zu den Erkrankungen der Leber treten bei Gallenleiden sehr typische Anzeichen auf. Entzündungen haben heftige Schmerzen im rechten Oberbauch mit Ausstrahlungen bis in Rücken und Schulter zur Folge. Wenn die Gallengänge durch Steinbildungen verlegt sind, können zusätzlich auch die Symptome der Gelbsucht auftreten. Bei chronischen Verlaufsformen fällt neben den Schmerzzuständen die Fettunverträglichkeit auf, die immer von Verdauungsstörungen begleitet ist. Überhaupt sollte bei solchen Störungen immer an eine Mitbeteiligung der Galle gedacht werden.

Mit großer Wahrscheinlichkeit sind die Wirkstoffe der Mariendistel das beste zur Zeit bekannte Lebermittel. Der Tee aus den Früchten sowie vor allem die hochwertigen modernen Extrakte helfen nicht nur bei chronischen und akuten Prozessen, sondern sind auch ein Schutzmittel vor einer Reihe von Lebergiften. Aber auch Kraut und Wurzel des Schöllkrauts, die Löwenzahnwurzel und das Wermutkraut werden bei allen chronischen Formen von Gallen- und Leberleiden geschätzt. Akute Anfälle bedürfen in jedem Fall der ärztlichen Versorgung.

Die Haut darf nicht als isoliertes Organ angesehen werden. Sie setzt sich in den Schleimhäuten ins Körperinnere fort, steht über das vegetative System in enger Verbindung mit den inneren Organen und entlastet diese als wichtiges Ausscheidungsorgan.

Wenn die Entgiftung nach außen nicht mehr funktioniert, sind zum Beispiel auch die Schleimhäute anfälliger. In der Naturheilmedizin werden Hauterkrankungen sogar auf eine Ausscheidungsschwäche zurückgeführt, die durch Erkrankungen innerer Organe bedingt ist. Erst dadurch kann dann das Milieu entstehen, in dem sich die Krankheitserreger vermehren können.

Die Zusammenhänge zwischen Magen-Darmstörungen und Ausschlägen sowie Abszessen sind bekannt. Viele Ärzte behandeln in solchen Fällen deshalb immer die Schleimhäute des Verdauungstraktes mit. Sie unterstützen – zum Beispiel mittels Kamilleneinläufen – die Ausscheidung über den Darm, wenden Heilkräuter an, die Fäulnis- und Gärungsbildung hemmen, und lassen durch Diät- und Fastenkuren den Darm auskurieren. Der Erfolg gibt ihnen recht.

Ausschlag Wenn sich die Haut rötet und juckt, wenn sich Bläschen und Knötchen entwickeln, dann sprechen wir von einem Ausschlag (*Ekzem*). Meist bilden sich mit der Zeit Krusten, und häufig geht die Erkrankung in eine chronische Verlaufsform über, die zwar nicht mehr durch akut entzündete Partien auffällt, aber sehr hartnäckig ist.

Abszeß Eine Rötung und Schwellung, die sich hart anfühlt und von einer Eiterpustel gekrönt ist, wird als Abszeß (*Furunkel*) bezeichnet. Wenn diese sehr schmerzhafte Hautveränderung nicht nach außen aufbricht, breitet sich der Eiter im Gewebe aus.

Pickel Weniger gefährlich, aber überaus lästig sind Pickel (*Akne*). Dabei bilden sich entzündete Knötchen im Gesicht, auf der Brust und am Rücken. Meist sind junge Menschen betroffen.

Reizbläschen Wieder eine andere Form der Hauterkrankungen stellt das Reizbläschen (*Herpes simplex*) dar. Es handelt sich dabei um Gruppen von Bläschen um die Lippen und die Geschlechtsorgane, die allmählich eitrig-trüb werden.

Gürtelrose Wenn auf einer geröteten Schwellung helle oder gelbe Bläschen zusammen mit Nervenschmerzen auftreten, dann handelt es sich um eine Gürtelrose (*Herpes zoster*). Starke Berührungsempfindlichkeit, Schweißausbrüche und gelegentliche Lähmungen, eventuell sogar ein Befall des Gehirns, bilden das Symptombild dieser von Viren hervorgerufenen Erkrankung. Der Name stammt daher, daß die Bläschen in Form eines Gürtels am Bauch auftreten.

Wundrose Nicht verwechselt werden darf dieses Leiden mit der Wundrose (*Erysipel*). Diese hartnäckige Erkrankung macht sich durch Rötung und starke Schwellung der infizierten Hautstellen bemerkbar, nachdem durch eine Wunde Bakterien in die Lymphbahnen eingedrungen sind. Meist tritt dabei hohes Fieber auf.

Krätze Von tierischen Erregern, den Milben, hervorgerufen wird die Krätze. Heftig juckende Pusteln auf gestrichelter Haut breiten sich vor allem auf der Brust und auf dem Bauch aus. In der Wärme schier unerträglich.

Hautpilz Immer größere Verbreitung findet der Hautpilz. Zuerst treten rote Flecken auf, dann bilden sich Schuppen. Am Rande entwickeln sich Bläschen, die sich entzünden und zur Eiterbildung neigen.

Fußpilz Der starke Juckreiz ist auch für den Fußpilz typisch. Es kommt zur Zerstörung der Haut zwischen den Zehen.

Allergien Die bekannteste ist die Nesselsucht. Juckende Bläschen oder auch größere Blasen treten in Schüben auf, sie sind rosa gefärbt und befallen meist das Gesicht oder den Bereich der Geschlechtsteile.

Milchschorf Eine gesteigerte Reizbarkeit ist auch die Voraussetzung für eine kindliche Erkrankung, den Milchschorf. Dabei handelt es sich um Schuppenbildung mit Fettabsonderung, vor allem auf der Kopfhaut.

Unterschenkelgeschwür Eine Hauterkrankung, bei der die Verursachung durch andere Organe ersichtlich ist, ist das Unterschenkelgeschwür. Heftig schmerzende Abszesse mit Eiterbildung und Rötung der Haut auf Unterschenkel und Fuß. Häufig vereinigen sie sich zu einem einzigen großen Geschwür. Das Bein schwillt bis zur Gehunfähigkeit an. Die Ursachen liegen in krankhaften Veränderungen der Blutgefäße, besonders der Krampfadern.

Krampfadern Als Folge einer Bindegewebsschwäche bilden sich knotig verdickte Gefäßgeflechte aus, meist an den Unterschenkeln. Es kommt zu Entzündungen und Schwellungen mit Geschwürbildung und krampfartigen Schmerzen. Aber schon vor diesem Entwicklungsstadium stellen die Krampfadern ein kosmetisches Problem dar.

Frostbeulen Dasselbe trifft auf die Frostbeulen zu. Ihre Symptome sind blaurote Flecken auf vorgewölbter, kalter Haut, häufig mit Blasenbildung und Geschwüren. Obwohl sie auf mehr oder minder schwere Erfrierungen zurückgehen und so ganz andere Ursachen haben, lassen sich die Krankheitserscheinungen doch durch dieselben Naturstoffe günstig beeinflussen, die auch bei den anderen aufgezählten krankhaften Veränderungen angewendet werden.

Warzen Gleichfalls in die kosmetische Kategorie gehören die Warzen. Diese verhornten Hautwucherungen werden durch Viren hervorgerufen. Sie verursachen ebensowenig Beschwerden wie der Haarausfall.

Haarausfall Die Ursachen sind nicht geklärt, eine anlagebedingte Bereitschaft wird angenommen. Die Sonderform des kreisförmigen Haarausfalls geht häufig auf Herde im Zahn-Kieferbereich zurück.

Schwitzsucht Zumindest ebenso störend wird die übermäßige Schweißabsonderung (Schwitzsucht) empfunden. Hand- und Fußschweiß sind besonders lästig, aber auch an anderen Stellen der Haut, wie unter den Achseln oder im Intimbereich, wird sie als sehr unangenehm empfunden.

So vielfältig die Symptome der Hautkrankheiten und die Krankheitsbilder auch sind, die Behandlung ist im großen und ganzen einheitlich. Es wird versucht, die Ausscheidung anzuregen und die Abwehrkraft zu stärken. Das wirkt sich besonders bei jenen Krankheitsformen günstig aus, bei denen Erreger eine wichtige Rolle spielen.

In seinem »Lehrbuch der Phytotherapie« weist Professor Rudolf Fritz Weiß (siehe Literaturhinweise) auf den unumgänglichen Grundsatz bei jeder Behandlung von entzündlichen Hauterkrankungen und Ausschlägen hin: feucht auf feucht! Das heißt, auf die nässenden Hautbezirke müssen zunächst feuchte Umschläge gemacht werden. Er empfiehlt gut abdunstende Verbände aus Leinentüchern, Mullkompressen oder Frotteestoffen. Dreimal am Tag sollen mindestens eine Stunde lang alle zehn bis 15 Minuten die Kompressen gewechselt werden. Stiefmütterchen ist die bekannteste dazu geeignete Heilpflanze. Das Kraut des Stiefmütterchens kann zusätzlich auch als Tee gegeben werden.

Kamillenblüten können dazu beitragen, daß dieEntzündungen zurückgehen. Bei einem Großversuch wurden ausgezeichnete Erfolge mit einer Salbe aus dem Roten Sonnenhut erzielt: 85 Prozent der Hautinfektionen und Ausschläge konnten zur Abheilung gebracht werden. Auch eine andere Indianermedizin, das Destillat aus dem Hamamelisstrauch (Virginias Zauberstrauch), ist bei den meisten Hautkrankheiten in Betracht zu ziehen. Sogar bei der gefürchteten Neurodermitis, dem erblich bedingten Hautekzem (s. auch Milchschorf), konnten damit eindrucksvolle Erfolge erzielt werden.

Bei der trockenen chronischen Verlaufsform empfiehlt sich die Anwendung von Wacholderteer. Er wird in vorsichtig gesteigerter Konzentration aufgepinselt, sollte aber wegen etwaiger Nebenwirkungen nicht zu lange verwendet werden. Bei den Abszessen sind zunächst Dampfkompressen oder heiße Packungen angezeigt. Dazu eignet sich vor allem Leinsamen. Selbstverständlich müssen schwere Erkrankungszustände vom Arzt versorgt werden.

Auch beim Reizbläschen und der Gürtelrose konnten mit den Wirkstoffen des Roten Sonnenhuts sehr gute Erfolge erzielt werden. Bei Pilzerkrankungen sollte unter allen Umständen der Arzt zu Rate gezogen werden.

Bei der Nesselsucht und anderen Hauterkrankungen mit allergischem Charakter sollte darauf geachtet werden, daß die angewendeten Blüten (Kamillen!) nicht als Reiz wirken. Bei hochgradig gegen Blüten allergischen Menschen kann sich auf der Schleimhaut von Magen und Speiseröhre ein Jucken und Brennen einstellen, das eine Folge der Überempfindlichkeitsreaktion auf die Kamillenblüten darstellt.

Bei Unterschenkelgeschwüren ist Roter Sonnenhut die Heilpflanze der Wahl. Beim Milchschorf der Kinder haben sich Virginias Zauberstrauch und das Kraut des Stiefmütterchens bewährt. Frostbeulen sprechen gut auf Roßkastaniensamen an.

Bei Warzen sollte über längere Zeit hinweg der Milchsaft des Schöllkrauts aufgetragen werden. Der Verschlechterung von Krampfadern kann durch ein Medikament aus Roßkastaniensamen vorgebeut werden. Um die Verschlechterung der Gefäßkrankheit zu einem Hautgeschwür zu verhindern, haben sich Einreibungen mit Johanniskrautöl bewährt (nicht massieren!). Gleichfalls aus der Volksmedizin stammt der Vorschlag, Arnikablüten zu diesem Zweck anzuwenden.

Bei der Schwitzsucht werden, um die Erregungszustände herabzusetzen, Melissenblätter und Johannisblüten gegeben. Auch Salbeiblätter sollen eine gute Wirkung haben. Ohne diätetische und hygienische Maßnahmen läßt sich aber kaum ein endgültiger Erfolg erzielen.

Die Liste der Naturstoffe, die bei Haarausfall angewendet werden, ist lang. Sie reicht von der Brennessel bis zum Rosmarin. Teilweise wird über Erfolge berichtet, zumindest lassen sich in manchen Fällen Schuppenbildung und Haarausfall für eine gewisse Zeit stoppen. In Verbindung mit anderen Maßnahmen, wie Ernährungsumstellung, Herdsanierung im Kopfbereich, Bewegung in Luft und Sonne sind auch schon echte Erfolge erzielt worden.

Verletzungen

Bei kleinen Wunden und Blutergüssen, bei geringfügigen Verrenkungen und Verstauchungen kann man sich selber helfen. Deshalb ist es empfehlenswert, wirksame Naturheilmittel bereitzuhalten.

In der Volksmedizin spielen auf dem Gebiet der Verletzungen Arnika, Johanniskraut, Spitzwegerich und Ringelblume die größte Rolle. Die Ärzte haben zudem den Wert der Roßkastanie, des Virginischen Zauberstrauchs und des Roten Sonnenhuts schätzen gelernt. Natürlich können auch die daraus gewonnenen Fertigpräparate zur Selbstbehandlung angewendet werden. Es ist fast schon überflüssig zu erwähnen, daß sich – wie bei allen entzündlichen Prozessen – auch hier die Kamille bewährt hat.

In vielen Haushalten ist es üblich, Auszüge, Tees, alkoholische Lösungen, Salben, Öle oder andere Zubereitungsformen aus dem Johanniskraut oder dem Kraut des Spitzwegerichs, aus den Blüten der Arnika oder der Ringelblume selber herzustellen. Überlieferte Rezepte sind so vielfältig, daß es müßig ist, feste Regeln aufstellen zu wollen. Die einen schwören auf ihre Arnikatinktur, die anderen auf das Öl des Johanniskrauts, die nächsten wieder auf eine Salbe aus der Ringelblume und so weiter.

So kann nur empfohlen werden, daß jeder selber ausprobieren und sich entscheiden sollte. Das Anwendungsgebiet reicht von Schnitten, Rissen, nicht heilenden Wunden, von Verbrennungen (Sonnenbrand) über Schwellungen, Prellungen, Verrenkungen und Verstauchungen bis hin zu Blutergüssen und Entzündungen aller Art. In vielen Fällen haben sich dabei die Naturheilmittel den chemisch-synthetischen Präparaten überlegen gezeigt, obwohl es gerade auf diesem Gebiet hervorragende Entwicklungen gibt.

Schmerzleiden

Es gibt eine Reihe von Krankheiten, die sich zwar sehr voneinander unterscheiden, aber doch eines gemeinsam haben: Sie bereiten Schmerzen. Meist sind diese Schmerzen sogar derart heftig, daß sie alle anderen Symptome in den Hintergrund treten lassen. Man könnte die Schmerzzustände deshalb als Leitzustände dieser Krankheiten bezeichnen.
Zu diesen Leiden gehören Kopfschmerzen und Zahnschmerzen genauso wie Nervenschmerzen überall im Organismus, wobei die Trigeminusneuralgie im Gesicht wegen ihrer Intensität eine Sonderstellung einnimmt. Aber auch das Raucherbein und die Hämorrhoiden (im allgemeinen den Kreislaufkrankheiten zugerechnet) machen sich zunächst einmal durch ihre Schmerzhaftigkeit bemerkbar.
Ständig von Schmerzen geplagt sind aber auch jene Kranken, die von einem Leiden aus dem vielfältigen Formenkreis des Rheumatismus oder von der Gicht befallen sind. Rheumatismus ist die häufigste chronische Krankheit überhaupt.
Die Pflanzenheilkunde ist in der ungewöhnlichen Situation, daß sie einerseits zwar Mittel für schwerste Schmerzzustände, also etwa für die Endstadien von Erkrankungen, zur Verfügung hat (dazu zählt vor allem das Opium mit seinen Abkömmlingen), daß es andererseits aber keine Möglichkeit gibt, mit Pflanzenwirkstoffen auf leichte und mittelschwere Schmerzzustände einzuwirken. Erfolge können allenfalls dadurch erzielt werden, daß z. B. Bäder, Einreibungen oder Packungen mit Heilpflanzen bei rheumatischen Krankheiten unter anderem die Durchblutung im erkrankten Gebiet fördern, auf diese Weise die Schmerzen lindern und die Beschwerden bessern. Dabei haben sich Arnikazubereitungen sowie das Öl des Wacholders und des Bilsenkrauts nicht nur

in der Volksmedizin, sondern auch aufgrund ärztlicher Erfahrungen bestens bewährt.

Rheumatismus Er macht sich durch heftige Schmerzzustände an den Gelenken und in den Muskeln bemerkbar. Später kann es zur Versteifung der Gelenke, zur Muskelverhärtung und Bewegungseinschränkung besonders bei Kälte kommen. Die moderne Rheumabehandlung ist in erster Linie um Entzündungshemmung und Schmerzausschaltung bemüht. Ihre Therapie zielt direkt auf die erkrankten Stellen.

Die Naturheilmedizin legt dagegen den größten Wert auf die Ausschaltung von Herden und Störfeldern. Dabei werden auch weitab vom Ort der Erkrankung befindliche Reizzentren gesucht und beseitigt. Diese Störfelder (wenn es sich um infektiöse Prozesse handelt, wird meist von Herden gesprochen) können jede Art von Krankheiten an anderen Stellen des Organismus hervorrufen, auslösen oder unterhalten. Ihre Beseitigung zielt demnach auf die eigentliche Ursache der Beschwerden, und tatsächlich gelingt es auf diese Weise in einer großen Zahl der Fälle, den Zustand der erkrankten Stelle zu normalisieren, was dann auch zum Verschwinden der Schmerzen führt.

Der Grund dafür, daß dieses Behandlungskonzept heute noch weitgehend abgelehnt wird, liegt darin, daß die sogenannte »Herdlehre« in der Vergangenheit durch einseitige Übertreibungen in Mißkredit gekommen ist. Ihre Vertreter hatten sich nicht nur ausschließlich auf infektiöse Prozesse konzentriert, sondern mit ihren Sanierungsmaßnahmen eine außerordentliche Radikalität bewiesen. Eiterherde werden natürlich auch heute noch bei jedem Patienten entfernt. Bei den meisten Rheumatikern finden sich aber keine derartigen Krankheitsherde, so daß ihnen auf diese Weise nicht geholfen werden kann.

Dabei wird meist außer acht gelassen, daß krankhaft veränderte Gewebsbezirke auch auf andere Weise solche Fernwirkungen verursachen können. Dazu zählen chronische Entzündungen, Narben, verlagerte Zähne. Ein besonderes Augenmerk verdienen die heute sehr verbreiteten chronischen Entzündungen des Darms.

Zumindest ebenso häufig sind derartige Prozesse im Zahn-Kiefer-Bereich. Sie werden meist deshalb übersehen, weil sie örtlich keine Beschwerden machen und nicht sehr einfach diagnostiziert werden können. Die Bedeutung dieser Störfelder (»Zahnherde«) veranschaulicht eine Studie mit mehreren hundert Rheumapatienten: Allein durch ihre Beseitigung konnte mit entsprechender Nachbehandlung eine Erfolgsquote von über 80 Prozent erzielt werden.

Der Anwendung von Heilkräutern kommt besonders nach der Ausschaltung solcher stoffwechselblockierender Herde und Störfelder besondere Bedeutung zu. Dabei muß auf die sogenannte »Blutreinigung« hingewiesen werden. Dieser Begriff wird zwar von der offiziellen Medizin abgelehnt, er hat jedoch in der Volksmedizin nach wie vor große Bedeutung. Tatsächlich ist er gar nicht so unsinnig. Er leitet sich von der alten Säftelehre her, so daß man eigentlich von einer Blut- und Säftereinigung sprechen müßte. Der Name läßt verstehen, worum es geht: Der Organismus wird durch Heilmittel angeregt, Schadstoffe auszuscheiden, die im Körper gespeichert sind und die Körperflüssigkeiten verunreinigen. Häufig sind auch Begriffe wie Stoffwechselkur oder Entschlackungskur im Gebrauch.

Die Vorstellung einer alljährlichen Reinigung von Körper und Seele entstammt religiösen Bereichen. Da besonders das Fasten diese Wirkung hat, wird auch der Begriff Heilfasten verwendet. Der Entgiftungsprozeß ist sowohl an äußeren Anzeichen (Durchblutung und Spannkraft der Haut, Bauchformen, Körperhaltung) als auch anhand von Laborwerten festzustellen.

Verschlackt ist vor allem das sogenannte Grundsystem, in das alle Organzellen eingebettet sind. Es bildet die unmittelbare Umwelt unserer Körperzellen und besteht im wesentlichen aus der sogenannten Zwischenzellflüssigkeit. Der Heilerfolg hängt davon ab, ob es gelingt, diese Flüssigkeit, die auch durch Blutgefäße und Lymphbahnen kreist, von Schadstoffen und Schlacken zu reinigen. Solch eine Regeneration bewirkt, daß der Stoffaustausch der Organzellen wieder ungehindert funktioniert.

Strenge Diät und Heilfastenkuren werden gern mit »Frühjahrskuren« zur Blutreinigung kombiniert. Sie helfen besonders den Rheumakranken, bewirken aber auch insgesamt eine Regeneration aller Organe und helfen auf diese Weise bei den meisten chronischen Krankheiten. Das Kraut der Brennessel, Kraut und Wurzel des Löwenzahns und viele andere Pflanzen werden bei solchen Kuren einige Wochen lang mehrmals täglich verwendet. Tees, Säfte und Salate sind dabei die häufigsten Zubereitungsformen.

Gicht Auch bei ihr wirkt sich in der Langzeitbehandlung eine Entschlackungskur ähnlich günstig aus wie Diät und Fasten. Die Ablagerungen von Harnsäurekristallen bewirken heftig bohrende Schmerzen in den Gelenken, die Haut darüber ist heiß und rötlich oder bläulich verfärbt, die Stellen sind geschwollen und druckempfindlich, mit der Zeit bilden sich Gichtknoten, und die Gelenke verformen sich. Um die Harnsäure zu neutralisieren, kann Fencheltee gegeben werden.

Kopfschmerzen/Zahnschmerzen/Neuralgien Sowohl bei Kopfschmerzen als auch bei der durch krampfartige Schmerzen in einer Kopfhälfte, begleitet von Augenflimmern und

Erbrechen, in Erscheinung tretenden Migräne und bei Zahnschmerzen wird man heute auf synthetische Schmerzmittel zurückgreifen, bis es zu einer ursächlichen Behandlung kommt. Dasselbe gilt für Nervenschmerzen (*Neuralgien*), die allerdings in manchen Fällen auch auf Einreibungen mit einem alkoholischen Auszug aus Wacholder und Rosmarin gut ansprechen.

Raucherbein Qualvolle Schmerzen im Unterschenkel, besonders beim Gehen, blasse, kalte Haut, die sich in späteren Stadien blau und schließlich beim Fäulnisprozeß mit Geschwürbildung schwarz verfärbt, sind die Symptome des Raucherbeins. Bereits bei den ersten Anzeichen von Durchblutungsstörungen in den Extremitäten, wie z. B. Schweregefühl und Kribbeln in den Beinen, geschwollene Knöchel und Unterschenkel, verschaffen Einreibungen mit Arnika und Hamamelis Linderung. Auch »von innen« können die Blutgefäße mit Buchweizenkraut unterstützt werden, damit die Wände der Adern straff bleiben und so elastisch dem Druck der aufsteigenden Blutsäule Widerstand leisten können. Mit Knoblauch und Ginkgo kann die Fließfähigkeit des Blutes günstig beeinflußt werden.

Hämorrhoiden Hingegen sind bei Hämorrhoiden mit keinem anderen Mittel so gute Erfolge zu erzielen wie mit Naturstoffen. Die Knotenbildung am After mit Blutungen, Jucken und Schmerzen beim Stuhlgang spricht auf eine Reihe von Mitteln aus der Arnika und der Roßkastanie gut an. Andere Rezepte empfehlen Leinsamen. Das Mittel der Wahl aber ist das Öl aus Johannisblüten, das örtlich angewandt wird.

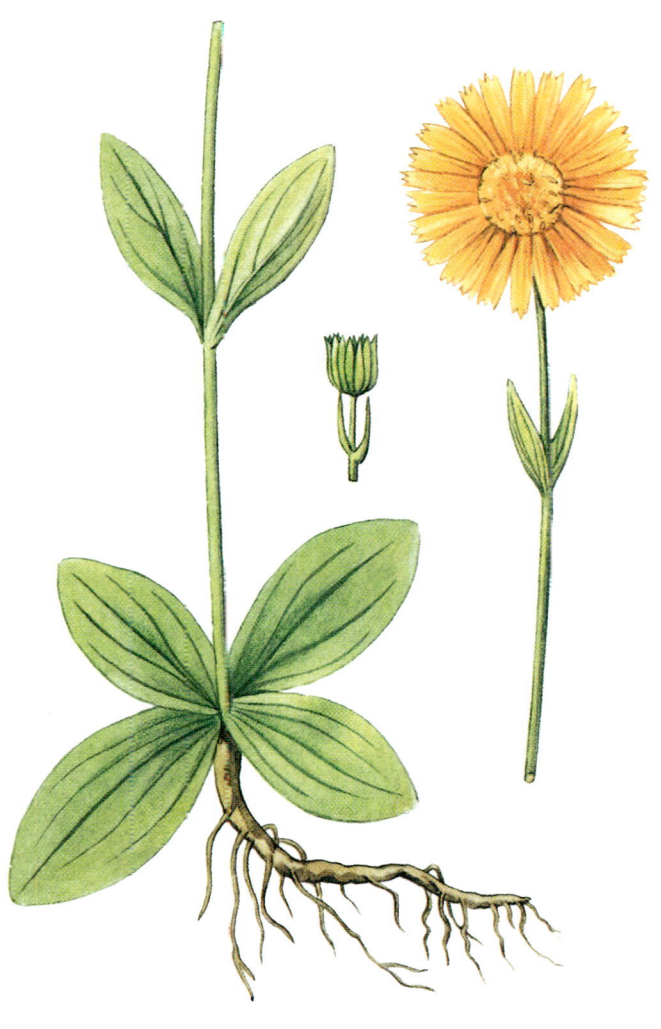

Arnika
Arnica montana

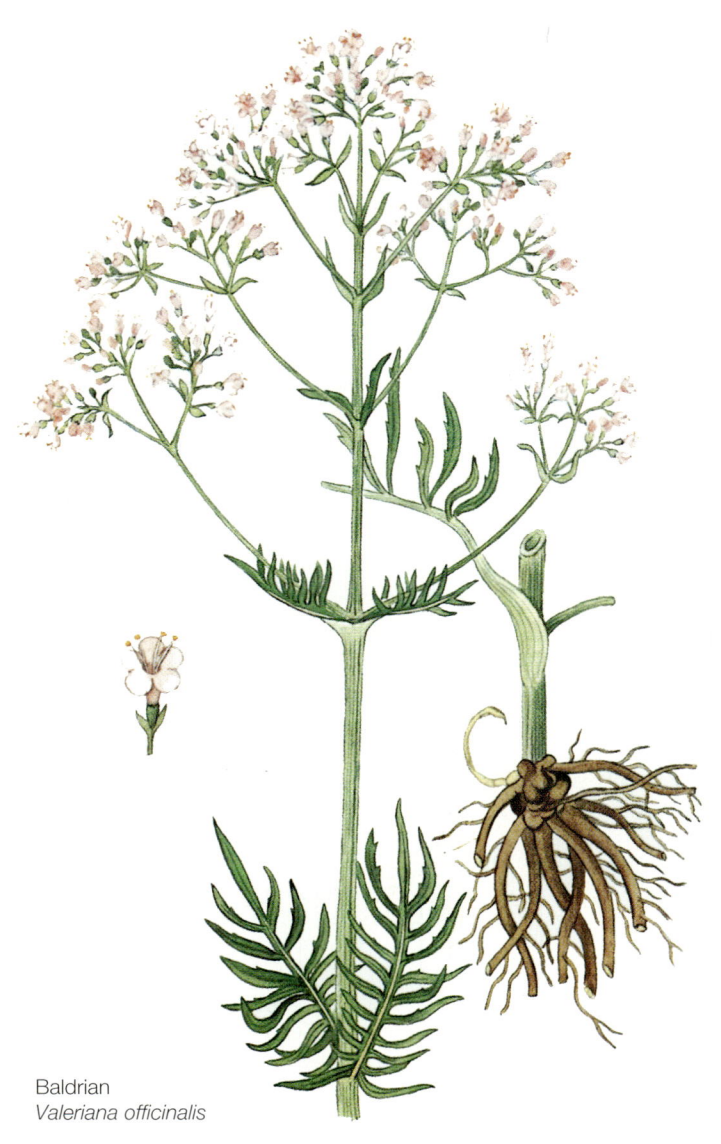

Baldrian
Valeriana officinalis

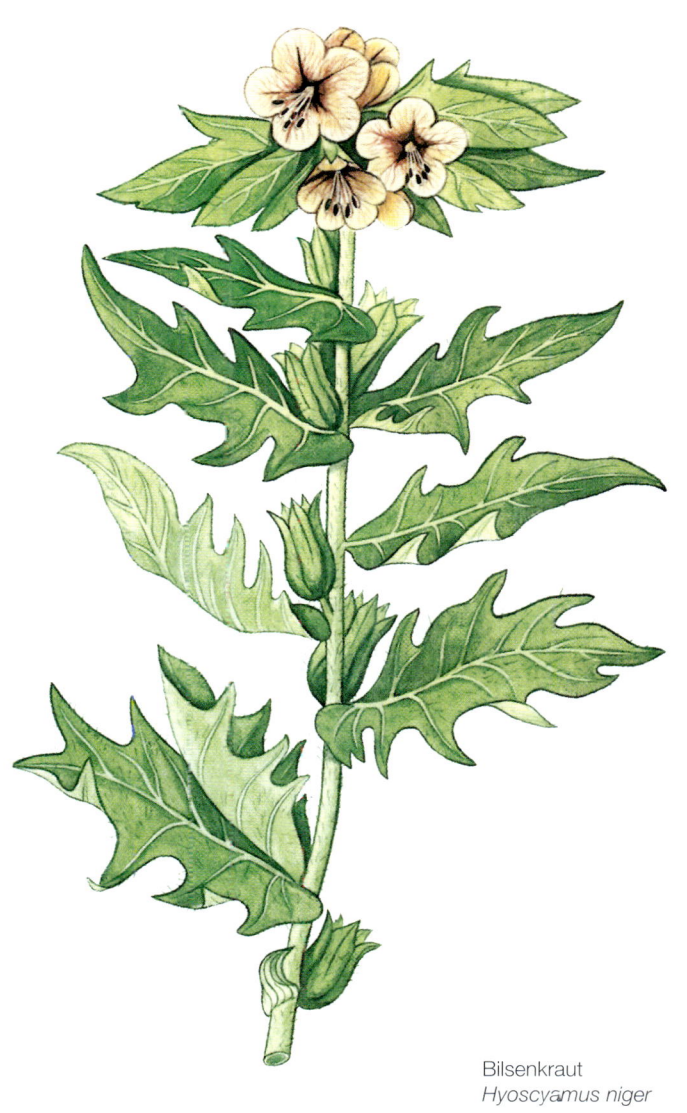

Bilsenkraut
Hyoscyamus niger

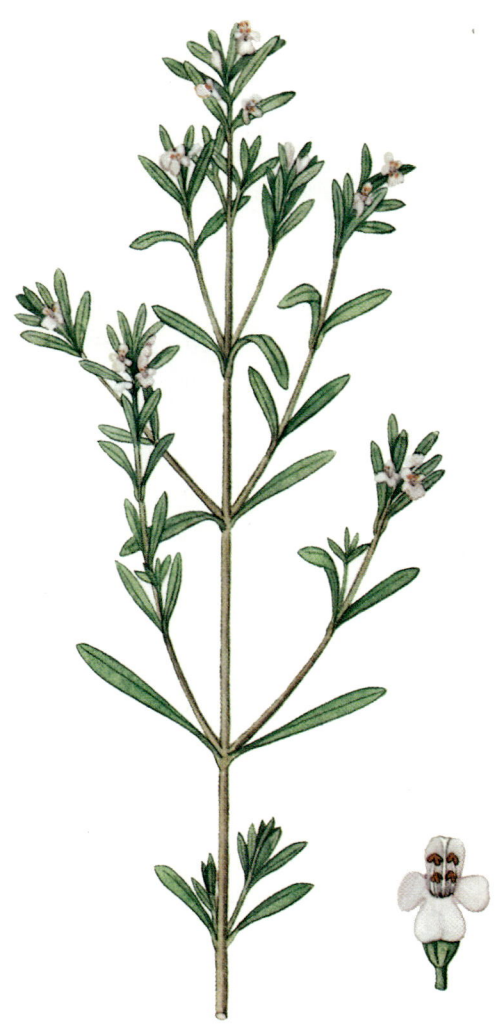

Bohnenkraut
Satureja hortensis

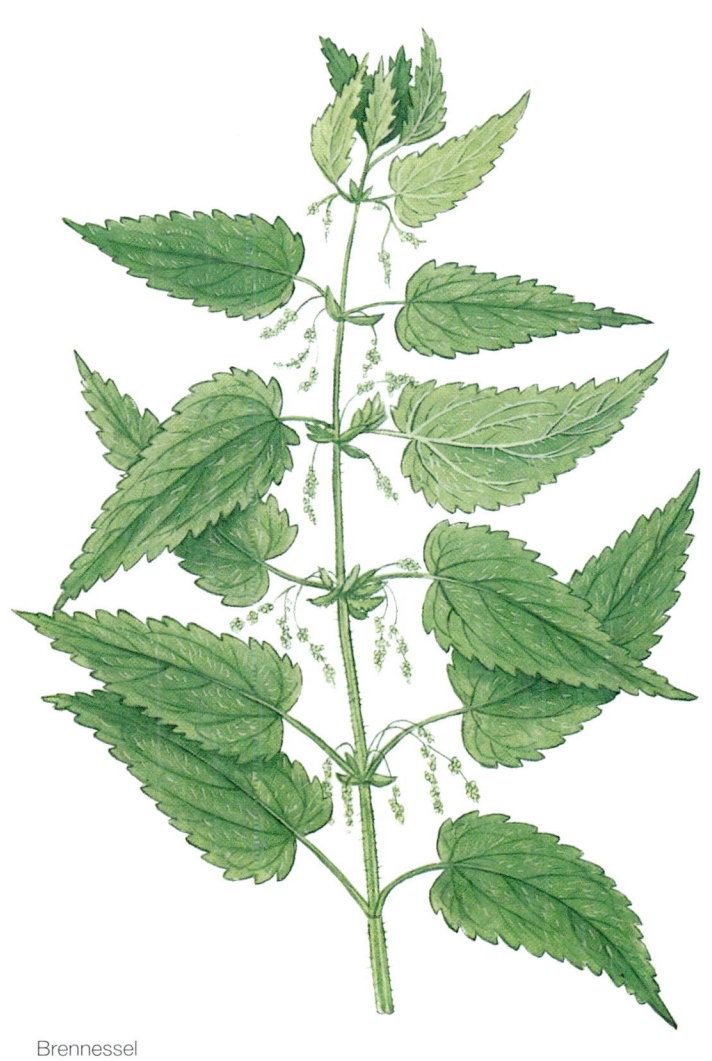

Brennessel
Urtica dioica

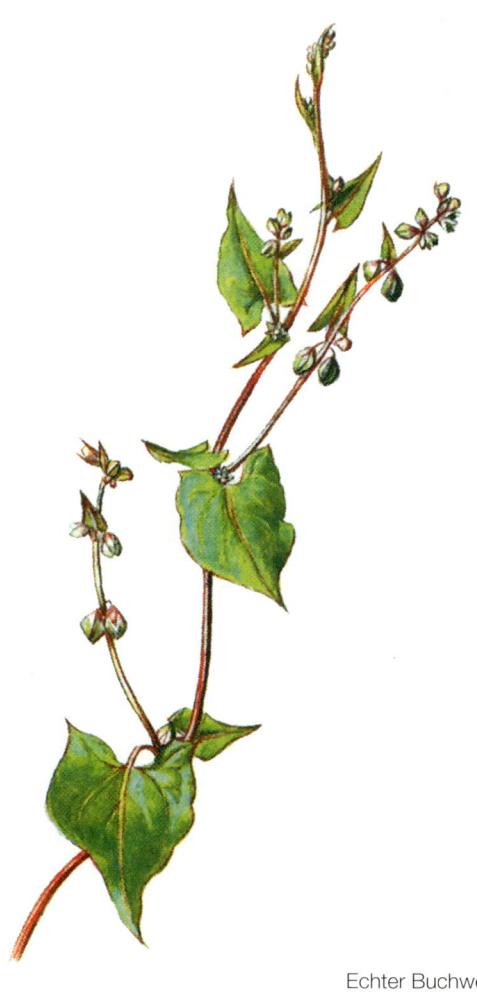

Echter Buchweizen
Fugopyrum ascutentum

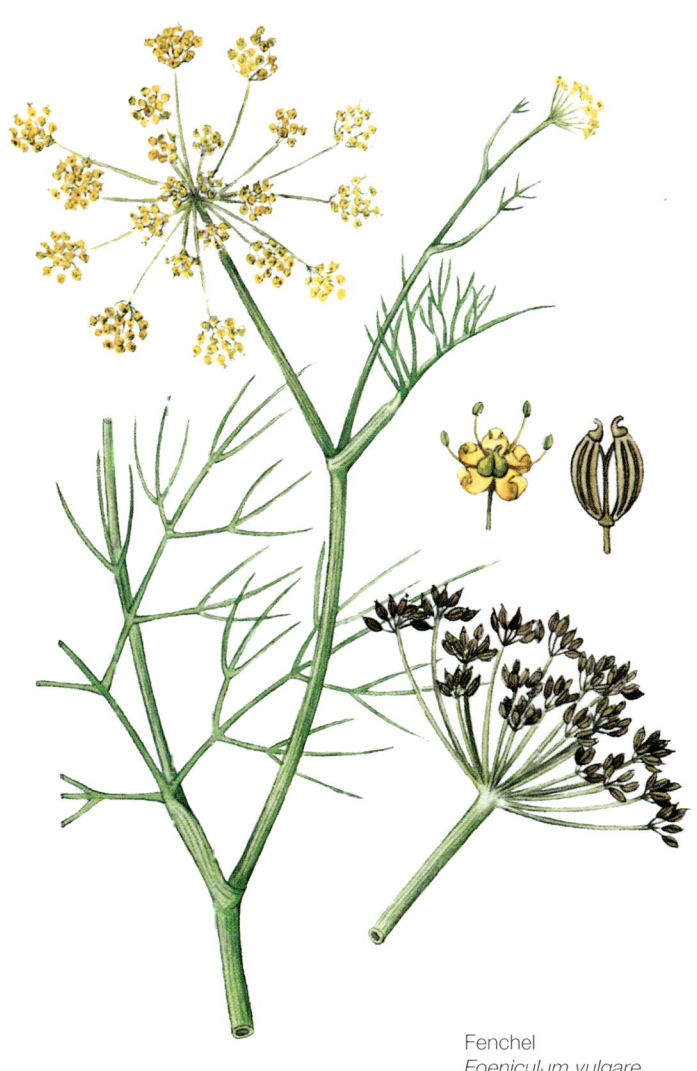

Fenchel
Foeniculum vulgare

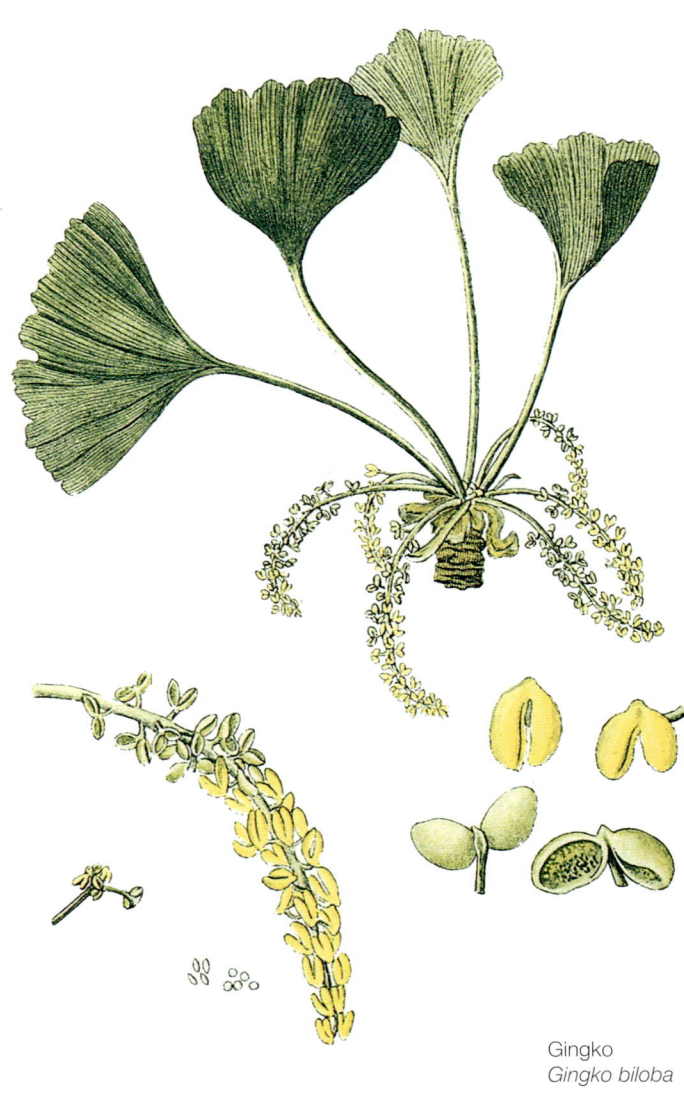

Gingko
Gingko biloba

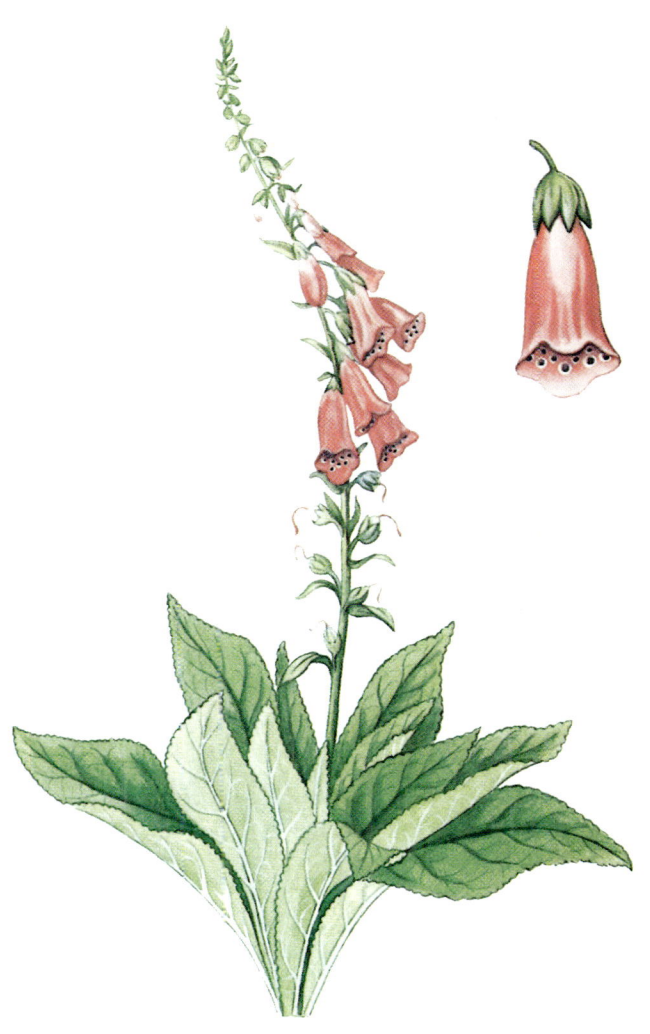

Roter Fingerhut
Digitalis purpurea

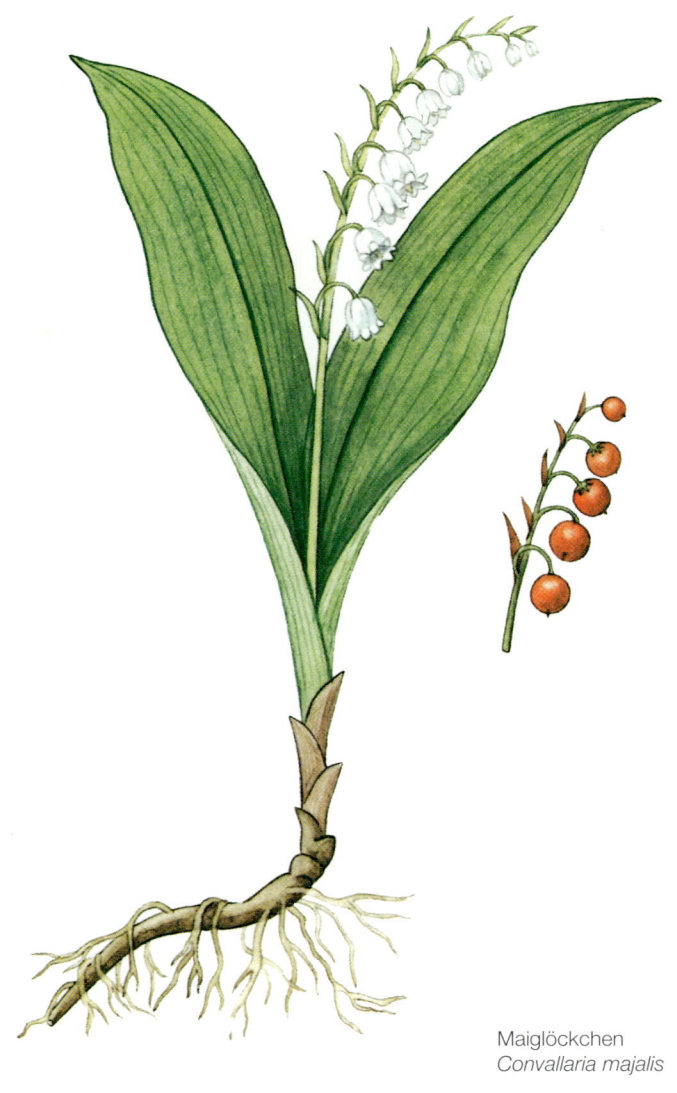

Maiglöckchen
Convallaria majalis

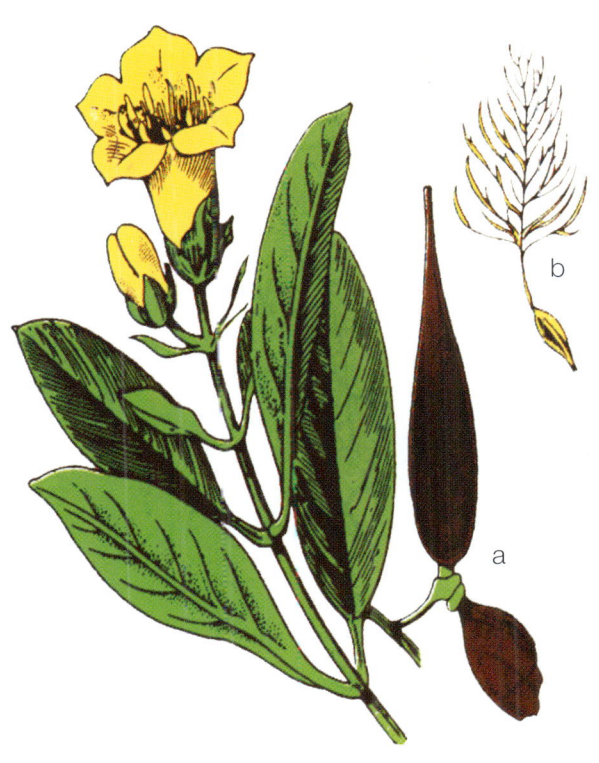

Strophantus
Strophantus gratus
a) Doppelfrucht, b) Samen
mit Haarschopf

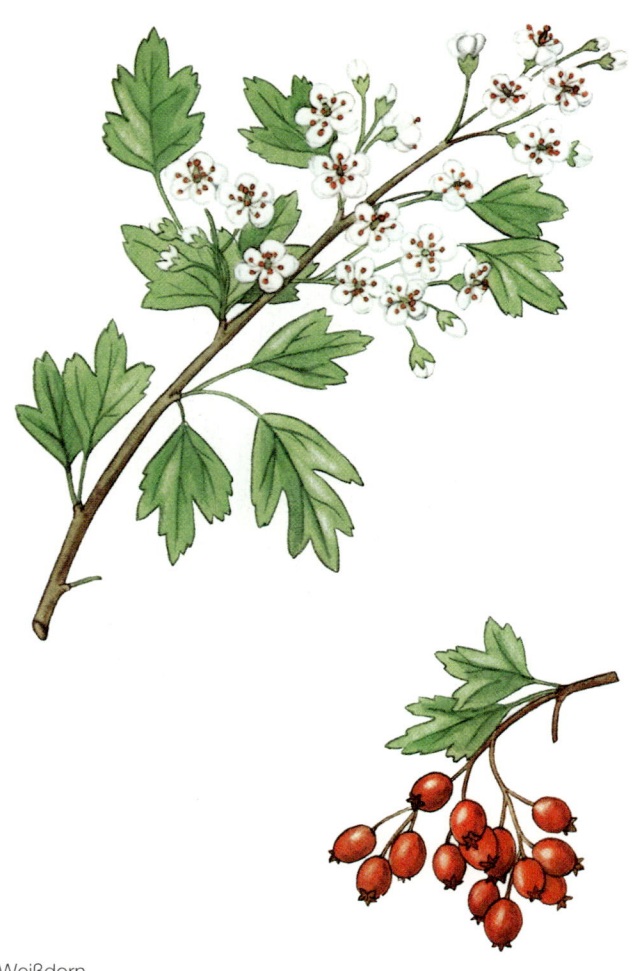

Weißdorn
Crataegus oxyacantha

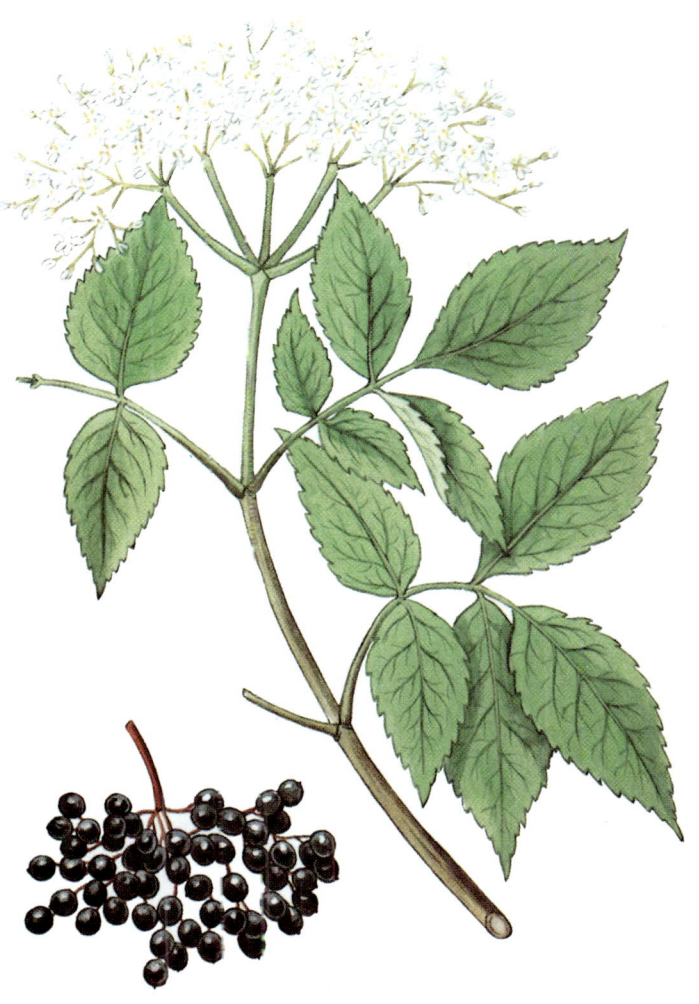

Holunder
Sambucus nigra

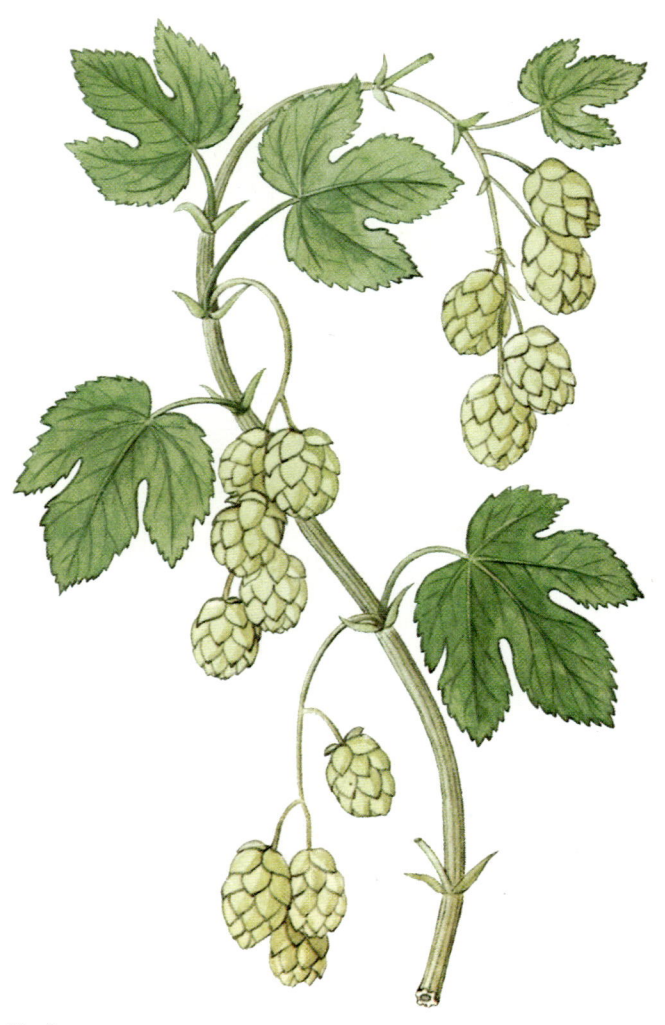

Hopfen
Humulus lupulus

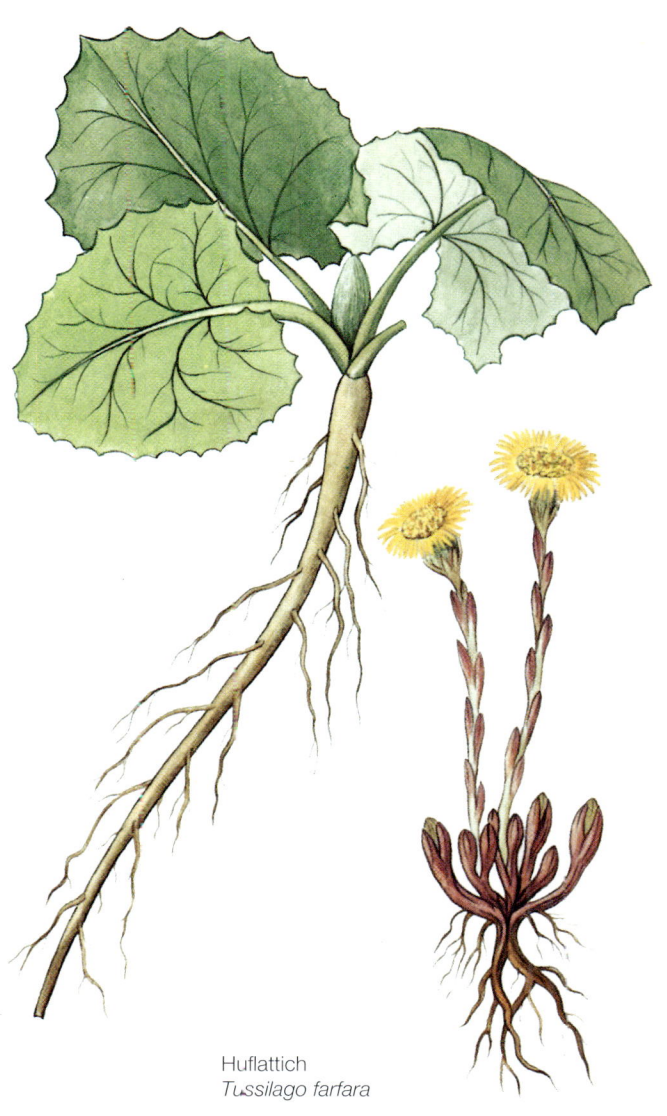

Huflattich
Tussilago farfara

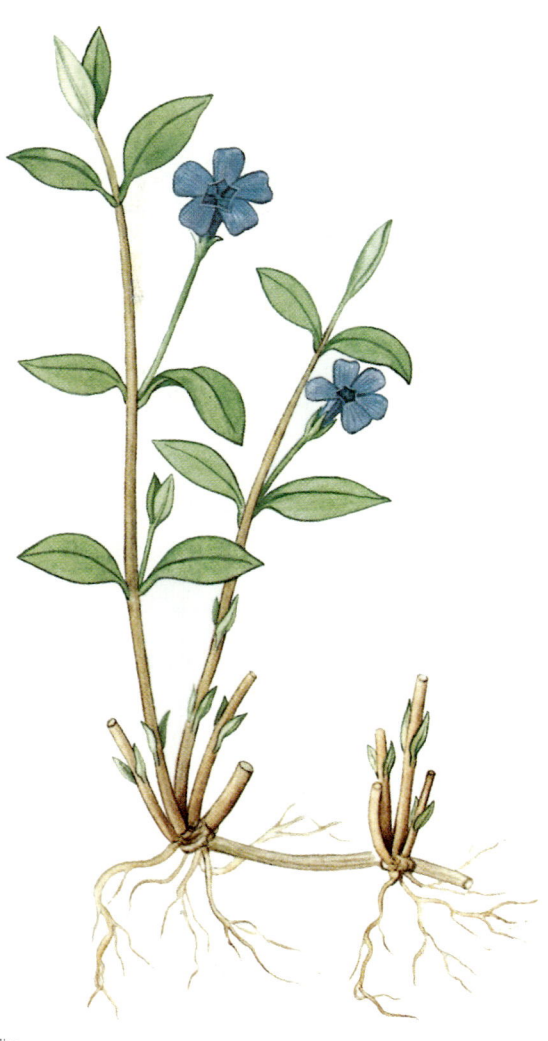

Immergrün
Vinca minor

Es ist nicht Anliegen dieses Buches, auf gesundheitliche Störungen einzugehen, die seelisch bedingt sind. Wenn man davon absieht, daß letztlich alle Krankheiten psychosomatische bzw. psychosoziale Ursachen haben.

Es geht hier um jene Vielzahl von Symptomen, die auf nervliche Ursachen zurückgeführt werden. Die medizinische Diagnose kennt »nervöse« ebenso wie »funktionelle Störungen«, der Kranke muß sich damit abfinden, daß seine Mißempfindungen »rein nervös« oder »nervös bedingt« sind, er hat sich daran gewöhnt zu erfahren, daß er gar nicht krank ist, sondern daß es »nur die Nerven« sind. Begriffe wie »Organneurose« und »vegetative Dystonie« haben einander abgelöst (wobei hier kein Wert auf Vollständigkeit gelegt wird). Wir müssen freilich zur Kenntnis nehmen, daß die eigentliche Ursache dieser Symptome nicht erforscht ist oder daß sie offiziell nicht zur Kenntnis genommen werden.

Immer sollte deshalb nach organischen Fehlabläufen gesucht werden, die »nervösen Prozessen« zugrunde liegen können. Diese Gesundheitsstörungen können auch als Vor- bzw. Frühstadien von Erkrankungen definiert werden. Hier haben wir es mit einer »Grauzone« zwischen gesund und krank zu tun. Es handelt sich einerseits um die Ausstreuung von Giften, andererseits um die Aussendung von störenden Nervenimpulsen, durch die in anderen Bereichen des Körpers normale Funktionen fehlgeleitet werden.

Hier muß das ganze Arsenal der Lehrmedizin sowie der alternativen Verfahren (Erfahrungsheilkunde) eingesetzt werden. Pflanzenheilmittel haben eine unterstützende Wirkung. Soweit es sich um örtlich genau zu bestimmende Zustände (»Organneurosen«) handelt, sollten dabei jene Naturstoffe Anwendung finden, die in den entsprechenden

Abschnitten (Herz, Magen, Darm) als besonders geeignet angeführt worden sind.

Soweit eine vegetative Dystonie mit den Symptomen der Neurasthenie einhergeht (unklare Beschwerden, Schwitzen, Zittern, Unruhe, Nervosität, Erröten und Erblassen, Hitzewallungen), hat sich die Verabreichung von Baldrian und Melisse bewährt. Aber auch Arnika, Johanniskraut und Rosmarin haben eine günstige Wirkung. Die Reaktion darauf ist individuell unterschiedlich, weshalb jeder selber ausprobieren sollte, welches Heilkraut ihm am besten bekommt. Auch verschiedene Kombinationen und abwechselnde Verabreichung sind üblich.

Nicht mehr wegzudenken in der Behandlung von Angstzuständen, Unruhe, Depressionen und anderen Zuständen, die auf Störungen der vegetativen Schaltzentren im Gehirn zurückgehen, ist das Johanniskraut und vor allem dessen Zubereitungen. Langzeitstudien haben nachgewiesen, daß bei regelmäßiger Verabreichung von Johanniskraut eine deutliche »Aufhellung« der Gemütslage eintritt, ohne daß gefährliche Nebenwirkungen (wie z. B. bei synthetischen Mitteln) in Kauf genommen werden müssen.

Anregend auf Geist und Gemüt wirkt auch Ginseng.

Nervliche Übererregbarkeit kann Schlafstörungen bzw. Schlaflosigkeit zur Folge haben. Unsere Vorfahren wußten, warum sie in solchen Fällen zu Baldrian, Melisse und Hopfen gegriffen haben. Die moderne Forschung und Technik haben ihnen recht gegeben. Zu beachten ist allerdings dabei, daß die Dosierung nicht zu gering gewählt wird. Die »Super-Extrakte« von heute haben dieses Problem endgültig geklärt.

Bei älteren Menschen ist häufig ein Herzleiden die Grundkrankheit der Schlafstörungen. Eine solche herzbedingte Schlaflosigkeit äußert sich außer in Einschlafstörungen auch durch ein Aufwachen nach wenigen Stunden Schlaf, das ein stundenlanges Wachliegen mit anschließendem »bleiernen« Schlaf in den Morgenstunden zur Folge hat. Gegen dieses »Nachtleben«, das für Herzkranke typisch ist, helfen nur Herzmittel, weil sie eine ursächliche Behandlung darstellen (s. o. Abschnitt Herzbeschwerden).

Die Beeinflussung von Schlafstörungen sollte immer durch nichtmedikamentöse Maßnahmen unterstützt werden. Beseitigung von chronischen Entzündungsherden (vor allem im Kopf- und Halsbereich) gehören zur Basistherapie der Naturheilärzte.

Alters- und Verschleißkrankheiten

Gegen das Altern ist kein Kraut gewachsen. Aber es ist möglich, eine vorzeitige Alterung rückgängig zu machen. Dazu muß auf jene Krankheitsprozesse eingewirkt werden, die diesen Prozeß der Voralterung verursacht haben. Soweit Heilkräuter darauf einen Einfluß haben, ist das in den entsprechenden Abschnitten über die jeweiligen Organkrankheiten angeführt. Besonders häufig sind Herz, Gehirn und die Verdauungsorgane betroffen. Aufmerksamkeit sollten aber auch die sogenannten Entschlackungskuren finden, auf die im Zusammenhang mit rheumatischen Erkrankungen hingewiesen worden ist (s. o. Abschnitt Schmerzleiden).

Außerdem kann man sich die anregende Wirkung einiger Naturstoffe zunutze machen, um eine Revitalisierung herbeizuführen. Eine Verjüngung gibt es nicht. Die alten Geheimrezepte der Königshöfe sind längst bekannt. Wobei gar nicht geleugnet werden soll, daß einige der Inhaltsstoffe in der entsprechenden Zubereitung durchaus eine günstige Wirkung entfalten können.

Verlust der Konzentrationsfähigkeit und der Aufmerksamkeitsleistung, Gedächtnisschwäche und rasche Ermüdbarkeit sind Zeichen von Abbauerscheinungen des Gehirns. In solchen Fällen konnten mit Mitteln wie Ginseng, in erster Linie aber mit hochwertigen Extrakten aus Ginkgo biloba meßbare Erfolge erzielt werden. Auch die Anpassung an Belastungen wird dadurch verbessert und die Widerstandskraft gegen Infektionen erhöht. Keinesfalls sollte man aber von solchen Wirkstoffen Wunderdinge erwarten und sich allein auf sie verlassen. Da Abbau- und Verschleißerscheinungen meistens verschiedene Mangelerscheinungen und Gesundheitsstörungen zugrunde liegen, müssen oftmals zusätzlich weitere Maßnahmen durch den Arzt ergriffen werden. Kopfschmerzen, Schwindelanfälle und Depressionen gehen häufig von organischen Störungen aus. Ein hoher Prozentsatz der über 65jährigen leidet an Krankheiten des Herz- und Kreislaufsystems.

Frauenkrankheiten

Schmerzen im Unterleib, Beschwerden bei der Menstruation, Unregelmäßigkeiten der Regelblutung und Blutungen außerhalb der Regel sind die wichtigsten Symptome dieser Erkrankungen. Davon eignen sich noch am ehesten Menstruationsbeschwerden zur Selbstbehandlung. Bei allen anderen Symptomen sollte der Frauenarzt aufgesucht werden, vor allem um das Bestehen einer gefährlichen Grundkrankheit auszuschließen. Bei der Behandlung von Frauenleiden verwenden die Ärzte unter anderem auch Medikamente auf der Basis von Naturstoffen, die erhebliche Nebenwirkungen haben können. Die Natur der meisten dieser Erkrankungen (Blutungen!) verbietet eine unsachgemäße Behandlung.
Bei allen Unterleibsbeschwerden und Krampfzuständen hat sich die Anwendung von Kamillenblüten sowie des Krauts der Schafgarbe bewährt.

Zuletzt noch eine Information für werdende Mütter, die ihr Kind gerne selber stillen wollen. Es gibt eine Reihe von Pflanzenwirkstoffen, die den Milchfluß fördern. Dazu zählen die Früchte des Mönchspfeffers. Fertigpräparate mit genauen Dosierungsangaben sind im Handel erhältlich.

Krankheiten der Harnorgane

Bei den Erkrankungen der Niere, der Blase und der übrigen Harnorgane wie Nierenbecken, Harnleiter und Harnröhre sind sehr rasch die Grenzen der Selbstbehandlung mit Heilpflanzen erreicht. Zwar gibt es auch auf diesem Gebiet sehr wirksame Naturstoffe, aber ihre falsche Anwendung kann zu unerwünschten Reaktionen führen.

Nierenentzündung Krampfartige Schmerzen in der Nierengegend, rötlichtrüber Harn, Schwellungen um die Augen, Durst, Blässe, Müdigkeit, Gliederschmerzen sind die Anzeichen einer Nierenentzündung. Meist tritt Bluthochdruck auf, bei chronischen Formen wird er zur Dauererscheinung.

Nierenbecken- und Blasenentzündung Stechende Schmerzen in der Nierengegend, großer Durst und Appetitlosigkeit weisen auf eine Nierenbeckenentzündung hin. Meist tritt sie zusammen mit einer Blasenentzündung auf. Der Harn ist eitrigtrüb und übelriechend, es besteht Harndrang mit Harnverhaltung, beim meist nur tropfenweisen Wasserlassen treten Schmerzen auf.

Nierensteine Wenn die Koliken bis in den Unterleib und in die Beine ausstrahlen und gleichzeitig Erbrechen und Schüttelfrost als Begleitsymptome auftreten, dann sind als Ursache dafür Nierensteine anzunehmen.

Blasensteine dagegen machen sich als krampfartige Schmerzen in der Mitte des Unterbauchs bemerkbar. Außerdem tritt eine Behinderung des Wasserlassens auf.

Prostataentzündung Druck in der Dammgegend und Kreuzschmerzen, häufiger Harndrang sowie Brennen und Behinderungen beim Wasserlassen sind Symptome der Prostataentzündung. Diese Erkrankung ist sehr schmerzhaft und hat bei weiterem Fortschreiten dieselben Anzeichen wie die Blasen- und Nierenbeckenentzündung.

Zwar gehört die Prostata (Vorsteherdrüse) nicht zu den Harnorganen, aber die Symptome überschneiden sich, besonders da eine Erkrankung häufig das Wasserlassen behindert. Denn diese Drüse umschließt die Harnröhre an jener Stelle, an der sie aus der Blase austritt. Bei einer Wucherung (Hypertrophie) wird die Harnröhre auf diese Weise verengt oder verschlossen.

Bei allen Symptomen einer Erkrankung der Harnorgane ist ein Arzt hinzuzuziehen. Dieser wird entscheiden, ob es angezeigt ist, harntreibende Heilpflanzen zu verabreichen. Das wird vor allem bei Nierenbecken- und Blasenentzündung, bei einer Entzündung der Harnröhre und bei Steinleiden der Fall sein. In jedem Fall sollten Kamillenblüten gegeben werden.

Herzbeschwerden

Bei heftigen Herzschmerzen und ausgeprägten Herzbeschwerden ist dringend ein Arzt zu konsultieren. Der berüchtigte Vernichtungsschmerz in Verbindung mit Übelkeit und Schweißausbrüchen ist das typische Symptom für einen Herzinfarkt. Aber auch die Angina pectoris (Brustenge) als Vorstufe des Infarkts macht sich durch ähnliche Symptome bemerkbar.

Bevor es zu solch einer Katastrophe kommt, muß das Herz schon über einen längeren Zeitraum hinweg geschädigt worden sein. Dabei kommt es zur Zerstörung kleiner und kleinster Gewebsbezirke. Diese Schädigungen machen sich als Frühsymptome des Herzinfarkts, die schon Jahre vor dem dramatischen Ereignis auftreten, mehr oder minder deutlich bemerkbar. Sie äußern sich in Mißempfindungen des Herzens wie Ziehen, Stechen, Krampfen, Drücken, Brennen und zeitweiligen Schmerzen mit Ausstrahlen in Schulter, Arm und Rücken (linke Körperhälfte). Aber auch eine Reihe anderer Anzeichen, so die Unverträglichkeit des Liegens auf der linken Seite, Einschlafstörungen, das Aufwachen nach wenigen Stunden Schlaf mit darauffolgendem langem Wachliegen und »bleiernem« Schlaf in den Morgenstunden sind typisch für Schädigungen des Herzens. Auf diese Weise reift das Organ dem Infarkt entgegen.

Deshalb ist es unerläßlich, bei allen diesen Symptomen einen Arzt aufzusuchen. Eine Selbstbehandlung ist nur dann vertretbar, wenn er die Diagnose vegetative Dystonie, Herzneurosen, funktionelle Herzbeschwerden oder ähnliches in diesem Sinne stellt. Bei allen diesen Störungen, die häufig auf psychische Ursachen zurückgeführt werden und hinter denen sich meist eine beginnende organische Schädigung verbirgt, kann mit Naturstoffen geholfen werden. Besonders geeignet dazu sind die Blätter des Weißdorns und der Mistel sowie die Blüten der Arnika. Ärzte verabreichen außerdem Medikamente, die aus dem Samen der afrikanischen Strophanthuspflanze gewonnen werden.

Für den Angina-pectoris-Anfall und den beginnenden Herzinfarkt gibt es eine Notfallbehandlung mit demselben Pflanzenwirkstoff. Alle sechs Minuten wird ein Medikament mit sechs Milligramm Strophanthin eingenommen. Gehen danach, etwa im Laufe einer Stunde, die heftigen Schmerzen zurück, so wird dieselbe Dosis nur noch viertel- oder halbstündlich eingenommen, so lange bis die Beschwerden abgeklungen sind.

Natürlich ist diese Selbstbehandlung für den Notfall nur nach vorheriger Absprache und unter Anleitung eines Arztes anzuraten. Sie ist aber deshalb von Ärzten entwickelt worden, weil in der ersten kritischen Phase eines Herzinfarkts, in der meist kein Arzt zugegen ist, die größte Gefahr des Herztodes besteht. Um sich in dieser Zeitspanne selber helfen zu können, muß der Kranke die Strophanthinpillen immer bei sich tragen und sie auch selber anwenden.

Bei allen anderen Herzkrankheiten ist von jeder Selbstbehandlung abzuraten. Bei Herzrhythmusstörungen, Herzjagen und Pumpleistungsschwäche des Herzens sowie Zuständen nach Herzinfarkt bedarf es einer genau abgestimmten Medikation, die ständig kontrolliert werden muß. Auch haben die Medikamente zum Teil erhebliche Nebenwirkungen.

Die herzwirksamen Glykoside gehören zu den stärksten und wirksamsten unter allen bekannten Pflanzenwirkstoffen. In der Struktur ähneln sie den Steroiden, was bedeutet, daß sie den Sexualhormonen, den Gallensäuren, dem Cholesterin und dem Vitamin D nahestehen. Daraus wird wieder einmal die Verwandtschaft von Substanzen aus dem pflanzlichen und dem organischen Bereich ersichtlich.

Aufgrund ihrer chemischen Zusammensetzung und ihrer einzigartigen Effekte auf die Herzmuskelzelle werden die Wirkstoffe des Roten und des Wolligen Fingerhuts, des Maiglöckchens, der Meerzwiebel, des Strophanthus und anderer, weniger hervorragender Heilpflanzen als herzwirksame Glykoside oder Kardenolide bezeichnet. Weil sie erhebliche Nebenwirkungen haben, ist im Umgang mit ihnen besondere Vorsicht geboten.

Herzglykoside sind ursprünglich nur bei Pumpschwäche des Herzmuskels (Herzinsuffizienz) angewendet worden. Dann hat sich aber herausgestellt, daß manche von ihnen außerdem eine regulierende Wirkung auf den Herzstoffwechsel haben, indem sie die Verwertung des Sauerstoffs in Mangelsituationen günstig beeinflussen. Diese Erkenntnis ist unter anderem darauf zurückzuführen, daß bei den Herzkrankheiten – anders als früher – heute nicht mehr die Leistungsschwäche im Vordergrund steht. Jetzt wird das Krankheitsbild von Herzinfarkt, Angina pectoris und deren Vorstufen beherrscht. Dadurch werden auch an die Arzneimittel andere Anforderungen gestellt.

Die Herzglykoside haben eine geringe therapeutische Breite. Das heißt, die Dosis, die dem kranken Herzen hilft, und jene, die ihm schadet, liegen eng beisammen. Der Arzt muß bei der Verabreichung deshalb immer auf den schmalen Pfad zwischen Bedarf und Verträglichkeit achten.

Am geringsten ist die therapeutische Breite der Herzglykoside bei den Wirkstoffen des Fingerhuts (Digitoxin und Digoxin), am größten beim Strophanthin, dem aus dem Samen der Strophanthuspflanze gewonnenen Wirkstoff.

Früher lautete ein geflügeltes Wort in der Herzmedizin: Es ist ein Paradoxon, daß ausgerechnet jene Kranken, die Digitalis am meisten brauchen, es am wenigsten vertragen. Gerade jene Kranken sprechen aber meist besonders gut auf Strophanthin an. Diesem Umstand hatte das Mittel ja auch seinen einstigen Siegeszug zu verdanken.

Der Landarzt Dr. Albert Fraenkel hatte Anfang unseres Jahrhunderts erstmals schwer Herzkranke mit diesem Medikament behandelt und damit bisher unvorstellbare Erfolge erzielt. Der große Fortschritt für die Herzmedizin lag in der

Erkenntnis, daß Strophanthin auch dann noch hilft, wenn Digitalis schon versagt. Denn die Herzkranken, bei denen Fraenkel seine Erfolge erzielte, waren – wie der Fachausdruck lautet – vorschriftsmäßig »volldigitalisiert« gewesen. In dieser Situation wurde ihnen dann Strophanthin verabreicht. Hätte dieses Herzglykosid wirklich jene der Digitalis völlig gleichartige Wirkung, die ihm in den Lehrbüchern zugeschrieben wird, dann wäre es den Patienten schlecht ergangen. Das Gegenteil aber trat ein: Fraenkel erzielte einen bis dahin unvorstellbaren Heilerfolg, den er auf dem Internistenkongreß in Wiesbaden 1906 mit folgenden Worten charakterisierte:

»Unter unseren Augen vollzieht sich das Umschalten des pathologischen Kreislaufs zur Norm. Der Puls des Kranken wird voller, seine Atmung langsamer, und eine Harnflut bricht los, wie wir sie in solch kurzer Zeit bisher auf keinem Wege erreichen konnten.«

Die Gleichartigkeit der beiden Herzglykoside betrifft nur ihre Wirksamkeit auf die Pumpleistungsschwäche des Herzens. Daneben gibt es deutliche Unterschiede. Die Domäne von Strophanthin sind die Sauerstoffmangelzustände, die mit Herzschmerzen einhergehen. Bei Pumpleistungsschwäche wird der Digitalis der Vorzug gegeben, ebenso bei Herzjagen. In entsprechenden Fällen hat sich eine Mischbehandlung bewährt. Gemeinsam ist allen Herzglykosiden außer einer energetischen (»kraftsteigernden«) Wirkung auch die Eigenschaft, daß sie ihren Effekt nur am kranken Herzen entfalten. Ein krankes Herz ist aber auch für alle Nebenwirkungen am empfindlichsten. Deshalb gehören die Herzglykoside ausschließlich in die Hand des erfahrenen Arztes.

Für die Selbstbehandlung kommen nur sanft wirkende Heilkräuter wie Weißdorn, Melisse, Mistel und Baldrian in Frage.

5. Kapitel
Heilpflanzen – Geschichten, Mythen, Beschreibungen und Heilanwendungen

Wie viele Heilpflanzen werden bei uns für die Herstellung von Arzneimitteln verwendet? Im allgemeinen wird die Zahl zweihundertfünfzig genannt. In diesem Buch werden mehr als fünfzig vorgestellt – weil sie entweder besonders wichtig oder sehr bekannt sind.

Nach wie vor ist umstritten, ob man mit diesen natürlichen Arzneistoffen nicht nur Krankheiten behandeln, sondern auch ihrer Entstehung vorbeugen, sie also verhüten kann. Ist es tatsächlich möglich, mittels kurmäßiger Anwendung einer angeborenen Organschwäche entgegenzuwirken? Kann man vielleicht eine bereits eingetretene Schädigung rückgängig machen oder zumindest eine Verschlechterung vermeiden?

So mancher Theoretiker verneint diese Fragen. Vertreter der Erfahrungsheilkunde hingegen behaupten, in der Beeinflussung der Abwehr- und Selbstheilungskräfte liege nach ihrer Kenntnis ein besonderer Vorzug der Heilpflanzen, offenbare sich ein Prinzip ihrer Wirksamkeit: Wird doch nicht unmittelbar auf Krankheitssymptome eingewirkt und werden auch keine Krankheitserreger direkt bekämpft. Diese Aufgabe übernimmt der Organismus, nachdem seine Abwehr- und Selbstheilungskräfte durch die Wirkstoffe angeregt oder verstärkt worden sind. Um eine Veränderung des krankhaften Milieus zu bewirken, bedarf es zwar bis zum Eintreten des Erfolges einer regelmäßigen Anwendung über längere Zeit hinweg. Aber dafür besteht bei dieser Form der behutsamen und langfristigen Beeinflussung auch nicht die Gefahr schädlicher Nebenwirkungen.

Jede Pflanzenbeschreibung beginnt mit den Schlüsselwörtern, die auf die wichtigsten Anwendungsgebiete hinweisen. Die Einzeldarstellungen (Monographien) des deutschen Bundesgesundheitsamtes (BGA), die im Rahmen der wissenschaftlichen Aufbereitung die Voraussetzung für die Zulassung eines Arzneimittels bilden und strenge Maßstäbe setzen, und zusätzliche Behandlungsanzeigen der Homöopathie beschließen die Beschreibungen. Sie werden sehen, über welche unausgeschöpften Möglichkeiten die Praxis noch verfügt. Denn das Potential vieler Arzneipflanzen ist längst noch nicht erforscht, die wissenschaftlichen Erkenntnisse sind nicht endgültig, aber der Erfahrungsschatz bietet wenigstens einen Orientierungsrahmen.

Arnika *(Arnica montana)*

Schlüsselwörter: Wundheilend, entzündungshemmend, Krampfadern.

»Die Tinktur von Arnika halte ich für das erste Heilmittel bei Verwundungen und kann es deshalb nicht genug empfehlen!« Soweit Altmeister Sebastian Kneipp. Andere Ärzte haben Arnika als die »deutscheste der deutschen Heilpflanzen« bezeichnet. Dabei wurde sie erstmals im 14. Jahrhundert in der Literatur erwähnt.
Verfolgt man die »Karriere« dieses Heilkrautes, so ist sie für viele andere Pflanzen beispielhaft. Behutsam versuchten unsere Ahnen mit Hilfe von Kräutern die Leiden der Kranken zu lindern. Aber aufgrund der erzielten Erfolge wurden sie nicht nur selbstsicherer im Umgang mit den Pflanzen, sondern auch übermütiger. Sie erweiterten ständig das Anwendungsgebiet und überprüften nicht immer die tatsächlichen

Heilerfolge, die Mißerfolge häuften sich, bis letztendlich unter der Bevölkerung das Vertrauen in die Kräuterheilkunde sank. Den Rest besorgte dann der Siegeszug der Chemie, um Arzneien aus Pflanzen ins »Aus« zu stellen.

Zubereitungen aus Arnika wurden anfänglich empfohlen, »wo man sich wehgetan, gefallen, verrenkt und verstaucht hat«. Weiters wurde das Kraut verwendet, »um geronnenes Blut im Körper sicher und zuverlässig zu verteilen« (bei Blutergüssen und Quetschungen). Bei »Seiten-Stechen, Blut-Speyen, eiterigen Auswürffen« wurde es ebenso geschätzt wie bei Herzklopfen, Schwindel, Kreislaufbeschwerden, Wechsel- und Faulfieber sowie bei Hämorrhoiden und Durchfall. Im 18. Jahrhundert wurde Arnika geradezu als Wunderpflanze bejubelt, und die kritiklose Begeisterung stieg ins Endlose. Namen wie »Wohlverleih, Engelkraut, Kraftwurz, Marienkraut, Stoh up und goh hen« zeugen heute noch von der hohen Zeit dieser Blume.

Die starke Nachfrage nach Arnika rief natürlich auch Scharlatane auf den Plan. Zum Beispiel verkauften diese statt Arnikawurzeln die ähnlich aussehende Wurzel vom »Teufelabbiß« (*Scabiosa succisa*), aus dessen Blättern unter anderem ein Teeersatz hergestellt wurde. Der Heilerfolg ließ dann schließlich auf sich warten. Andererseits wurden Arnikatinkturen sowohl bei der innerlichen als auch bei der äußerlichen Anwendung zu hoch dosiert, so daß starke Nebenwirkungen auftraten; dadurch wurde der Abstieg in der Beliebtheitsskala unter der Bevölkerung beschleunigt. Ende des 19. Jahrhunderts ging die Anwendung von Arnikazubereitungen immer weiter zurück, und viele Ärzte betrachteten diese Mittel sogar als überflüssig. Nur die hartnäckigsten unter ihnen hielten an den Erfolgen der echten Arnika fest und verhinderten damit vermutlich ihr totales Absinken in die Vergessenheit. Heute besitzt Arnika im Kreis der Heilpflanzen – nach ausführlichen Überprüfungen ihrer Wirksamkeit – wieder ihre wahre Position. Arnika zählt zu den mehrjährigen Korbblütengewächsen und gedeiht in Nord- und Mitteleuropa auf kalkarmen, sauren Moorböden und ungedüngten Bergwiesen bis in einer Höhe von zweitausendachthundert Metern. Aus einem dunkelbraunen, kriechenden Wurzelstock mit einigen Seitenwurzeln bildet sich zu Beginn des Wachstums eine am Boden liegende Rosette, deren Blätter kurzgestielt, zungenförmig, hellgrün und mit fünf Nerven versehen sind. Im darauffolgenden Jahr wachsen zwanzig bis sechzig Zentimeter hohe, behaarte Blütenstengel, die im oberen Teil mit zwei bis vier Zweigstengeln versehen sind, an denen vereinzelt kleine Blätter stehen. Die leuchtenden dottergelben Zungenblüten werden von einem grünen Hüllkelch umgeben und gleichen im Aussehen einer strahlenden Sonne. Der Geruch der Blüte ist aromatisch, harzig-würzig. Stengel und Blätter riechen nicht so intensiv. Für die medizinische Weiterverarbeitung werden sowohl die Blüten in den Monaten Mai bis Juli als auch die Wurzeln entweder vor der Blütezeit oder im Spätherbst geerntet.

Arnika hat sich als Wundheilmittel bewährt: Ihre Wirkstoffe beschleunigen den Heilungsprozeß bei Operations-, Stich- und Schnittwunden. Geradezu unverzichtbar sind Arnikaumschläge bei Verstauchungen, Quetschungen, Blutergüssen und Furunkeln. Dafür werden Tücher in einer Mischung von einem Teil Arnikatinktur und zwei Teilen abgekochtem Wasser getränkt, leicht ausgedrückt und auf die Wunde gelegt. Um bei längerer Anwendung Hautschädigungen zu vermeiden, sollten die Hautpartien mehrmals am Tag mit Öl eingerieben werden. Bei Rheuma, Gelenk- und Muskelschmerzen gilt »Arnika-Geist« (Arnikablüten mit Alkohol angesetzt) als kaum zu übertreffendes Einreibemittel. Bei Hals- und Mandelentzündungen sowie bei Heiserkeit empfiehlt es sich, mit Arnika zu gurgeln. Auch hier muß unbedingt auf die Dosierung geachtet werden. Nur einige Tropfen (maximal zehn Tropfen) auf ein Glas warmes Wasser reichen dafür aus!

Nicht mehr wegzudenken ist Arnika bei der Behandlung von Krampfadern und Unterschenkelgeschwüren. Drei Viertel aller Erwachsenen leiden heute bereits an Venenveränderungen, die sich im Anfangsstadium durch Schweregefühl und Brennen in den Beinen, angeschwollene Knöchel und Beine sowie Wadenkrämpfe bemerkbar machen. Bei rund 15 Prozent der Betroffenen sind diese so stark ausgeprägt, daß sie dringend behandelt werden müssen.

Untersuchungen haben gezeigt, daß Arnika die Wände der Blutgefäße strafft, Entzündungen und Schwellungen beseitigt, gegen Krankheitserreger hilft und entwässernd wirkt. Mit den Inhaltsstoffen von Arnika ist uns von Mutter Natur ein Mittel an die Hand gegeben worden, mit dem wir (nicht nur Frauen) rechtzeitig selbst die Verantwortung dafür übernehmen können, ob die Beine gesund (und schön) bleiben.

Monographie des BGA:	Bei Verletzungen und Unfallschäden wie Blutergüssen, Verstauchungen, Prellungen, Quetschungen. Außerdem bei rheumatischen Muskel- und Gelenksbeschwerden. Auch können Entzündungen im Mund- und Rachenbereich durch Mundspülungen sowie Furunkulose, Entzündungen (z. B. als Folge von Insektenstichen) oder oberflächliche Venenentzündungen durch Umschläge günstig beeinflußt werden.
Homöopathie:	Bei Quetschungen, Verstauchungen, Prellungen, Blutergüssen, Furunkulose. Bei Muskelrheumatismus, Über-

müdung, Venenleiden, Krampfadern, Schlaganfall, Arterienverkalkung mit Herzkrämpfen und Herzmuskelschwäche. Bei Blutvergiftung sowie bei Gehirnerschütterung.

Baldrian *(Valeriana officinalis)*

Schlüsselwörter: Schlafstörungen, Erregungszustände, Depressionen und Wechseljahre.

Gegensätze ziehen sich bekanntlich an. So hat es eine der ältesten Heilpflanzen modernster Technologie zu verdanken, daß sie heute eine Renaissance in der medizinischen Anwendung erlebt.

Die Wirkung des Baldrians wurde bereits von den griechischen und römischen Ärzten des Altertums sehr geschätzt. Das Heilkraut wurde bei Husten, Asthma, Augenleiden, als schmerzstillendes und fiebersenkendes Mittel eingesetzt. Später wurde die Staude auch zum Schutz vor Hexen, Teufeln und bösen Geistern in den Wohnstuben und Ställen an die Decke gehängt. Man sprach ihr sogar eine aphrodisierende Wirkung zu, wenn man »gute freuntschaft machen (wollte) under manne und under weibe, so nym valerianum (Baldrian)«. Sogar als Mittel gegen die Ansteckungsgefahr (Infektionen) und zum Schutz vor Pest wurde die Baldrianwurzel im 16. Jahrhundert empfohlen.

Mitte des 18. Jahrhunderts hat der englische Arzt John Hill erstmals auf die beruhigende Wirkung der Heilpflanze aufmerksam gemacht. Hufeland, der große Naturarzt, hielt seine Beobachtungen für die Nachwelt fest: »Es ist eines der besten Nervenmittel, wo er als Tee, am Morgen und Abend,

täglich getrunken wird. Ich habe langwierige Nervenschäden, Hysterie und Krämpfe aller Art verschwinden sehen.«
Aber auch bei Beschwerden in den Wechseljahren, Depressionen, Erregungs- und Spannungszuständen wurde Baldrian in der Volksmedizin verwendet. Ebenso wird in der Überlieferung erwähnt, daß durch die Wirkung des Heilkrautes die Schlafbereitschaft erhöht wird.

Doch in unserem Jahrhundert geriet diese wertvolle Pflanze durch den rasanten Siegeszug der chemischen Arzneimittel immer mehr in Vergessenheit. Sie war mit einem Male nicht mehr zeitgerecht, ihre positiven Heilerfolge wurden nur noch belächelt oder gar als Einbildung abgetan.

Doch schon bald häuften sich die Nebenwirkungen der »modernen Arzneimittel« und damit die immer stärker werdende Ablehnung der chemischen »Wunderpillen«. Man wandte sich wieder der alten, aber guten Erfahrungsheilkunde unserer Vorfahren zu. Allerdings mit dem Wissensstand und der Hilfe der Technologie unserer Tage. *Valeriana officinalis*, wie der lateinische Name für Baldrian lautet, was soviel wie »kräftig, sich wohl befinden« bedeutet, wurde genauestens auf die mehr als hundert Inhaltsstoffe und deren Wirksamkeit überprüft. Aber auch andere wichtige Faktoren, wie Anbau- und Erntezeit, Bodenbeschaffenheit und Düngung, wurden berücksichtigt und ständig kontrolliert. Nur so kann eine hochwertige und vor allem gleichbleibende Qualität gewährleistet werden.

Weltweit gibt es achtzig verschiedene Arten der Gattung *Valeriana*, doch für die Arzneimittelgewinnung sind nur drei von wesentlicher Bedeutung. Baldrian wächst wild an Bach- und Flußufern, auf feuchten Wiesen und in Wäldern. In Deutschland werden umfangreiche Kulturen in Sachsen und Thüringen, im Harz und in Franken angebaut. In Franken wird wie vor hundert Jahren ausnahmslos wild gesammeltes Pflanzengut für die Baldriankultur verwendet.

Die wenig verzweigte Staude wird bis zu hundertfünfzig Zentimeter hoch (max. zweihundert Zentimeter), der gelbliche Stengel ist aufrecht und zeigt deutliche Längsfurchen, an den unteren Teilen ist er mehr oder weniger behaart. Die Blätter, die den Stengel halb umfassen, sind unpaarig gefiedert, Ober- und Unterseite sind behaart. Die Farbpalette der kleinen Blüten, die doldenartig angeordnet sind, reicht von weiß bis rosa, rötlichlila bis grünlich. Die Blütezeit ist je nach Art der Gattung Mai bis Juni oder Juli bis August.

Der Wurzelstock ist für die Arzneigewinnung von Bedeutung. Der Zentralwurzelstock dient als Speicherorgan und wird ca. fünf Zentimeter lang und drei Zentimeter dick. Von diesem Stammwurzelstock gehen mehrere unterirdische Ausläufer aus, die wiederum Wurzelstöcke bilden. Die fingerdicken, runden Wurzeln sind außen hellbraun und innen weiß und werden beim Trocknen dunkler. Die Ernte erfolgt zwischen November und Februar.

Die oberirdischen Pflanzenteile werden abgeschnitten und die reifen Fruchtstauden zur Samengewinnung getrocknet. Die verwendbaren Wurzelstöcke mit den Ausläuferwurzeln werden sorgfältig gereinigt, mit einem Kamm werden die Faserwurzeln beseitigt. Um das Trocknen der Wurzeln zu erleichtern, werden sie in größere Stücke zerteilt.

In früheren Jahren wurden diese Wurzelstöcke im Schatten, auf dem Dachboden oder in Trockenvorrichtungen getrocknet. Dabei entsteht auch der charakteristische Geruch, welcher der Pflanze den Beinamen »Katzenkraut« einbrachte. Katzen scheiden eine ähnliche Säure aus wie sie Baldrianwurzeln enthalten. Und Katzen glauben daher, daß eine Gespielin anwesend ist und suchen lebhaft nach ihr.

Dem Trockenvorgang galt bei der Gewinnung der Baldriandroge das Hauptaugenmerk. Unsachgemäße Behandlung, wie zum Beispiel das Trocknen bei Temperaturen über 40 Grad Celsius, können jahrelange Bemühungen mit einem Schlage zunichte machen.

Es wurden spezielle Verfahren entwickelt, die teilweise sogar patentiert wurden, um die Wärmebelastung so gering wie möglich zu halten, wie Verdampfung im Vakuum oder durch Dünnschichtverfahren. Oft sind sogar mehrere Verfahrensabschnitte notwendig, um ein hochwertiges Endprodukt zu erhalten.

Die Bemühungen, die Geheimnisse des Baldrians ans Tageslicht zu bringen, haben sich heute bezahlt gemacht. In unserer hektischen Zeit wird ein Nervenmittel wie Baldrian mehr denn je benötigt. Er beruhigt, ohne den Patienten zu ermüden. Die Schlafbereitschaft wird hergestellt, ohne den Schlaf zu erzwingen. Innere Unruhe, Gereiztheit und Angstzustände werden positiv beeinflußt. Auch bei Verdauungsstörungen nervöser Art, bei krampf- und kolikartigen Zuständen der Verdauungsorgane wird Baldrian erfolgreich angewendet. Unlustgefühle und Appetitlosigkeit, hervorgerufen durch Aufgeregtheit, können beseitigt werden. Bei Menstruationsstörungen sowie bei Beschwerden in den Wechseljahren konnten mit diesem Kraut gute Erfolge erzielt werden.

Monographie des BGA:	Nervöse Unruhe und Schlaflosigkeit.
Homöopathie:	Bei Hysterie, Schlaflosigkeit, Kopfschmerzen, Neigung zu Krämpfen und Ohnmacht, nervösen Herzbeschwerden, Angstzuständen – verbunden mit Herzklopfen und Schwindel, bei Hexenschuß, Neuralgien und Schwäche in den Beinen.

Bilsenkraut *(Hyoscyamus niger)* GIFTIG!

Schlüsselwörter: Erregungszustände, Reizhusten und Verdauungsorgane.

Apollinaris nannte man im Altertum das Bilsenkraut – nach Apollo, dem Gott, der auch für die Wahrsagerei zuständig war. Vergiftungssymptome wie krampfhaftes Lachen, heftige Raserei, unkontrolliertes Zucken der Arme und Beine, Verzerrung des Mundes und der Glieder und letztendlich Halluzinationen mit Tobsuchtsanfällen deuteten unsere Vorfahren in dem Sinn, daß Geistwesen durch ein Medium ihre Weisheiten den Erdbewohnern übermitteln wollten.

Auch zur Herstellung einer sogenannten »Hexensalbe« war Bilsenkraut unentbehrlich. Wurde doch durch das Einreiben der Salbe das Gefühl vorgetäuscht, durch die Lüfte zu fliegen, was nun einmal von jeder »richtigen Hexe« erwartet werden durfte. Doch auch mit der heiligen Apollonia – der Patronin der Zahnleidenden – wurde die Pflanze in Verbindung gebracht. Wurden die Menschen von den »Würmern des hohlen Zahnes« geplagt, verbrannte man den Samen des Krautes. Allein schon das Einatmen des Rauches brachte ihnen Linderung.

Seit alters her wurde das Kraut als Giftpflanze geschätzt. Es ist eine über ganz Europa und weite Teile Asiens verbreitete Pflanze. Es wird angenommen, daß die Zigeuner für ihre Verbreitung gesorgt haben, da sie diese über Jahrhunderte hinweg für ihre mannigfachen Künste verwendet haben.

Die Pflanze ist zweijährig und eine typische Ruderalpflanze, d. h. sie bevorzugt die Nähe menschlicher Wohnstätten. Man findet sie auf Ödplätzen, an Hecken, Zäunen und an Wegrändern. Im ersten Jahr entwickelt sie aus einer rübenartigen

Wurzel eine sogenannte Grundrosette, im zweiten Jahr wachsen bis zu einem Meter hohe, verästelte Stengel. Die schmutziggrünen Blätter sind eiförmig und großbuchtig gezähnt. Die unteren Blätter sind gestielt, die oberen umfassen zur Hälfte den Stengel. Die fast ungestielten Blüten haben trichterförmige, trüb schwefelgelbe, mit einem feinvioletten Adernetz versehene Blumenkronen. Blütezeit ist Juni bis Juli. Die ganze Pflanze ist behaart und klebrig und verbreitet einen eher widerlichen Geruch. Aus dem Fruchtknoten bildet sich eine zweifächrige Samenkapsel, die sich durch einen Samendeckel an der Spitze öffnet. Für die medizinische Verwendung wird das ganze blühende Kraut gesammelt, das – am besten nach ein paar regnerischen Tagen – morgens gepflückt wird.

In den Händen erfahrener Ärzte kann diese giftige Pflanze Kranken sehr gute Dienste leisten. Bevor das Chloroform entdeckt wurde, verwendeten Ärzte das Bilsenkraut als Narkotikum bei Operationen, erfahren wir aus den Schriften des 15. Jahrhunderts. Nicht zuletzt deshalb, weil es dem Opium sehr ähnlich wirkt. Umschläge aus frischen *Hyoscyamus*blättern sollen den Verlauf der Blattern abgeschwächt und der Entstehung der Narben vorgebeugt haben. Es war unter den Bauern auch als das Mittel gegen Ratten und Mäuse bekannt und wurde deshalb auf Speicherböden ausgelegt. Selbst Bierbrauer bedienten sich des Krautes, um ihre Getränke berauschender zu machen.

Doch die wichtigste medizinische Anwendung wurde erst 1762 entdeckt. Man verwendete die Heilpflanze bei Krämpfen, Zittern und bei Epilepsie. Bilsenkraut gilt seither als wertvolles Medikament und wird erfolgreich bei Alterstremor, den mehr oder weniger rhythmischen, unkontrollierten Zitterbewegungen einzelner Körperteile, angewendet wie auch bei Schüttellähmung, der Parkinsonschen Krankheit. Rheumakranken verordneten die Ärzte das Öl dieser Pflanze als Einreibemittel.

Bilsenkraut wirkt auf das gesamte Nervensystem und wird gerne bei starken Erregungszuständen verwendet, aber auch als schmerzstillendes und krampflösendes Mittel ist es beliebt. Weiters findet es bei Krampf- und Reizhusten, Nervenlähmung und Genickstarre sowie bei Alkoholikern im Delirium Verwendung.

Monographie des BGA:	Bei Verkrampfungen im Magen- und Darm-Bereich, günstige Beeinflussung von kolikartigen Schmerzen im Bereich des Magen-Darm-Trakts sowie der Gallenwege.
Homöopathie:	Bei akuter und chronischer Bronchitis, Krampf- und Reizhusten, Lungenentzündung, Delirien, Epilepsie, Tobsuchtsanfällen, Hirnhautentzündung, Blasenlähmung, Sehstörungen und Rachen- und Kehlkopfentzündung.

Bohnenkraut *(Satureja hortensis)*

Schlüsselwörter:	Appetitlosigkeit, Leber- und Magenleiden und Koliken des Verdauungstrakts.

Im Mittelalter stand diese Heilpflanze auf der Verbotsliste. In vielen Klöstern war es streng untersagt, dieses Kraut anzubauen. Schuld daran war der bis auf unsere Tage überkommene Ruf einer sexuell anregenden Wirkung. Petrus Andreas Matthiolus (1501–1577) schrieb in seinem

»New Kreuterbuch«: »Saturey gibt eine liebliche schärpffe, darmit sie den lust und begird zum essen erweckt, sterckt das dewen (verdauen) im magen, benimpt den ungelust und das wüllen, bringt die vnkeusche begirde auff die ban, darumb ettliche meinen, sie haben den namen von den geylen Saturys.«

Darüber hinaus aber schätzte man das Bohnenkraut bei Leber- und Magenleiden, Appetitlosigkeit und bei Koliken. Man empfahl eine Tasse Tee nach den Mahlzeiten schluckweise heiß zu trinken. Bei Gicht verwendete man den Absud der Pflanze als Umschlag. Außerdem wird Bohnenkraut auch heute noch zum Würzen von Fleisch und Wurstwaren verwendet, wobei es mitgekocht wird. Schwere Speisen werden dadurch leichter verdaulich. Für Salate und Rohgemüse werden nur die zarten Blattspitzen verwendet. Die windtreibenden Eigenschaften der Pflanze machen die schwer verdaulichen Hülsenfrüchte bekömmlicher.

Es gibt zwei Arten von Bohnenkraut: Wintersaturei und Sommersaturei. Beide Arten enthalten ganz ähnliche Wirkstoffe, riechen stark aromatisch-würzig und schmecken scharf, pfefferartig brennend – daher auch der Beiname Pfefferkraut.

Die Heilpflanze stammt aus den Ländern um das Schwarze Meer, verbreitete sich aber im Laufe der Jahrhunderte über ganz Mitteleuropa, Asien und Nordamerika. Die Pflanze ist ein- bis zweijährig und liebt trockene, felsige Hänge und Kalkböden bis in Höhen von tausendfünfhundert Metern. Der Halb- bzw. Zwergstrauch wird bis zu vierzig Zentimeter hoch und hat stark verholzte, starre Zweige. Auf behaarten grünen Stengeln befinden sich lanzettartige, ganzrandige Blätter, die etwas ledrig, glänzend und zugespitzt sind. Die winzigen, gestielten Lippenblüten können weiß, rosa bis lila sein. Blütezeit ist Juli bis September. Geerntet wird die Pflanze kurz vor der Blüte. Das Heilkraut wird knapp über dem

Boden abgeschnitten und zum Trocknen gebündelt in einem luftigen Raum aufgehängt.

| Monographie des BGA: | Nicht vorhanden. |
| Homöopathie: | Nicht vorhanden. |

Brennessel *(Urtica dioica)*

Schlüsselwörter: Harnwegentzündungen und Harnsand.

Was schlecht schmeckt, steht im Ruf, gesund zu sein. Oder umgekehrt. Wer jedoch behauptet, daß wir noch gesünder werden, wenn wir uns mit einem »Gesundheitsmittel« Gaumen und Rachen verbrennen, wird auf wenig Verständnis stoßen. Deshalb ist anzuraten, daß man Kinder (und nicht nur sie) mit Behutsamkeit an den Gedanken einer Frühjahrskur mit Brennesseln gewöhnt.
Zwar werden einem Brennesselsalat »blutreinigende« Eigenschaften zugeschrieben, aber schon von klein auf haben Fritz und Grete die Brennhaare dieser Pflanze fürchten gelernt. Und so etwas sollen sie jetzt in den Mund stecken und hinunterschlucken? Sie wissen ja nicht, daß die Marinade die Nessel »entschärft« hat: daß sie – richtig zubereitet – nicht mehr brennt.
Frühjahrskuren nach der langen kalten Zeit sind leider aus der Mode gekommen. Dabei können sie, wie nachgewiesen worden ist, Stoffwechselmüll ebenso ausscheiden helfen wie Gifte verschiedenen Ursprungs. Voraussetzung ist, daß eine Kur über längere Zeit, möglichst über mehrere Wochen hinweg, durchgehalten wird. Wesentlicher Bestandteil der Salate oder Frischsäfte, die man zu sich nehmen soll, ist

88

(neben anderen Kräutern) die Brennessel. Ihre Wirkstoffe sind nicht nur harntreibend, sondern beseitigen auch die angefallene Harnsäure. Und wenn dieser Begriff genannt wird, denkt man gleich an Rheuma und Gicht.

Tatsächlich hat die Brennessel bezüglich dieser Krankheiten in der Volksheilkunde eine Rolle gespielt wie kaum eine andere Pflanze. Ihre Erwähnung hat – auch aus anderen Gründen – in keinem mittelalterlichen Kräuterbuch gefehlt. Eine heroisch anmutende Methode war das »Sichgeißeln« mit frischen Brennesseln. Durch die Schläge dringt der »Nesselbrennstoff« besonders intensiv in die Säfte des Körpers ein. Doch der vergleichsweise kurzen Schmerzempfindung folgt ein langanhaltendes Gefühl angenehmer Wärme und danach die Erleichterung, daß der rheumatische Dauerschmerz zumindest gelindert worden ist.

Aber auch sonst hat die Brennessel in der Medizin früherer Tage eine Rolle gespielt, die heute völlig unterschätzt wird. Bei Blutungen aller Art, ebenso bei Erkrankungen innerer Organe und Hautleiden wurde sie eingesetzt. Ein weites Feld für die Forschung. Immerhin wird allmählich wieder begriffen, daß ihre Wirkung auf die Harn- und Geschlechtsorgane mehr Beachtung verdient.

Aus einem weitverzweigten Wurzelstock wachsen vierkantige Stengel, die bis zu einem Meter hoch werden können. Versucht man den behaarten Stengel abzureißen, so zeigen sich bastähnliche Fasern. Die gestielten, eiförmig-länglichen, gesägten Blätter sind gegenständig angeordnet und haben beidseitig stechende Borsten mit kieselsäurehaltigen Zellwänden und einem leicht verletzbaren Kopf. Werden diese beschädigt, so dringen die Borsten wie eine Injektionsnadel in die Haut ein und verbreiten dort die giftigen Substanzen, die eine Entzündung um die kleine Wunde herum hervorrufen, der als Nesselausschlag jedem, der je mit der Pflanze in

Berührung kam, unvergeßlich bleibt. Kleine unscheinbare Blüten, die in Rispenform angeordnet sind, blühen in der Zeit von Juni bis Oktober. Während der Blütezeit ist die Nesselwirkung der Brennessel am stärksten.

Monographie des BGA:	Kraut und Blätter eignen sich zur Durchspülungsbehandlung bei Harnwegentzündungen, vorbeugend bei Harngries (Nierensteine in ihrer feinsten Form: Harnsand). Äußerliche Anwendung: zur Unterstützung der Rheumatherapie. Die Wurzeln werden bei Problemen des Harnlassens angewendet (Prostatavergrößerung).
Homöopathie:	Gicht, Muskelrheumatismus und Harnverhaltung. Nessel- und Bläschenausschläge und Verbrennungen. Milchmangel und andere Störungen der Milchausschüttung, bestimmte Menstruationsstörungen.

Buchweizen *(Fagopyrum esculentum)*

Schlüsselwörter:	Krampfadern, Blutgefäß- und Kapillarfunktion.

»Eure Heilmittel sollen Nahrungsmittel und eure Nahrungsmittel sollen Heilmittel sein!« Diesen Rat hinterließ uns Hippokrates vor fast zweieinhalb Jahrtausenden. In bezug auf den Buchweizen hat dieser Rat eine besondere Bewandtnis. Jahrhundertelang galt diese Pflanze als Weizenersatz und wurde vorwiegend als Viehfutter angebaut. Aber auch die ärmeren Schichten des Volkes ernährten sich von ihr, und allmählich gewann ihr Korn auch die Wertschätzung »besserer« Kreise. Jacobus Theodoris Tabernaemontanus (1520–1590) schrieb darüber in einem »Kreuterbuch«, das aus dem Jahre 1731 erhalten ist: »Wiewol das Heidekraut (Buchweizen) erstlich allein in unserem Land für das Vieh gesäet und gezielet worden, so ist es doch mit der Zeit in die Küchen kommen und so gemein worden, daß nicht allein von dem gemeinen Mann zur Nothdurfft gebraucht wurde, sondern muss auch nunmehr der grossen Herren Taffeln zieren …«

Erst die Kartoffel machte dem Buchweizen im 19. Jahrhundert den Rang als Volksnahrungsmittel streitig. In unserer Zeit erkannte man schließlich, daß daraus ein hochwertiges Arzneimittel gewonnen werden kann.

Buchweizen ist in Mittelasien beheimatet und wurde erst durch die Überfälle der Türken und Tataren in Mitteleuropa im 15. Jahrhundert in unsere Breiten gebracht. Die Landbevölkerung nannte ihn vorerst »Türkenkorn« oder »Tatarenkorn«. Der Name »Heidekraut« ist darauf zurückzuführen, daß die Pflanze aus dem »heidnischen« Osten stammt und nicht wie fälschlich oft übersetzt, auf sandigem Boden – also Heideboden – wächst.

Buchweizen zählt zu den Knöterichgewächsen. Der kahle, im oberen Teil ästig verzweigte Stengel hat eine rötliche Farbe und kann bis zu einem Meter hoch werden. Verdickte Gelenkknoten mit Blattscheiden verstärken den zierlich wirkenden, dünnen Stengel und schützen die Pflanze vor allzu leichtem Abknicken. Die gestielten, dreieckig-herzförmigen Blätter sind dunkelgrün. Kleine, zahlreich vorhandene, eher unscheinbar wirkende, fünfblättrige Blüten von weißlicher Farbe mit leichtem rosa Stich lassen ein blühendes Buchweizenfeld aussehen, als ob es mit Milch übergossen sei. Blütezeit ist Juli bis September. Aus den Blüten entwickeln sich kleine, dreieckige Nüßchen, die ausgereift eine dunkelbraune bis schwärzliche Schale haben. Darin befinden sich dreieckige Fruchtkörner, die mit einem grünlichweißen Häutchen überzogen sind. Die Schale des Kornes wird dadurch entfernt, indem es nach dem Trocknen über eine rauhe Fläche geschoben wird. Die gebrochenen und gespaltenen Schalen werden mittels Gebläse entfernt. Der hohe Energiegehalt und Nährwert des Buchweizens machen ihn zu einem wertvollen Lebensmittel.

In der Literatur findet man Hinweise, daß in den dreißiger Jahren nach dem Genuß von Buchweizen Erkrankungen, wie erhöhte Temperatur, verbunden mit Müdigkeit, aufgetreten sind. Allerdings ist nirgends festgehalten worden, daß die Ursache dieser Symptome durch unsachgemäß gelagertes (z.B. zu feucht) und qualitativ minderwertiges Korn hervorgerufen wurde.

Nicht nur zur Gewinnung von Mehl diente Buchweizen, sondern auch als Futterpflanze für Bienen war und ist er gut, weil die Pflanze ständig neue Blüten austreibt, während sie gleichzeitig Samenkörner ansetzt.

Für die medizinische Verwendung sind sowohl die Blüten als auch die Blätter von Bedeutung. Während der Blütezeit beträgt der medizinisch benötigte Inhaltsstoff Rutin 1 bis 4 Prozent. Durch Züchtungen konnte der Gehalt sogar auf 6 Prozent gesteigert werden. Dieser Rutingehalt der Pflanze senkt sich allerdings innerhalb von zwei bis drei Tagen auf ein Minimum, sobald sich Samenkörner bilden, ist er ganz verschwunden. Deshalb werden zu Beginn der Blütezeit täglich Proben entnommen und im Labor der Rutingehalt bestimmt. Wenn er seinen Maximalstand erreicht hat, wird Tag und Nacht geerntet und die abgezupften Blüten und Blätter werden sofort zur Trockenanlage gebracht und weiterverarbeitet. Bei einer Temperatur von 80 Grad Celsius wird in mehreren Vorgängen das Kraut etwa zehn Stunden lang getrocknet und anschließend sofort verpackt.

Damit ein möglichst hoher Ertrag eines Feldes erzielt werden kann, wird zum Beispiel das Saatgut staffelweise im zeitlichen Abstand von mehreren Tagen zur Aussaat gebracht. Durch diese Vorgangsweise wird erreicht, daß ein großes Feld nicht gleichzeitig blüht und durch arbeitstechnisch verzögertes Ernten der kostbare Rutingehalt verlorengeht.

Was bewirkt eigentlich Rutin, und warum ist es so wichtig? Nicht erst im zunehmenden Alter, sondern bereits wesentlich früher werden die Wände der Blutgefäße durch falsche Ernährung, Übergewicht, Rauchen und Bewegungsmangel brüchig und verlieren ihre Elastizität. An den Bruchstellen kann nun vermehrt Flüssigkeit in das Gewebe eintreten, und das Blut wird in den »ausgeleierten« und dadurch erweiterten Blutgefäßen langsamer transportiert. Müde, schwere Beine, geschwollene Knöchel, Besenreiser und Ödeme sind nur einige wenige Symptome dafür. Selbst haarfeine Kapillargefäße, welche jede einzelne Zelle erschließen, können davon betroffen sein. Dadurch wird die Zelle nicht mehr ausreichend mit Sauerstoff und Nährstoffen versorgt, auch der Abtransport der Stoffwechselschlacken funktioniert nicht mehr einwandfrei. Gesundheitsstörungen und Fehlfunktionen können die Folge sein, also etwa Hämorrhoiden, Wadenkrämpfe, Bluthochdruck, Diabetes und Venenleiden. 88 Prozent der Bevölkerung leiden an Beschwerden, die auf Durchblutungsstörungen zurückzuführen sind.

Klinische Studien und Untersuchungen haben gezeigt, daß Rutin durchaus als »Kittstoff« angesehen werden kann, der brüchig gewordene Gefäßwände wieder abdichtet. Auch die Elastizität der Blutgefäße wird erhöht, so daß diese dem Druck des zu transportierenden Blutes leichter Widerstand leisten können.

Zur Behandlung und Vorbeugung sollen täglich mindestens drei Tassen Buchweizentee kurmäßig über zwei bis drei Monate lang getrunken werden. Für eine Tasse wird ein Teelöffel voll Buchweizenkraut mit heißem Wasser übergossen. Da Rutin hitzestabil ist und in heißem Wasser optimal freigesetzt wird, soll das Buchweizenkraut zwei bis drei Minuten mitgekocht werden. Auch abgekühlt ist Buchweizentee ein wohlschmeckendes Getränk.

Monographie des BGA:	Nicht vorhanden.
Homöopathie:	Nicht vorhanden.

Fenchel *(Foeniculum vulgare)*

Schlüsselwörter:	Magen- und Darmbeschwerden, Völlegefühl, Blähungen, Durchfall, Verstopfung und Husten.

»Dem Fieber und dem Gifft, kan Fenchel widerstehen.
Er macht den Magen rein, und dient recht hell zu sehen.«
Mit diesem »Zweizeiler« haben unsere Vorfahren ohne viele Worte zu verlieren die Anwendung von Fenchel auf den Punkt gebracht. Aufgrund seines angenehmen Geschmacks und eigenartig feinen Geruchs war die Pflanze als Gewürzmittel überaus beliebt, was dazu beitrug, daß das Wissen über die Heilwirkung des Krautes rasch unters Volk gebracht werden konnte. So war sie schon im Altertum allgemein verbreitet. Nicht nur die reifen Samenkörner, sondern auch die Wurzel wurde zum Wohl der Menschen verwendet. Fein zerstoßen und mit Milch getrunken heilen sie – nach Plinius dem Älteren (23/24–79 n. Chr.) – den Biß des tollen Hundes, den Blüten-

stengel mit Wein getrunken empfahl er bei Schlangenbissen. Der römische Schriftsteller erzählt auch in seiner »Naturalis historia«, daß die Schlangen, wenn sie ihre Haut abstreifen, Fenchel fressen, um ihre Augen durch den Saft der Pflanze zu stärken. Daher empfiehlt er, um die Sehkraft des menschlichen Auges zu schärfen, es den Schlangen gleichzutun.

Zum Kampf gegen Parasiten wie Flöhe, Läuse und Krätzmilben wurde das ätherische Öl der Pflanze verwendet. Die Damen wußten, daß mit »Fenchelwasser das Angesicht gewaschen, Abends und Morgens, macht er (der Fenchel) sehr schön«. Auch dem Imker leistete Fenchel gute Dienste: »Wil tu daß die Byne gern in dem Stock bleiben, so stoß Fenchelkraut und bestreich die Bynstöck damit.«

Fenchel ist in den Ländern des Mittelmeerraumes beheimatet und ein ausdauerndes, meist zweijähriges Gewächs. Es wird feldmäßig oder in Gärten in fast allen Ländern Europas angebaut. Aus einer spindelförmigen, fleischigen Wurzel wächst eine bis zu zwei Meter hohe Staude, deren Röhrenstengel stielrund, fein gerillt, markig und verästelt sind. Die blaugrünen, glänzenden gestielten Blättchen sind drei- bis mehrfach gefiedert und zerstreut am Stengel angeordnet, mit fleischigen, an der Stengelbasis angeordneten Blattscheiden. Eine große Blütendolde, die wiederum stark verzweigt ist und kleine, unscheinbare, gelbe Blüten trägt, lockt während der Blütezeit von Juni bis August zahlreiche Bienen und andere Insekten an. Vorerst bilden sich grüne, länglich-runde, gerillte Samenkörner, die nach der Reife, wenn sie eine bräunliche Farbe angenommen haben, in der Zeit von September und Oktober geerntet werden. Das ätherische Öl ist in den Samenkörnern am stärksten konzentriert und wird in erster Linie für die medizinische Nutzung verwendet.

Schon bald erkannten die Ärzte die magen- und darmstärkenden, »windzerteilenden« sowie harntreibenden Eigenschaften des Fenchels und behandelten damit Bauchschmerzen und Koliken mit krampfartigen Zuständen, Fenchelzubereitungen wurden auch stillenden Müttern verabreicht, um die Milchsekretion zu fördern. Als Mittel gegen starken Husten empfahlen sie, eine saubere grüne Wurzel zu zerstoßen und den Saft mit altem Wein nüchtern neun Tage lang hintereinander auf der Türschwelle zu trinken. Besonders bei Verwendung frischer Pflanzen wurden harntreibende Effekte erzielt, derer man sich bei Nieren- und Blasenleiden bediente. Vor allem wurde beobachtet, daß kleine Kinder mit Fencheltee beruhigt und schwächere Kinder nach längerem Genuß langsam kräftiger werden. Die Verdauung wird außerdem angeregt.

Hildegard von Bingen (1098–1179) wandte Fenchelzubereitungen vor allem zur Schleimlösung an, und Kneipp schreibt über dieses Kraut: »Die Fenchelkörner dürfen in keiner Hausapotheke fehlen, da das Leiden, in welchem sie Hilfe schaffen, gar so häufig vorkommt, ich meine die Kolik mit ihrer Begleitschaft den krampfartigen Zuständen. Schnell siede die Mutter einen Löffel voll Fenchel in einer Tasse Milch fünf bis zehn Minuten lang und gebe den Heiltrank dem Kranken so warm wie möglich.«

Das Anwendungsgebiet des Fenchels hat sich gegenüber früheren Zeiten nicht wesentlich geändert. Auch wir schätzen die Kraft der Heilpflanze bei Magen- und Darmbeschwerden, bei Verstopfung mit Blähungen sowie bei Durchfall. Auch als auswurfförderndes Mittel bei Krampf- und Keuchhusten sowie Bronchitis leistet sie uns gute Dienste. Zur Stärkung der Augen werden Waschungen mit Fenchel sehr gelobt.

Monographie des BGA:	Zur inneren Anwendung bei Entzündungen der Atemwege. Beschwerden der Verdauungsorgane und Blähungen. Fen-

chel gilt als mildes auswurfförderndes Mittel, das besonders bei Kindern angewendet wird.

Homöopathie: Fencheltinktur wirkt appetitanregend, schleimlösend, Fenchel ist augenstärkend und kann die Milch stillender Mütter vermehren helfen.

Ginkgo biloba

Schlüsselwörter: Durchblutungsstörungen, Konzentrationsschwäche, Hör- und Sehstörungen.

Wie viele es genau sind, weiß man nicht. Eine Viertelmillion? Oder gar vierhunderttausend Neuerkrankungen pro Jahr allein bei uns? Mit Sicherheit steht nur fest, daß Durchblutungsstörungen des Gehirns ständig zunehmen.

Dieses Organ ist entweder schlagartiger Zerstörung, die Tod, Lähmungen und lebenslanges Siechtum zur Folge haben können, oder aber seinem allmählichen Verfall ausgesetzt. Die Angst vor dem Alter ist auch gleichzeitig die Angst vor Verblödung. Die Symptome dieser Erkrankung sind vielfältig: Abnahme von Gedächtnisleistung und Konzentrationsfähigkeit, Auftreten von Sehstörungen, Hörstörungen, Gehstörungen mit Stürzen, Verwirrtheit, geistige Abwesenheit, Schwinden intellektueller Fähigkeiten und der Anpassungsfähigkeit an die Mitmenschen. Die Suche nach hilfreichen Arzneien war seit alters her ein Hauptanliegen der Medizin. Als großer Fortschritt kann die Entdeckung des Ginkgobaumes und die Gewinnung von hochwertigen Extrakten aus seinen Blättern gelten. Dieser »älteste Baum der Welt« stammt aus Ostasien, ist aber längst schon auch bei uns heimisch. Seine ungewöhnlichen Heilkräfte sind aber erst in diesem Jahrhundert entdeckt worden.

Ginkgo erhöht die Fließfähigkeit des Blutes – dickes Blut wird dünnflüssig, so daß es auch die haarfeinen Blutgefäße des Gehirns rasch durchströmen kann. Gleichzeitig reduzieren die Wirkstoffe die Schwellungen, die speziell in den Adern des Gehirns auftreten; diese Ödeme (Flüssigkeitsansammlungen) können den Transport der Nährstoffe behindern. Ginkgo verbessert zudem den Austausch des Sauerstoffes zwischen Blut und Gehirnzellen.

Wer rastet, der rostet. Wenn das Gehirn »Rost ansetzt«, macht sich das in der Abnahme der Gedächtnisleistung und des Wortschatzes, in Konzentrationsmangel und rascher Ermüdbarkeit bemerkbar, auch die Reaktionsfähigkeit vermindert sich. Die Fachleute sprechen von einer Abnahme der geistigen Leistungsfähigkeit.

Ginkgoextrakt kann den vorzeitigen Alterungsprozeß des Gehirns aufhalten oder zumindest verzögern. Krankhafte Veränderungen gemessener Hirnströme bilden sich zurück oder verschwinden ganz. Sogar Patienten mit fortgeschrittenen Gehirnstörungen (Zerebralsklerose) können erfolgreich behandelt werden. Mit Zunahme der Gehirndurchblutung tritt anstelle der Teilnahmslosigkeit Aufgewecktheit, die Übellaunigkeit und Aggressivität weichen der Ruhe und Ausgeglichenheit. Außerdem bessern sich die Gedächtnisleistungen und Symptome wie Kopfschmerzen, Schwindelgefühle und Ohrensausen treten wesentlich seltener auf.

Wer es gar nicht erst so weit kommen lassen will, kann etwas tun. Ginkgopräparate sind frei käuflich erhältlich, so daß sich jeder beim ersten Anzeichen einer Störung selbst helfen kann. Wenn der Stoffwechsel des Gehirns funktioniert, kann man auch noch im Alter geistig jung sein!

Der Heilbaum Ginkgo und seine Urenergie haben die Forscher erstaunt. Seine Triebe haben sogar der atomaren Strahlung von Hiroshima widerstanden und trotzen auch der Umweltvergiftung in den Städten: Geschädigte Bäume werden durch Ginkgobäume ersetzt, so in New York.

Der Ginkgobaum, ein Zeitgenosse der Dinosaurier – dreihundert Millionen Jahre währt er auf dieser Erde –, gilt als Urvater unserer Bäume und trägt insofern die Ehrenbezeichnung »ältester Baum der Welt« zu Recht. Die ältesten Bäume sind rund viertausend Jahre alt. Sie sind bis zu vierzig Meter hoch und haben einen Umfang bis zu zwanzig Metern. Es gibt schlanke, hochstrebende männliche und breite, ausladende weibliche Ginkgobäume. Gemeinsam ist ihnen, daß sie erst vierzig bis fünfzig Jahre alt sein müssen, bis sie erstmals blühen. Ihre unscheinbaren Blüten und die fächerförmigen graugrünen Blätter lassen sie im Frühjahr und im Sommer nicht besonders auffällig sein. Allenfalls erregen die hellgrünen jungen Blätter Aufsehen wegen ihres Einschnittes in der Mitte, dem sie die Bezeichnung *biloba* verdanken. Erst im Herbst verleiht die goldene Pracht der dichten Blätterbündel an den langen Zweigen dem Baum eine unvergleichliche Majestät, die ihm auch den Namen Tausendtalerbaum eingetragen hat. Und im Winter beeindruckt die vielverzweigte riesige Silhouette mit der grauen, rissigen Rinde.

Bei uns ist der Ginkgo biloba – so sein vollständiger Name – einer der beliebtesten Zierbäume und wird zur Gewinnung des heilsamen Extraktes in südeuropäischen Plantagen kultiviert. Im alten China dienten die Ginkgoblätter als Wundpflaster. Heiltee für verschiedene Zwecke wurde aus ihnen zubereitet. Heute werden aus ihnen die Ginkgolide gewonnen, jene Wirkstoffe, deren Heilsamkeit in den vergangenen Jahren durch eine Vielzahl von Studien nachgewiesen werden konnte. Immer noch wird nach neuen Anwendungsmöglichkeiten des Blätterextraktes geforscht.

Monographie des BGA:	Durchblutungsstörungen der Gehirngefäße mit den Symptomen Ohrensausen, Schwindel, Kopfschmerzen, Konzentrations- und Gedächtnisschwäche (im Rahmen eines sogenannten organischen Psychosyndroms) und andere Durchblutungsstörungen.
Homöopathie:	Erschöpfungsgefühl, Müdigkeit, Benommenheit, Überempfindlichkeit, Durchblutungsstörungen, Fettregulation und Mandel-, Rachen- und Kehlkopfentzündungen.

Ginseng *(Panax ginseng)*

Schlüsselwörter:	Geistig-seelische Erschöpfungszustände, Nervenschwäche und Schlaflosigkeit.

Nichts hat dieser Wurzel mit der Gestalt eines menschlichen Antlitzes so sehr geschadet wie ihr eigener Mythos. Denn wegen ihrer außergewöhnlichen Form und ihrer eindrucksvollen Wirksamkeit stand sie im Ruf, ein Allheilmittel zu sein (daher auch der Name Panax), was zur Folge hatte, daß eines Tages Unmengen von unechten Produkten den Markt überschwemmten. Der Propagandarummel für derlei Talmi-Ginseng bewirkte, daß schließlich auch echten, hochwertigen Erzeugnissen Mißtrauen entgegengebracht wurde: Es wäre fast so weit gekommen, daß die »Wurzel des Himmels« auf dem Abfallhaufen der Quacksalberei verfault wäre.
Im alten China war Ginseng nicht nur unerschwinglich, sondern auch ausschließlich dem Kaiserhaus vorbehalten. Dem

Volk war der Genuß bei Todesstrafe untersagt, und es galt als höchste Auszeichnung, wenn der Kaiser einem seiner Getreuen solch eine Wurzel »verlieh«. Das chinesische Schriftzeichen für Ginseng ist das gleiche wie für Manneskraft. In Ostasien herrschte der Glaube, daß es nur Auserwählten beschieden sei, die Ginsengwurzel zu finden, die der göttliche Berggeist der Menschheit zum Geschenk gemacht hatte, ein Präparat, das nicht nur gegen alle Krankheiten half, sondern sogar verjüngte und das Leben verlängerte. Dieser Ruf drang selbstverständlich auch nach Europa, wo die Ginsengwurzel nicht einmal mit Gold aufgewogen werden konnte.

Die Heimat dieser »Menschwurzel« ist Korea, wo sie in den Urwäldern jahrzehntelang heranreifte, bis sie das entsprechende Gewicht erreicht hatte. Heute wird sie feldmäßig kultiviert und frühestens nach sieben Jahren geerntet. Seither ist sie erschwinglich geworden, aber immer noch teuer.

Wissenschaftliche Untersuchungen haben ergeben, daß die Ginsengwirkstoffe in erster Linie einen günstigen Effekt auf den Stoffwechsel des Gehirns und auf das Immunsystem haben. Deshalb werden sie bei Schwäche und Erschöpfungszuständen, insbesondere bei Nervenschwäche, aber auch bei Sexualproblemen nach geistiger und seelischer Überlastung erfolgreich angewendet. Es konnte nachgewiesen werden, daß sich Konzentrations- und Reaktionsfähigkeit rasch verbessern. Auffallend ist dabei die Veränderung der seelischen Stimmungslage. Selbst depressive Verstimmungen weichen einem optimistischen Lebensgefühl.

Monographie des BGA:	Zur Stärkung und Kräftigung bei Müdigkeit und Schwächegefühl, bei nachlassender Leistungs- und Konzentrationsfähigkeit sowie in der Rekonvaleszenz.

Schwächezustände aller Art, krankhafte Übererregbarkeit, Erschöpfungszustände, Gedächtnisschwäche, depressive Verstimmungen und mangelnde Libido.

Herzmittel *(Herzglykoside)*

Jene Herzmittel, bei denen bestimmte Zuckerverbindungen in der chemischen Struktur eine wichtige Rolle spielen, werden als Herzglykoside (Glykose = Traubenzucker) bezeichnet. Die wichtigsten Arzneipflanzen, die diese Glykoside tragen, sind Fingerhut, Maiglöckchen, Meerzwiebel und Strophanthus (Adonisröschen und Oleander sind auch zu erwähnen). Eine Sonderstellung nimmt der Weißdorn ein.

Die Wirkstoffe dieser Pflanzen haben die Fähigkeit, bei Herzleistungsschwäche (Herzinsuffizienz) die Pumpkraft zu stärken. Die oben angeführte Reihung ist nicht zufällig, sie gibt Aufschluß über die Intensität der Giftwirkung der verschiedenen Pflanzen. Diese nimmt vom Fingerhut zum Strophanthus ab. Gleichzeitig wird die Wirksamkeit auf den Stoffwechsel (Metabolismus) des Herzens immer günstiger, was sich in einem Schutz der Muskelzellen äußert.

Fingerhut *(Digitalis purpurea* und *lanata)*   GIFTIG!

Schlüsselwörter: Pumpleistungsschwäche des Herzens (Herzinsuffizienz) und Herzrhythmusstörungen.

Was ein rechter Medizinforscher ist, der scheut weder Kosten noch Tricks, wenn er damit nur kranken Menschen helfen kann. Für diese Behauptung steht der Name William Withering. So hieß ein englischer Arzt, dem man zugetragen hatte, daß ein Kräuterweib mit einer geheimgehaltenen pflanzlichen Arznei erstaunliche Erfolge bei der Behandlung der Wassersucht hatte – selbst dann noch, wenn er und seine Kollegen längst mit ihrem Latein am Ende waren.

Deshalb ließ Withering die alte Frau beim Sammeln des Heilkrautes im Wald heimlich beobachten, und er fand heraus, daß ihr Erntefleiß vor allem dem purpurroten Fingerhut galt. 1785 proklamierte er dann Digitalis (lateinisch digitus = Finger) als Mittel gegen die Wassersucht. Erkannt hat er nicht, daß er damit in Wirklichkeit die Herzleistungsschwäche (Herzinsuffizienz) und ihre Auswirkungen erfolgreich behandelte.

»In den hohen duncklen Wäldern/und in den finstern feuchten dälern/an den Orten da man kolen brennt« (so ein Kräuterbuch aus dem 16. Jahrhundert), wird der Rote Fingerhut auch heute noch gesammelt. Denn es ist bis jetzt noch nicht gelungen, ihn in großen Beständen zu kultivieren. Der Name der zweijährigen Staude, die bis zu eineinhalb Metern hoch wird, leitet sich ab von der fingerähnlichen Form der großen, purpurroten (lateinisch purpurea) Blüten. Die Blütezeit erstreckt sich von Juni bis August. Die fünfzipfeligen Kelche sind in einer Traube angeordnet, die bis zu einem Meter lang werden kann.

Der Rote Fingerhut gedeiht auf Lichtungen, an Wegrändern und auf kahlgeschlagenen Abhängen von Nadelwäldern, aber nie auf Kalkböden. Im ersten Jahr entwickelt sich eine Blattrosette, im zweiten stehen die Blätter als eiförmige Lanzetten rings um den Stengel. Das Braunwurzgewächs gedeiht vor allem in den Mittelgebirgen, wie im Harz und im

Schwarzwald. Es wird von professionellen Pflückern gesammelt und der pharmazeutischen Industrie geliefert. Wegen der starken Giftigkeit ist von jeder Selbstmedikation dringend abzuraten.

Diese Gefahr besteht beim Wolligen Fingerhut (*Digitalis lanata*) kaum, weil er bei uns in erster Linie in Kulturen angebaut wird und nur in wenigen Gebieten frei wächst. Er stammt vom Balkan und aus den Steppenzonen nördlich des Schwarzen Meeres. Seinen Namen hat er aufgrund seiner dichten Behaarung, die ihn vor Flüssigkeitsverlust schützt. Aber nicht allein deshalb sieht er doch ziemlich anders aus als der Rote Fingerhut. Zwar stehen auch seine Blüten in einer lockeren Traube, aber sie sind kleiner und weißlichgelb, wie auch die Blätter kleiner und spitzer sind. Er blüht gleichfalls von Juni bis August, und seine Blüten zeigen jene Form, für die der Volksmund Namen wie »Fingerpiepen« oder »Fingerglöckerln« erfunden hat. Ein besonderer Vorteil dieser Pflanze ist, daß sie feldmäßig angebaut werden kann. Aber auch ihre Wirkstoffe dürfen nur unter ärztlicher Kontrolle angewandt werden.

Beide Fingerhutarten liefern Herzglykoside mit starker Wirkung. Deshalb war es lange Zeit geradezu eine medizinische Mode, Altersherzen auf Dauer zu »digitalisieren«. Bis die Fachwelt durch die Nebenwirkungen wieder daran erinnert wurde, daß diese Arzneistoffe hochgiftig sind.

Es kam ja nicht von ungefähr, daß der Fingerhut früher auch als Brechmittel galt. Die Fachwelt lernte, daß eine Überdosierung Übelkeit bewirkte, die Patienten müssen sich übergeben. Allmählich hat sich die Erkenntnis durchgesetzt, daß krankhafte (Herz-)Symptome Zeichen einer Herzschädigung sind, die durch Digitalis vergrößert und dadurch erst richtig offenbar wird. Die alten Kliniker wußten: »Je kränker ein Herz, desto weniger Digitalis sollte man geben.« Der Begriff von der »Digitalisempfindlichkeit« kam auf, und man erkannte, daß sie »mit der Schwere des Herzschadens zunimmt«. Mit einem Wort: Der Pfad zwischen Nutzen und Schaden ist ziemlich schmal.

Bei alten Menschen werden heute die Glykoside des Roten Fingerhutes (Digitoxin) bevorzugt, weil diese nicht wie jene der *Digitalis lanata* (Digoxin) fast ausschließlich über die Niere abgebaut werden müssen. Und die Funktion dieses Organs ist ja bei Senioren häufig eingeschränkt.

Aber nicht nur bei Pumpleistungsschwäche des Herzens, auch bei Rhythmusstörungen und insbesondere beim Herzjagen hat sich der Fingerhut bewährt. Seine Wirkstoffe wirken auch dämpfend auf die Überleitung der elektrischen Impulse, die den Herzschlag auslösen. Auch hier gilt: Vorsicht vor Überdosierung, sonst können sich die Störungen noch verstärken. Deshalb muß bei Einnahme von Digitalismedikamenten Anzeichen wie Übelkeit mit Erbrechen oder Durchfall, Schweißausbrüchen, Sehstörungen, Schwindel, aber auch Depressionen, Halluzinationen und Verwirrtheitszuständen Beachtung geschenkt werden. Denn auch das zentrale Nervensystem wird durch die Giftwirkungen des Fingerhuts in Mitleidenschaft gezogen. Über Digitalisvergiftungen und Digitalisschäden wird in der Fachliteratur ausführlich referiert.

Monographie des BGA:	Nicht vorhanden.
Homöopathie:	Herzbedingte Schlaflosigkeit, Unruhe, Angstzustände, zu langsame Herztätigkeit, Depressionen, Migräne, Lebervergrößerung, Gelbsucht und hormonale Störungen.

Maiglöckchen *(Convalaria majalis)* GIFTIG!

Schlüsselwörter: Pumpleistungsschwäche des Herzens und Herzstärkung.

Ist Ihnen das »Hilgenkummveilchen« ein Begriff? Es handelt sich selbstredend um dieselbe Blume, die anderswo als »Fildron-Faldron« bekannt ist, während sie in wieder anderen Gegenden als »Fillifalliblüh« das Herz erfreut. Weniger sprachschöpferische Menschen bezeichnen diese Blume einfach als Maiglöckchen, ist doch der Mai ihre Blütezeit. Diese seltsame Namensvielfalt leitet sich her von der lateinischen Bezeichnung Lilium convallium – Lilie der Täler. Und man muß zugeben, daß sich die Verballhornung des Wortes vallium zu Veilchen ja geradezu angeboten hat, und mit etwas mundartlicher Phantasie lag auch Falliblüh direkt auf der Zunge.

Man sollte sich nicht durch Schönheit und Duft dieser Zierpflanze täuschen lassen. Sie ist so giftig wie nur wenige andere in unseren Breiten. Deshalb kommt es auf die richtige Dosierung an. Die im Maiglöckchen enthaltenen Gardenolydglykoside können eine Pumpleistungsschwäche des Herzens (Herzinsuffizienz) beheben, sofern es sich um eine leichte oder mittelschwere Form handelt. Anders als der Fingerhut hat diese Heilpflanze aber keine Wirkung auf das Reizleitungssystem.

Die Heilkundigen haben das Maiglöckchen erst im ausgehenden Mittelalter als stärkendes Mittel für das Herz und als Mittel zur Verhütung des Schlaganfalles entdeckt. Und schon im 18. Jahrhundert ist es dann wieder sehr lange Zeit fast gänzlich aus dem Arzneischatz verschwunden.

Die Entdecker von einst waren auf der richtigen Spur gewesen. Die Wirkungen des Maiglöckchens sind denen des Fingerhutes vergleichbar, nur sind sie weniger ausgeprägt. Entsprechend ist die Pflanze auch weniger giftig als die Digitalis. Dazu kommt, daß ihre Wirkstoffe nicht kumulieren – das heißt, sie reichern sich nicht im Körper an.

Auffällig ist die starke entwässernde Wirkung. Früher wurde das Maiglöckchen gern zur Beruhigung des Herzens und bei sogenannten nervösen Herzbeschwerden verabreicht. Auch bei Extrasystolen, den häufigsten Störungen des Reizleitungssystems, ist es mit Erfolg verabreicht worden.

Das Maiglöckchen wächst wild vor allem auf Lichtungen in Laubwäldern. Der weitverzweigte Wurzelstock trägt zwei oder drei Blätter in Form einer zugespitzten Lanzette. Daraus erhebt sich ein etwa zwanzig Zentimeter hoher Blütenstengel, die sechszipfeligen weißen Glocken sind in einseitigen Trauben angeordnet. Die erbsengroßen Beerenfrüchte sind rot und besonders giftig. Der Wurzelstock steht unter Naturschutz, gepflückt werden darf nur die Blüte. Seine Wirkstoffe sind ungeeignet für die Selbstmedikation.

Monographie des BGA:	Altersherz, leichte Formen der Pumpleistungsschwäche, Coprulmonale (Vergrößerung und Erweiterung der rechten Herzkammer, bedingt durch eine Lungenerkrankung mit Druckanstieg im Lungenkreislauf).
Homöopathie:	Herzstörungen von Jugendlichen und Frauen mit Unterleibsbeschwerden, Herzneurosen (seelisch oder infektiös bedingte Funktionsstörungen), Herzdruck, Herzstiche, Herzbeschwerden bei Schilddrüsenerkrankungen und leichte Herzrhythmusstörungen.

Meerzwiebel *(Scilla maritima)* GIFTIG!

Schlüsselwort: Vorgeschädigtes Herz.

Wenn ein Mittel gefunden worden ist, das lebensverlängernd wirkt, werden wir es erfahren. So ein Mittel ist die Meerzwiebel. Von den Völkern des Mittelmeeres, an deren Küsten sie fast zur Gänze oberirdisch wächst, wurde die Meerzwiebel mit der trockenen Außenhaut und den fleischigen Innenschalen aus diesem Grunde schon in grauer Vorzeit als Kultpflanze verehrt.

So sehr Berichte über Lebensverlängerung und Verjüngung kritische Aufmerksamkeit verdienen, im Zusammenhang mit Herzglykosiden sollte man aufhorchen. Denn Herzschäden, wie Pumpleistungsschwäche, können eine vorzeitige Alterung herbeiführen. Wenn solche Prozesse aufgehalten oder gar rückgängig gemacht werden können, kann man sicherlich von einem lebensverlängernden Effekt sprechen. Und die Behebung der krankheitsbedingten Voralterung kann durchaus den Eindruck einer Verjüngung hervorrufen.

Der griechische Arzt Dioskurides (1. Jh. n. Chr.) berichtet über Erfolge mit der Meerzwiebel bei Wassersucht, aber auch bei Krankheiten der Leber und der Bronchien. Und sogar zur Behebung von Vitaminmangel wurde die Meerzwiebel angewendet. Im Laufe der Jahrhunderte trat dann immer mehr ihre Bedeutung als Herzmittel in den Vordergrund. Die entwässernde Wirkung ist besonders auffällig.

Im Gegensatz zum Fingerhut konnte als Nebenwirkung allenfalls leichte Übelkeit, aber kein Erbrechen registriert werden, was auf eine geringere Giftigkeit zurückzuführen ist, wobei die Anreicherung (Kumulation) im Organismus unbedeutend ist. Am ungiftigsten sind die wildwachsenden weißen Zwiebeln. Wegen ihrer Unschädlichkeit wurden Meer-

zwiebelpräparate Kranken mit vorgeschädigtem Herzen verabreicht, ob sie nun unter einer Pumpleistungsschwäche
litten oder nicht.

Die Pflanze wird bis zu einem Meter hoch, die Meerzwiebel
kann bis zu einem Durchmesser von dreißig Zentimetern
heranwachsen und über zwei Kilo schwer werden. Die weißen
Blüten sind in einer langen Traube angeordnet. Erst wenn sie
verblüht sind, wachsen die lanzettförmigen Laubblätter. Obwohl die Wirkstoffe dieses Liliengewächses gut vertragen
werden, sind sie für die Selbstbehandlung nicht geeignet.

Monographie des BGA:	Leichte Formen der Pumpleistungs-schwäche, eingeschränkte Nierenfunktion und ausschwemmende Wirkung.
Homöopathie:	Herzschwäche, schwacher und unregelmäßiger Herzschlag, Harnabsonderung, Husten, Stauungsbronchitis und Lungenentzündung.

Drehblume   GIFTIG!
(Strophanthus gratus und kombré)

Schlüsselwörter:	Vorgeschädigtes Herz und Sauerstoffmangel.

Das Herzglykosid dieser tropischen Schlingpflanze hat ein
besonderes Merkmal. Es wird auch vom menschlichen Organismus produziert. Daraus ist zu ersehen, wie eng die
Verwandtschaft zwischen Pflanze und Mensch ist.

Wozu der Körper Strophanthin in winzigen Mengen her-
stellt, ist bis heute ungeklärt. Man weiß aber, daß es – als
Arznei zugeführt – ein vorzügliches Herzmittel ist, in richti-

ger Dosierung das bestverträgliche in der Reihe der Herzglykoside, deren Erforschung beim Fingerhut ihren Ausgang genommen hat.

Teilnehmer der Afrikaexpedition von 1859 hatten den Strophanthussamen nach Europa mitgebracht. Das Glykosid wurde isoliert und begann seinen Siegeszug als Herzmittel. Die Ärzte entdeckten immer neue Anwendungsgebiete für diese Arznei, die schließlich als »Milch der alten Leute« weite Verbreitung fand. Wegen seiner Unschädlichkeit diente Strophanthin in erster Linie zum Schutz des Altersherzens.

Angemessen seiner Entdeckung wurde Strophanthin über viele Jahre nur oral (in Tropfen- oder Pillenform) angewendet. Sein Entdecker Kirk hatte nach einem Tropeninfekt an Herzbeschwerden gelitten, die ihn tagelang beunruhigt hatten. Plötzlich waren sie wie weggeblasen, auch sein wild schlagendes Herz hatte sich beruhigt.

Wodurch? Ein – neuer – bitterer Geschmack auf seinen Lippen brachte den Botaniker schließlich auf die Idee, daß er seine Zahnbürste mit Strophanthussamen verunreinigt haben könnte, den er gedankenlos unter seinen Toilettenartikeln aufbewahrt hatte. Er war überzeugt, daß er seine Beschwerdefreiheit und den ruhigen, gleichmäßigen Schlag seines Herzens diesem Wirkstoff verdankte, und die Forschung sollte ihm recht geben.

Strophanthin ist angezeigt bei allen Mißempfindungen des Herzens, die auf Sauerstoffmangelzuständen des Herzmuskels beruhen. Typisch sind ein Brennen, Drücken, Stechen, Ziehen in der Herzgegend, Beschwerden, die in die linke Körperseite, in Arm, Schulter, Rücken und Hals ausstrahlen. Aber sogar bei Angina pectoris (Brustenge) und beim akuten Herzinfarkt ist Strophanthin mit großem Erfolg angewendet worden.

Professor Albert Fraenkel setzte die intravenöse Anwendung

durch, worauf Strophanthin auch in der Klinik als das Herzmittel erster Wahl galt. Daß es heute kaum noch eine Rolle spielt, ist US-Kardiologen zu verdanken. Sie beachteten die Erfahrungen der europäischen, besonders der deutschen Herzmedizin nicht und wandten Strophanthin in unsinnig hohen Dosierungen an. Zwangsläufig wirkte es giftig, und schwere Zwischenfälle waren die Folge.

Seither ist Strophanthin in den USA verpönt, und als die amerikanische Medizin nach 1945 auch in Europa zu dominieren begann, setzte seine Mißachtung auch hier ein. Besonders heftig waren die Angriffe auf die orale Anwendung, weil die Resorption (die Aufnahme aus dem Mund und dem Magen-Darm-Trakt ins Blut) angeblich viel zu gering sei. Erst zu Beginn der achtziger Jahre gelang es Professor Norbert Rietbrock zu beweisen, daß die Resorption 94 bis 96 Prozent beträgt.

Diese Zahlen sind vor allem deshalb von großer Bedeutung, weil sich Patienten im Falle einer Herzattacke im ersten Moment nur selbst helfen können. Nicht umsonst tritt der Großteil der Todesfälle durch Herzinfarkt vor dem Eintreffen ärztlicher Hilfe ein. Da aber die Betroffenen sich das Medikament nicht selbst spritzen können, sind sie auf die orale Einnahme angewiesen: Kapsel aufbeißen und Inhalt auf Zunge und Gaumen verteilen, bis er von der Schleimhaut aufgesogen worden ist. Diese Notfallbehandlung ist freilich die einzige Form der Selbstmedikation, die vertreten werden kann.

Der Name der Strophanthus-Liane hat seinen Ursprung im Griechischen und bedeutet soviel wie Blume auf gedrehtem Seil, deshalb auch Drehblume genannt. Die weißen oder rosafarbenen Kelche der Blüten entwickeln sich als Rispen oder Trugdolden auf dem Schlingstrauch mit seinen gegenständigen Blättern. Der Wirkstoff wird aus den Samen der Fruchtkapsel gewonnen. Meist werden zur Arzneimittelherstellung *Strophanthus gratus* und *kombé* verwendet, die ähnlich wirken. Zur oralen Anwendung eignen sich allerdings nur die gratus-Medikamente. Die Bezeichnung gratus ist lateinisch und bedeutet angenehm, kombé leitet sich von einem ostafrikanischen Wort ab.

Monographie des BGA:	Keine vorhanden.
Homöopathie:	Chronische Herzleiden, Herzbeschwerden, Angina pectoris (Brustenge), herzbedingte Angstzustände und Nierenkrankheiten.

In der Einleitung zu den Herzglykosiden ist auf die Unterschiede der verschiedenen Wirkstoffe hingewiesen worden. Diese sind von der Forschung zum Teil viel zu wenig beachtet worden. Man macht es sich zu einfach, wenn man von *den* Digitalisglykosiden spricht, einen Sammelbegriff für Stoffe benützt, die im Stoffwechsel verschieden wirken.

Das Herzglykosid der Digitalis ist fettlöslich, wird dadurch im Körper gebunden und kann infolge seiner Anhäufung gefährliche giftige Wirkungen hervorrufen. Das wasserlösliche Strophanthin wird hingegen rasch wieder ausgeschieden, nachdem es seine Heilinformation deponiert hat. Deshalb ist es – bei kunstgerechter intravenöser Anwendung und insbesondere in oraler Form – so gut verträglich.

Je mehr ein Herz vorgeschädigt ist, desto vorsichtiger muß der Arzt bei der Verabreichung von Fingerhut sein. Die klassische Warnung der alten Kliniker lautete: »Je kränker ein Herz, desto weniger Digitalis sollte man geben.« – eine Auswirkung der bereits erwähnten Digitalisempfindlichkeit, die mit der Schwere des Herzschadens zunimmt.

»Im Gegensatz zu Strophanthin«, hieß es seinerzeit, und heute formuliert Professor Hans Sarre: »Wir ziehen aus diesen Untersuchungen die praktische Schlußfolgerung, daß wir bei der Coronarinsuffizienz Sauerstoffmangel (Vorstufe des Herzinfarktes) mit oder ohne Angina pectoris Strophanthin geben und Digitalis vermeiden.«

So groß sind die Unterschiede zwischen den einzelnen Herzglykosiden. Was für die Pumpleistungsschwäche und für die Entwässerung gut ist, kann einem vorgeschädigten Herzmuskel mit vielen kleinen Narben schlecht bekommen. Deshalb eignen sich diese Herzmittel nicht zur Selbstmedikation. »Jedes Herz braucht seine eigene Dosis«, lautet ein alter Lehrsatz. Wir müssen uns bei der individuellen Anwendung auf die Kunst der Ärzte verlassen. Aber es gibt eine Heilpflanze, die zur Selbstmedikation geeignet ist: Weißdorn.

Weißdorn *(Crataegus oxyacantha)*

Schlüsselwörter: Herzpflegemittel und Altersherz.

Zwar ist diese Heilpflanze besonders reich an Zuckerverbindungen, an Glykosiden also. Diese haben aber keine Ähnlichkeit mit den hormonartigen Herzglykosiden (Stereoiden) von Fingerhut bis Strophanthus. Gerade weil diese Herzmittel zum Teil sehr starke Effekte haben, wird die sanfte Wirkung des Weißdorns besonders geschätzt. Zudem ist er praktisch ungiftig.

Seine behutsame Wirksamkeit und das Fehlen von Nebenwirkungen haben das Rosengewächs allerdings zu einer Heilpflanze im verborgenen und gleichsam zu einem Spätstarter unter den Arzneipflanzen gemacht. Erst im vergangenen Jahrhundert wurde Weißdorn als Herzmedizin entdeckt.

Damals galt er als eine Art Geheimmittel der Volksmedizin. Heute wird die Zahl der Patienten mit Verschleißerkrankungen des Herzens, speziell des Altersherzens, immer größer, und der Weißdorn ist fester Bestandteil des offiziellen Arzneimittelschatzes geworden.

Häufig leidet das Altersherz unter Pumpleistungsschwäche. Die damit verbundenen Gesundheitsstörungen machen sich bemerkbar durch Atemnot, Herzbeschwerden, Herzklopfen, Herzjagen, erhöhten Blutdruck, Konzentrationsschwäche, Müdigkeit, Schwindel, Wasser in den Beinen und Harndrang in der Nacht. Solche Patienten müssen deshalb meist regelmäßig Herzmittel einnehmen. Weil diese auch Wirkungen wie Benommenheit, Übelkeit, Depressionen und andere Nebenwirkungen hervorrufen, hielten die Ärzte Ausschau nach Mitteln, die wirksam und zugleich verträglich sind. Was vermag der Weißdorn?

Er vermag beim Altersherzen und in den Anfangsstadien einer Herzschädigung sehr viel, wie eine große Zahl von Studien zeigt. Nach diesen litten die meisten der einige Wochen mit Weißdorn behandelten Senioren nicht mehr unter Kurzatmigkeit und nächtlichem Harndrang. Die Wasseransammlungen in den Beinen bildeten sich zurück, und in vielen Fällen verbesserten sich die Blutdruckwerte.

Aber auch bei leichten Herzbeschwerden wie Drücken, Brennen, Stechen, Beklemmungsgefühlen und herzbedingten Schlafstörungen waren die Erfolge eindeutig. Sogar Herzrhythmusstörungen – sofern es sich nicht um schwere Formen handelte – konnten günstig beeinflußt werden. In der Folge verringerte sich die allgemeine Leistungsminderung sowie die Müdigkeit. Erfreulich waren die psychischen Auswirkungen, was vor allem durch den Rückgang oder das völlige Verschwinden depressiver Verstimmungen zum Ausdruck kam. Wegen der hervorragenden Verträglichkeit sind

Extrakte des Weißdorns für die Langzeitbehandlung geradezu ideal geeignet.
Der Strauch bzw. das Bäumchen aus der Familie der Rosen-
gewächse wird bis zu drei Metern hoch und wächst meist in
Hecken oder Gebüschen. Seine Rinde ist glatt und grau, die
Blätter haben drei oder fünf Lappen, sie sind unbehaart und
gesägt. Die weißen Blüten mit ihren fünfspaltigen Kelchen
sind traubenförmig angeordnet und blühen im Mai und Juni.
Die blutroten Früchte gleichen kleinen Hagebutten.

Monographie des BGA:	Nachlassende Leistungsfähigkeit des Herzens in den Anfangsstadien, Altersherz, Druck und Beklemmungsgefühl in der Herzgegend und leichte Formen von Herzrhythmusstörungen.
Homöopathie:	Chronische Herzleiden, Altersherz, Pumpleistungsschwäche bei Sauerstoffmangelschäden, Angina pectoris (Brustenge), Schutz vor Herzgiften (z. B. Infektionen), Herzrhythmusstörungen und Erregungszustände.

Holunder *(Sambucus nigra)*

Schlüsselwörter:	Erkältungskrankheiten, Schnupfen und Husten.

»Oh, wer zählt die Wunder alle, dieses Bäumchens wohl?
Rinde, Beere, Blatt und Blüte, jeder Teil ist Kraft und Güte,
jeder segenvoll!« Viele Dichter haben versucht, die Wertschätzung des Holunderstrauches in der Volksheilkunde in
Worte zu kleiden. Und in der Landbevölkerung spricht man

auch heute noch davon, daß frühere Generationen vor jedem Holunderstrauch den Hut gezogen haben, weil sie seine Heilkräfte, die über einhundert Krankheiten heilen sollen, so sehr schätzten. Er wurde sogar als »lebendige Hausapotheke« bezeichnet. Auch wagte es niemand, einen Holunder zu fällen, dem Frevler war der sichere Tod innerhalb von drei Tagen gewiß. Sogar abgeschnittene Nägel, Haare, ausgefallene Zähne wurden unter dem Strauch vergraben, um einen Mißbrauch dieser körpereigenen Reste zu verhindern. Maulwürfe vertrieb man, indem man Blätter des Strauches in die unterirdischen Gänge stopfte. Den Sud von abgekochten Blättern verwendeten Gärtner als Insektenvertilgungsmittel. Natürlich – wie könnte es auch anders sein? – wurde der Holunder in der Mythologie unserer Ahnen mit Geistwesen in Verbindung gebracht. Er wurde zum Wohnsitz der schützenden Hausgöttin, Frau Holle, erhoben. Schon allein aus diesem Grund durfte er in keinem Bauern- und Hausgarten fehlen. Außer der Kamille gibt es wohl kaum eine andere Pflanze, die so sehr zur Volksheilpflanze geworden ist wie der Holler.

Er wächst in ganz Europa als Strauch oder Baum, der bis zu sieben Meter hoch werden kann. Aus stark verzweigten Wurzeln, die selbst Mauern durchdringen können, entwickelt sich ein hellbrauner bis grauer, krummer und rissiger Stamm mit Warzen. Junge Triebe sind grün. Die Blätter sind unpaarig gefiedert, eiförmig bis länglich, mit gesägtem Rand, und sie setzen sich aus fünf bis sieben Fiederblättchen zusammen. Die weißgelblichen, schirmförmig stehenden Blüten verbreiten einen eigenartigen, stark riechenden Duft. In ländlichen Gegenden werden aus diesen Blüten aromatische Getränke hergestellt, die durststillend wirken. In Omeletteig herausgebacken, ergeben die lausfreien Blütendolden nicht nur eine wohlschmeckende Süßspeise, sondern fördern auch den Stuhlgang. Blütezeit ist Juni bis Juli.

Aus den Blüten entwickeln sich die vorerst grünen, mit zunehmender Reife schwarzen, runden Beeren, die schwergewichtig die Dolden nach unten ziehen. Die reifen Beeren werden ebenfalls zu Saft (Sirup) verarbeitet oder getrocknet. Werden die frischen Beeren – und seien sie auch noch so reif – in größeren Mengen gegessen, können sie Übelkeit (bis zum Erbrechen) und Durchfall auslösen.

Aus den Aufzeichnungen von Dioskurides geht hervor, daß er bei Wassersucht und gegen Schlangenbisse in Wein gekochte Wurzeln des Holunders empfahl. Frische Blätter als Umschlag verwendete er bei Entzündungen, und als Gemüse abgekocht, wirken sie schleim- und gallefördernd. Bei »heyssen beinen und faulen brüchen« wußten unsere Vorfahren sich mit Waschungen – mit Holunderblättern vermengtem Wasser – zu helfen. Plinius brachte Masern durch Peitschen mit einem Holunderzweig zum Verschwinden.

Im 4. und 5. Jahrhundert nach Christus verwendeten die griechischen Ärzte den Holunder als wassertreibendes, abführendes und fiebersenkendes Heilkraut. Der Gelehrte Albertus Magnus (um 1200–1280) behauptete, daß die innere Rinde des Holunders, wenn sie von oben nach unten geschabt wird, ein Abführmittel, wenn sie aber von unten nach oben geschabt wird, ein Brechmittel sei. Ein aus den Blüten hergestelltes Öl fand bei Hautkrankheiten Verwendung, »erweichte« den Leib und war gut gegen den Krampf.

Wegen der schweißtreibenden und auswurffördernden Eigenschaften tranken unsere Ahnen nicht nur Holunderblütentee, um Grippe und Erkältungskrankheiten damit zu behandeln, sondern bereits zur Vorbeugung gegen Halsentzündungen. Bei Erkrankungen der Atmungsorgane gurgelten sie gleichfalls mit Holunderblütentee.

»Wer Gelbsucht hat, der betrete ein Dampfbad (Sauna) und lege Holunderblätter auf die heißen Steine und gieße Wasser darüber«, rät Hildegard von Bingen. Da Holunder außerdem eine regenerierende Wirkung besitzt, empfahl man ihn zur Stärkung von Nieren, Magen und Darm. Reife Beeren hel fen bei Bronchialkatarrhen und Nervenentzündungen. Die tschechischen Ärzte Jokel und Epstein gaben ihren Patienten, die an schmerzhaften Trigeminusneuralgien litten, täglich zwanzig Gramm Saft aus Holunderbeeren zu trinken und konnten in mehreren Fällen eine Linderung der Schmerzen erzielen, so ihre Versuche 1914.

Nach wie vor wird auch heute noch der Teeaufguß aus den Blüten bei Erkältungskrankheiten mit Fieber und Erkrankungen der Atmungsorgane wie Bronchitis, Husten, Keuchhusten und Schnupfen, sowie bei Masern und Scharlach verwendet. Der Rindentee als Abkochung wird bei Harnverhalten, Wassersucht und Rheuma, Nieren- und Blasenerkrankungen, Ödemen gegeben. Bei Verstopfung und Darmverschleimung sind die Wurzeln wirksam.

Monographie des BGA:	Zubereitungen aus Holunderblüten werden zu Schwitzkuren im Rahmen von Erkältungskrankheiten empfohlen.
Homöopathie:	Bei Muskel- und Gelenkrheumatismus, fieberhaften Erkältungskrankheiten, Entzündungen der oberen Luftwege und Asthma bronchiale.

Hopfen *(Humulus lupulus)*

Schlüsselwörter:	Unruhe, Angstzustände und Schlaflosigkeit.

Es gibt wohl kaum eine andere üble Nachrede, die sich so lange hielt, bis sie endlich in aller Form zurückgenommen

118

wurde. Die Ernte der reifen Hopfenzapfen brachte den Feldarbeitern schon seit dem 8. Jahrhundert – also seit Hopfen als Bitterwürze für die Herstellung von Bier kultiviert wird – einen schlechten Ruf ein. Während der Erntezeit machte sich immer wieder allgemeine Trägheit und Müdigkeit unter den Arbeitern bemerkbar. Faulheit allein konnte es aber doch nicht sein, denn es waren selbst die sonst Fleißigsten davon betroffen. Ursache war das Aroma, das die reifen Hopfenzapfen verbreiteten.

Diese schlaffördernde Eigenschaft machte man sich später in Form einer Duftbehandlung zunutze, indem man Hopfenzapfen, in Leinensäcke gefüllt, als Kopfkissen verwendete. Auch Hopfentee – der allerdings nicht mit kochendem Wasser zubereitet werden darf – wurde bei Unruhezuständen und Schlaflosigkeit getrunken.

Weiters war aufgefallen, daß sich bei jungen Mädchen und Frauen, die mit der Einbringung der Hopfenernte beschäftigt waren, die Menstruation verfrüht einstellte. Auch dieses Rätsel konnte inzwischen gelöst werden: Frischer Hopfen enthält pflanzliche Hormone, die den Östrogenen entsprechen. Deshalb werden Hopfenzubereitungen auch als menstruationsfördernde Mittel verordnet. Männern hingegen verabreicht man Hopfen zur Beruhigung bei sexueller Übererregbarkeit. Weiters besitzt Hopfen eine harntreibende und appetitanregende Eigenschaft. Arabische Ärzte verwendeten Hopfensirup gegen Gallenleiden. Hildegard von Bingen lobte die Hopfenpflanze überdies, weil sie vor Fäulnis schützt.

Hopfen wächst wild an Waldrändern in der Nähe von Gewässern und in feuchten Niederungen. Aus einem ausdauernden Wurzelstock entwickelt er einjährige zwei bis fünf Meter hohe, rauhe und kantige Triebe, die sich rechtswindend um Baumstämme und Sträucherzweige legen und an ihnen emporklettern. Der kultivierte Hopfen wird an vier bis sechs Meter hohen Stangengerüsten nach oben gezogen. Die langgestielten, gegenständigen und rauhhaarigen Blätter sind drei- bis fünflappig, am Rand stachelspitzig gezähnt und erinnern an Weinrebenlaub. Die Pflanze ist zweihäusig. Sie besitzt also männliche und weibliche Blüten, die sich an getrennten Trieben befinden. Die männlichen, weißlichgrünen Blüten tragen hängende Rispen, die weiblichen, gelblichgrünen Blüten Scheinähren, die nach der Blütezeit, Juli bis August, zu eilänglichen Zapfen heranreifen. Die dachziegelartigen Schuppen der Hopfenzapfen sind innen mit gelblichrötlichen Drüsen besetzt, die den Bitterstoff Lupulin enthalten. Lediglich die weiblichen Pflanzen sind für Biergewinnung und medizinische Verwendung brauchbar.

Die reifen Zapfen werden im September geerntet und in einem luftigen Raum rasch getrocknet. Die Droge wird anschließend vor Licht und Luft geschützt gelagert. Die Lagerzeit darf ein Jahr nicht überschreiten, da die Wirksamkeit der Droge rasch abnimmt und sie für die Biergewinnung danach unbrauchbar wird.

Obwohl die »Schlafsucht« als unübersehbares Symptom der sogenannten Hopfenpflückerkrankheit gilt, spielt Hopfen in der therapeutischen Anwendung bei Schlafstörungen eine eher untergeordnete Rolle. Die Gründe mögen darin liegen, daß sich die Zusammensetzung der Droge vom Zeitpunkt der Ernte an ständig verändert und eine Stabilisierungsmethode noch nicht bekannt ist. Auch weiß man nicht genau, welchem Inhaltsstoff die beruhigende und schlaffördernde Wirkung zuzuschreiben ist.

Hopfen, der für die Biergewinnung bestimmt ist, muß ganz bestimmten Qualitätsbestimmungen entsprechen. Solche Richtlinien gibt es für den »Pharmahopfen« nicht. Vielmehr nimmt man sogar an, daß Hopfen, der für die Biergewinnung unbrauchbar geworden war, den Apotheken zur Weiterver-

wendung angeboten wurde. Dazu kommt noch, daß »Bier-
hopfen« geschwefelt wird, um den Schimmelpilz fernzuhalten und um die Haltbarkeit zu verlängern. Dadurch wird
aber Hopfen für die medizinische Verwendung von vornherein unbrauchbar.

Diese Mißstände sind längst abgestellt worden, und Arznei-
mittelfirmen haben begonnen, den Geheimnissen des Hop-
fens auf die Spur zu kommen. Deshalb wird es sicherlich bald
möglich sein, hochwertige Hopfenpräparate zu erzeugen, die
ihrem Ruf als sanfte und ungefährliche Schlafhilfe gerecht
werden.

Monographie des BGA:	Unruhe, Angstzustände und Schlaflosig-keit.
Homöopathie:	Schlaflosigkeit, Reizblase, Juckreiz ver-bunden mit entzündlichen und bläschen-bildenden Hautreaktionen (der Arme und Beine).

Huflattich *(Tussilago farfara)*

Schlüsselwörter:	Husten, Heiserkeit und Mund- und Ra-chenschleimhautentzündungen.

Was ein Raucherhusten ist, wissen wohl alle. Daß man aber
Husten auch mit Rauch behandeln kann, dürfte für die
meisten neu sein – selbst wenn es sich um altes Wissen
handelt: Der heilsame Rauch, von dem hier die Rede ist,
wurde früher Huflattichblättern mittels glühender Kohlen
entlockt und dann mittels eines Rohres oder gar eines Trich-
ters eingesogen. Die guten Behandlungserfolge beruhen auf
dem hohen Schleimgehalt der Heilpflanze. Die entzündlich

gereizten Schleimhäute werden dadurch gleichsam besänftigt und geschützt.

Heute will die Schreibtischmedizin vom Huflattich allerdings nichts mehr wissen, wie Sie zu Beginn gelesen haben. Eine groteske Situation, allein wenn man bedenkt, wie lange diese Heilpflanze gegen Husten angewendet wurde. Schon der alte lateinische Name *Tussilago* setzt sich aus tussis = Husten und agere = vertreiben zusammen. Seit der Antike sind in all den Jahrhunderten niemals gefährliche Nebenwirkungen bekanntgeworden. Im Gegenteil: Von Hippokrates und Dioskurides über Galenus (129–199) bis zur heiligen Hildegard von Bingen und zu Paracelsus haben die Heilkundigen den Huflattich bei Erkrankungen der Atmungsorgane empfohlen. Selbst bei Asthma und beginnender Schwindsucht (Tuberkulose der Lunge) hat er vielfach Anwendung gefunden. Huflattich wächst in fast ganz Europa an Straßen- und Wegrändern, Bach- und Flußufern bis hinauf in mittlere Gebirgslagen und zählt zu den mehrjährigen Korbblütengewächsen. Aus einem bleistiftdicken Wurzelstock sprießen kriechende, braune Sproßachsen, die schuppenartig mit kleinen behaarten Blättchen versehen sind. Am Ende dieser Stengel wachsen goldgelbe röhrenförmige Strahlenblüten. Blütezeit ist März bis April. Nach der Blüte wachsen die Stengel auf eine Länge von zwanzig bis fünfundzwanzig Zentimetern an und bilden dann kleine Früchtchen mit einem weißen Haarschopf als Flugvorrichtung (wie bei Löwenzahn). Erst nach der Blüte erscheinen auch die langgestielten, hufförmigen, gebuchteten und ungleich gezähnten Blätter, die an der Oberseite glatt und dunkelgrün und unterseitig graufilzig sind. Gesammelt werden sowohl die Blüten als auch die Blätter der Pflanze.

Monographie des BGA:	Erkrankungen der Atemwege, Husten und Heiserkeit, Entzündungen der

Mund- und Rachenschleimhaut. Äußerlich können Huflattichzubereitungen bei oberflächlichen Hautentzündungen eingesetzt werden.

Homöopathie: Nicht vorhanden.

(Kleines) Immergrün *(Vinca minor)*   GIFTIG!

Schlüsselwörter: Blutstillung und Förderung der Gehirndurchblutung.

Diese Heilpflanze zählt leider auch zu jenen »Opfern«, die einseitig diktierte Spielregeln gefordert haben. Ihre Wirksamkeit sollte mit Prüfmethoden nachgewiesen werden, die die Einflußnahme solcher Heilkräuter auf den Organismus nicht messen können. Dabei hat das Immergrün seit Jahrhunderten den Menschen gute Dienste geleistet.

Schon Dioskurides wußte darüber zu berichten: »Seine Blätter und Stengel, mit Wein getrunken, beschwichtigen Durchfall und Dysenterie, mit Milch und Rosen oder Zypergrassalbe in Zäpfchen eingelegt, heilen sie Gebärmutterleiden. Gekaut lindern sie auch Zahnschmerzen und helfen aufgelegt gegen den Biß giftiger Tiere.« Auch Matthiolus verwendete das Kraut zur Blutstillung bei Blutspeien, Nasenbluten und übermäßiger Menstruation sowie bei Ruhr und Diarrhöe. In vielen Kräuterbüchern des Mittelalters wurde Immergrün als hilfreiches Mittel gegen Kopfschmerzen, Schwindelanfälle und Gedächtnisstörungen angeführt. Empfohlen wurde es aber auch bei Unruhe, Sprach- und Verhaltensstörungen und zur Stärkung der Widerstandskraft.

Im »Lehrbuch der Phytopharmaka« kann man nachlesen, daß der 1953 gefundene Hauptwirkstoff des Kleinen Immergrüns,

Vincamin, »sich als eine kreislaufwirksame Substanz erwies«. Und weiter: »Eine eingeschränkte Hirndurchblutung nimmt unter Vincamin signifikant zu. Die Stoffwechselvorgänge im Gehirn werden neu belebt. Besonders günstig wurden Störungen des Gedächtnisses und der Konzentration beeinflußt.« Dennoch verhängte das Bundesgesundheitsamt (BGA) 1986 ein Zulassungsverbot als Arzneimittel mit der Begründung: »Da die Wirksamkeit von Immergrünkrautzubereitungen nicht ausreichend belegt ist, ausreichende Plasmaspiegel an Vincamin mit der Droge und Drogenzubereitungen nicht erreicht werden und der Verdacht einer Blutbildveränderung durch Untersuchungen am Menschen nicht ausgeräumt wurde, ist die therapeutische Anwendung der Droge und ihrer Zubereitungen nicht vertretbar.« Damit wurde ein Mittel vom Markt genommen, das bisher mit Erfolg zur Verbesserung der Sauerstoffversorgung des Gehirns, zur Verhütung von Gedächtnis- und Konzentrationsschwäche, zur Verbesserung des Merk- und Denkvermögens und der geistigen Leistungskraft, aber auch zur Verhütung eines vorzeitigen Alterns der Gehirnzellen, also auch als Geriatrikum angewendet worden ist. Durch diese Entscheidung wurde aber der Streit unter den Experten erst richtig angefacht. Inzwischen liegen Hunderte von internationalen Arbeiten vor. Vermutlich wird in absehbarer Zeit nicht nur die Gewinnung der Extrakte verfeinert, es werden auch bessere Prüfmethoden gefunden, um die über Jahrhunderte gemachten positiven Erfahrungen mit dieser Heilpflanze bestätigen zu können. Das Kleine Immergrün kommt in Kleinasien, Süd- und Mitteleuropa vor und bevorzugt halbschattige (Buchen-)Wälder. Aus einer niederliegenden Grundachse wachsen bis zu sechzig Zentimeter lange, niederliegende und aufrechte Stengel. Nur die aufrechtstehenden Stengel tragen hellblaue bis violette Blüten, die einen trichterförmigen, fünfteiligen Kelch bilden. Diese entfalten sich in den

Monaten April und Mai. Die lederartigen Blätter sind immergrün, kurzgestielt und gegenständig gereiht, von elliptischer Form und haben eine glänzende Oberseite. Gesammelt werden die Blätter bzw. das ganze Kraut. Allerdings muß dabei beachtet werden, daß die vorhandenen Wirkstoffe in der Pflanze nach drei Wochen Wachstum verschwinden und erst etwa ab der achten Woche wieder auftreten.

Monographie des BGA:	Nicht vorhanden.
Homöopathie:	Nicht vorhanden.

Johanniskraut *(Hypericum perforatum)*

Schlüsselwörter:	Depressionen, Schwermut, Angstzustände, Hämorrhoiden, Verletzungen und Verbrennungen.

Verfolgt man die Geschichte des Johanniskrautes, so wird man an den »Phönix aus der Asche« erinnert. Dieser Vogel verbrennt sich gemäß einer altägyptischen Sage selbst und steigt verjüngt wieder aus der Asche empor.
Die geheimen Kräfte des Johanniskrautes waren bereits den Völkern der Antike bekannt. Sie banden blühende Pflanzen um die Köpfe ihrer Götterfiguren und Bilder, die sie verehrten. Auch wendeten sie das Kraut an, um Hexen und böse Geister abzuwehren. Die Griechen gaben dieser Pflanze den Namen *Hypericum*, was soviel wie »über dem Bild« bedeutet. Im Laufe der Jahrhunderte erfreute sie sich immer größer werdender Beliebtheit, und das Anwendungsgebiet dieser Heilpflanze erweiterte sich beträchtlich. Da sie aufgrund der Behandlungserfolge einen immer besseren Ruf bekam, wur-

den – so erzählt man – Ärzte und Apotheker übermütig: Hatten sie kein Johanniskraut zur Hand, nahmen sie einfach eine andere Pflanze. Unter eindringlichen Versprechungen verabreicht, wurde auch so manches Wehwehchen damit geheilt. Erzielten sie mit ihren Empfehlungen und der Ersatzdroge Behandlungserfolge, wurden diese »Erkenntnisse« einfach in ihren Arzneischatz aufgenommen und dem Johanniskraut zugeschrieben.

So findet man in der alten Literatur die unterschiedlichsten Angaben bezüglich der Anwendungsgebiete und Pflanzenbeschreibungen. Sogar die Bezeichnungen differieren in den einzelnen Büchern. Schon bald waren alle diese Unterschiede so groß, daß auch die Heilerfolge ihre Glaubwürdigkeit verloren. Deshalb lehnte man es im vergangenen Jahrhundert sogar ab, Johanniskrautzubereitungen überhaupt noch medizinisch zu verwenden. Viele Arzneibücher, die während dieser Zeit neu herausgegeben wurden, erwähnen diese Pflanze nicht mehr.

Erst aufgrund der immer stärker werdenden Ablehnung chemischer Arzneimittel griff man in den letzten Jahrzehnten wieder auf das Johanniskraut zurück. Mit modernsten technischen Mitteln und Methoden wurden Inhaltsstoffe isoliert und ihre Wirksamkeit überprüft. Die Erfahrungen von einst wurden durch wissenschaftlich abgesicherte Erkenntnisse gewissermaßen ausgetauscht und bestätigt. Es verging kaum ein Jahr, in dem nicht »Erstaunliches« über diese Pflanze berichtet wurde.

Im Volksglauben der Landbevölkerung hatte Johanniskraut – wie bereits erwähnt – immer schon seinen festen Platz, wenn es darum ging, Hexen und böse Geister zu vertreiben. Die Pflanze hat ja auch mehrere Eigenschaften, welche die Phantasie unserer Vorfahren in diese Richtung lenken konnten. Zum Zeitpunkt der Sommersonnenwende erreichte der Pflanzenkult im Altertum und Mittelalter seinen Höhepunkt.

Da das Kraut »zu Johanni« (24. Juni) zu blühen beginnt, gab man ihm den Namen Johanniskraut. Höchst sonderbar erschien es den Leuten auch, daß die zerdrückten goldgelben Blütenblätter einen roten, öligen Saft beinhalten. Zudem hat die Pflanze, hält man sie gegen das Licht, durchscheinend drüsige, scheinbar durchlöcherte Blätter, was die Leute sagen ließ, diese habe der Teufel, erzürnt über die Wirkung dieses Krautes, höchstpersönlich mit Nadeln gestochen.

Wurden unsere Vorfahren von »schweren« Gedanken und Melancholie geplagt, glaubten sie, Dämonen und Zauberwesen hätten von ihrer Seele Besitz ergriffen. Paracelsus empfahl gegen »tolle Phantasien« Johanniskraut, weil er eine aufhellende Wirkung, die dieses Kraut auf die Stimmungslage seiner schwermütigen und depressiven Patienten hatte, feststellen konnte. Leider geriet die innerliche Anwendung der Heilpflanze jedoch bald wieder in Vergessenheit.

Äußerlich wurde Johanniskraut als Wundheilmittel weiter eingesetzt. »Die bletter mit den samen zerstoßen und übergelegt, heylen den brandt. Die bletter gedörrt, und zu pulver gestossen in die faulen schäden und geschwär gestrewet, heylen diesselbigen«, schrieb Leonhart Fuchs (1501–1566), einer der Väter der Botanik, im Jahr 1543 in seinem »New Kreuterbuch«. Das Johanniskrautöl fehlte auch zu dieser Zeit in keiner Dorfschmiede, denn bei Verbrennungen brachte es rasche Linderung und gute Heilung. Aber auch als Färbemittel und zum Fernhalten von Insektenlarven vom Käse wurde das Johanniskraut gebraucht.

Professor Rudolf Fritz Weiß, einer der erfahrensten Ärzte unserer Tage auf dem Gebiet der Pflanzenheilkunde, hat eine kurmäßige Behandlung bei Magenschleimhautentzündungen und zur Heilung von Magengeschwüren empfohlen. Täglich morgens und abends ein Teelöffel Johanniskrautöl fördert das Ausheilen der Geschwüre. Aber auch bei Entzündungen im Dickdarm und bei inneren Hämorrhoiden sind Bleibeklistiere mit angewärmtem Johanniskrautöl geeignet. Äußerlich wird es bei frischen und schwer heilenden Wunden, bei Wundliegen, Blutergüssen und Prellungen, Verbrennungen ersten Grades, spröder und unreiner Haut mit Erfolg angewendet.

Das wichtigste und erfreulichste Ergebnis von unzähligen Untersuchungen ist, daß die volkstümliche Überlieferung bestätigt werden konnte: Johanniskraut besitzt eine aufhellende und »euphorisierende« Wirkung, die das Wohlbefinden bei depressiven Verstimmungen steigert. Der Inhaltsstoff Hypericin normalisiert die gestörten Energieströme im Gehirn. Man kann *Hypericum perforatum* daher als pflanzliches Antidepressivum bezeichnen, das sich hervorragend für eine kurmäßige Behandlung eignet.

Das Johanniskraut bevorzugt trockene, sonnige Lagen an Wiesen- und Waldrändern. Aus einem weitverzweigten Wurzelstock wachsen mehrere harte, zweikantige, bis zu achtzig Zentimeter hohe Stengel, die sich nach oben hin stark in die Breite verzweigen. Die gegenständigen Blätter sind länglich-oval und bis zu zwei Zentimeter groß, ganzrandig und haben im Blattgewebe durchscheinende Punkte. Die goldgelben fünfblättrigen Blüten haben schwarze Punkte und sitzen auf grünen spitzen Kelchen. Aus der Mitte ragen bräunliche Staubfäden. Die Blütezeit ist Juni bis September. Zur Arzneimittelherstellung werden sowohl die Blüten als auch die Blätter verwendet.

Monographie des BGA:	Psychovegetative Störungen, leichte depressive Verstimmungen, Angstzustände und nervöse Unruhe. Äußerlich zur Nachbehandlung von Traumen und Muskelschmerz.

128

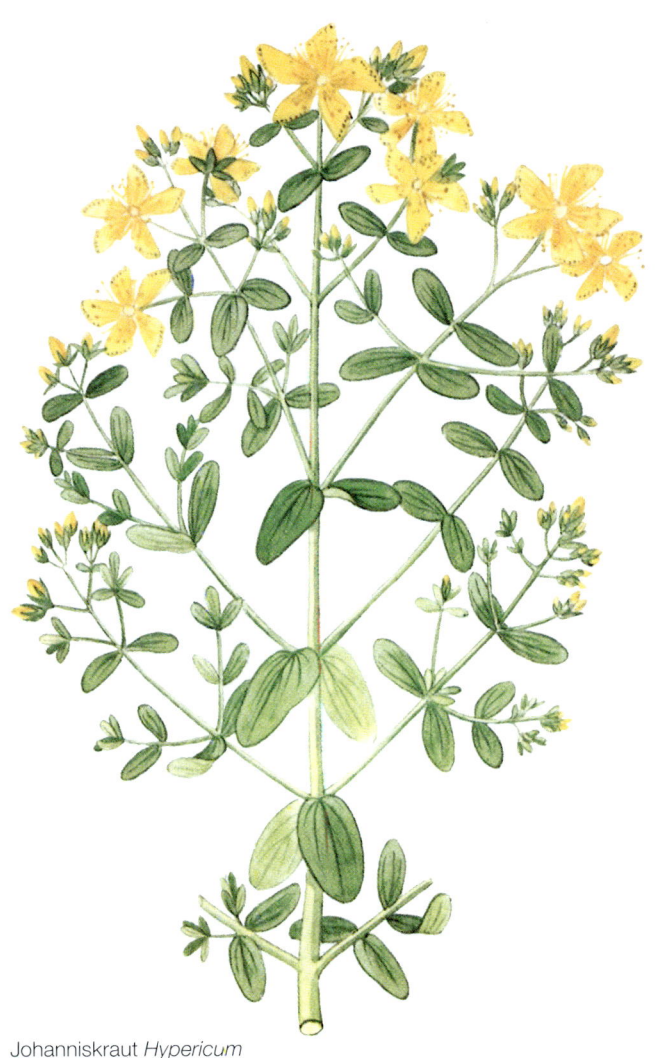

Johanniskraut *Hypericum perforatum*

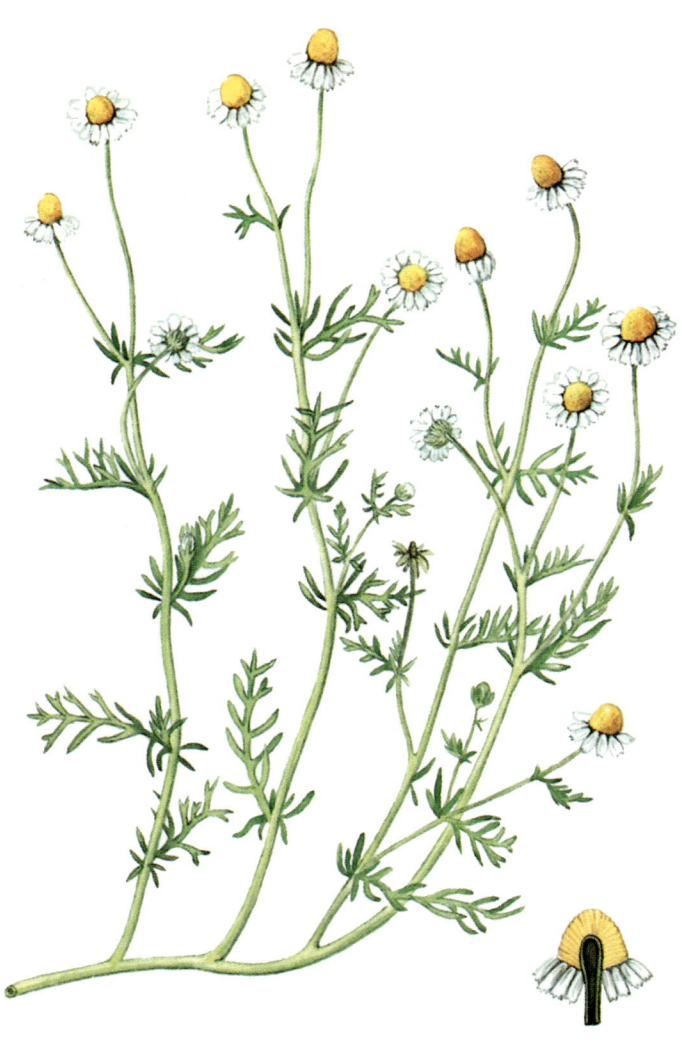

Kamille
Matricaria chamomilla

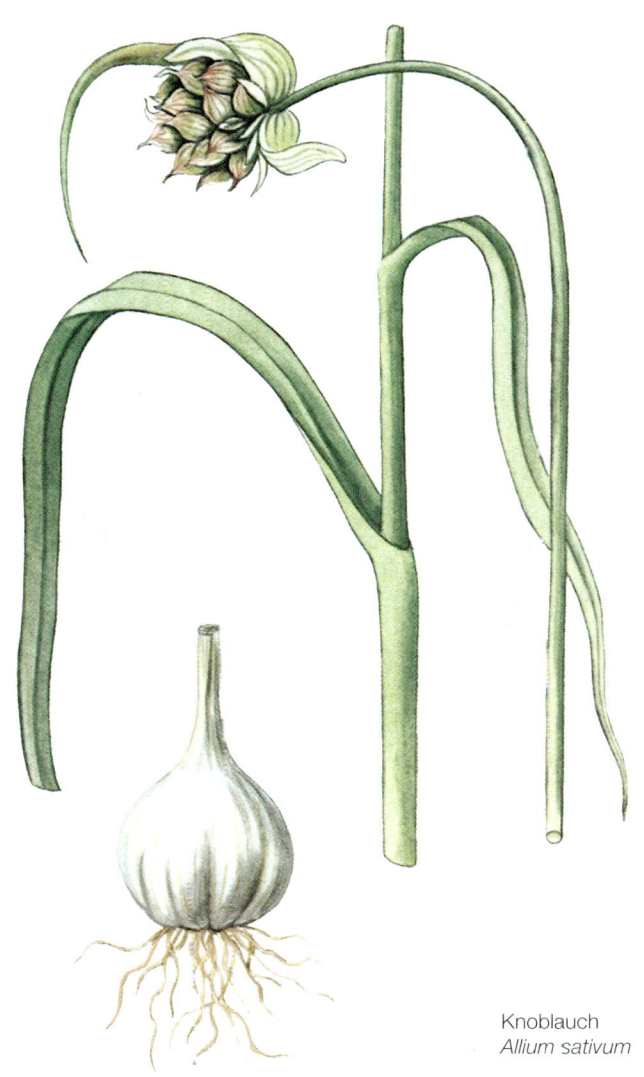

Knoblauch
Allium sativum

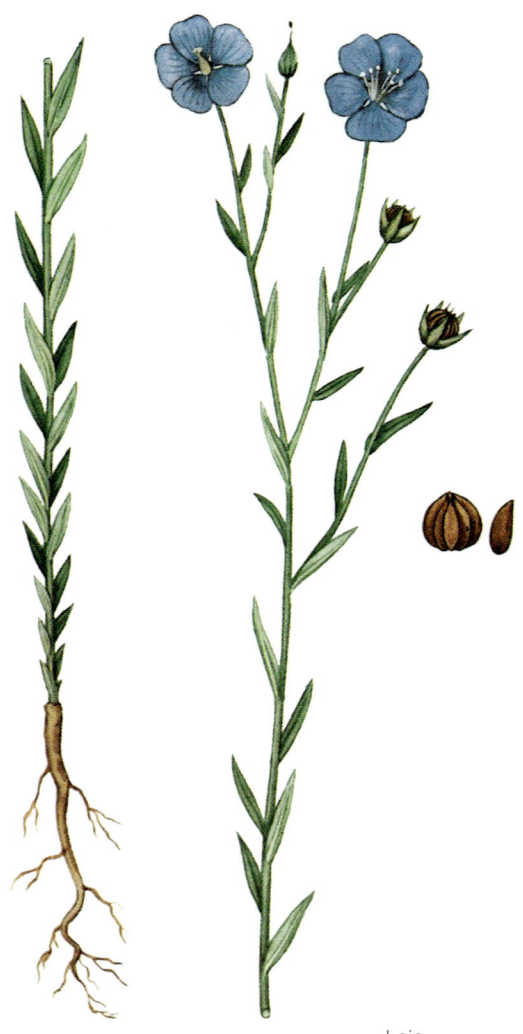

Lein
Linum usitatissimum

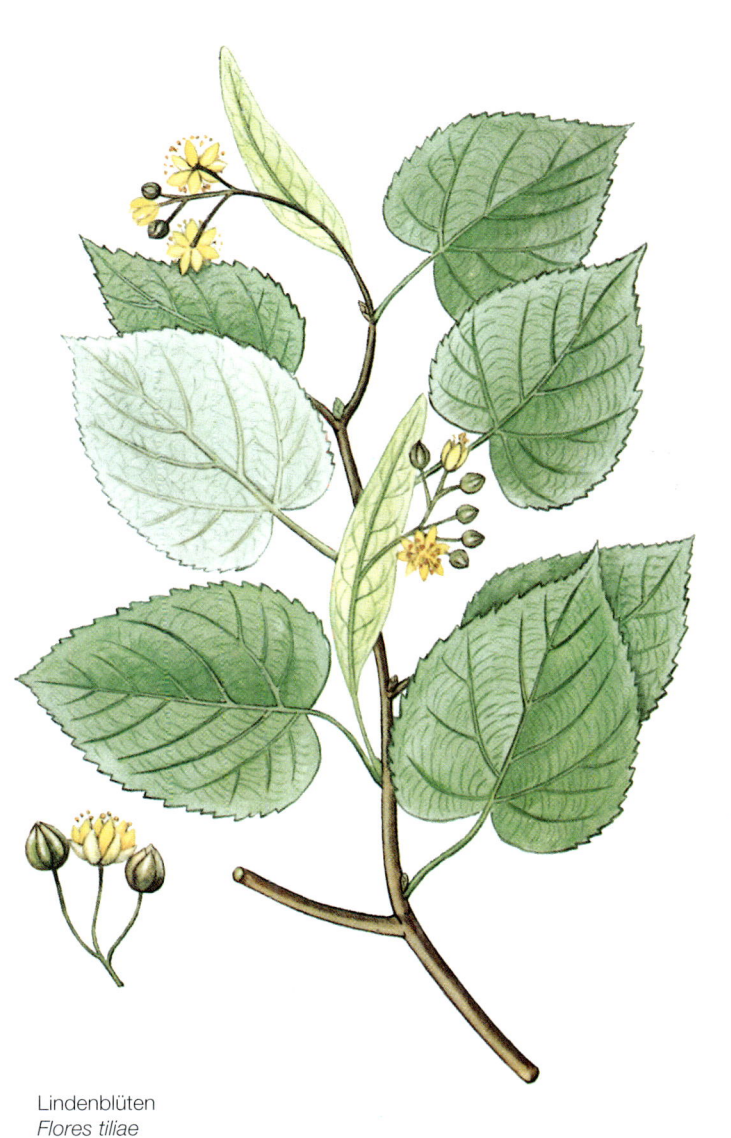

Lindenblüten
Flores tiliae

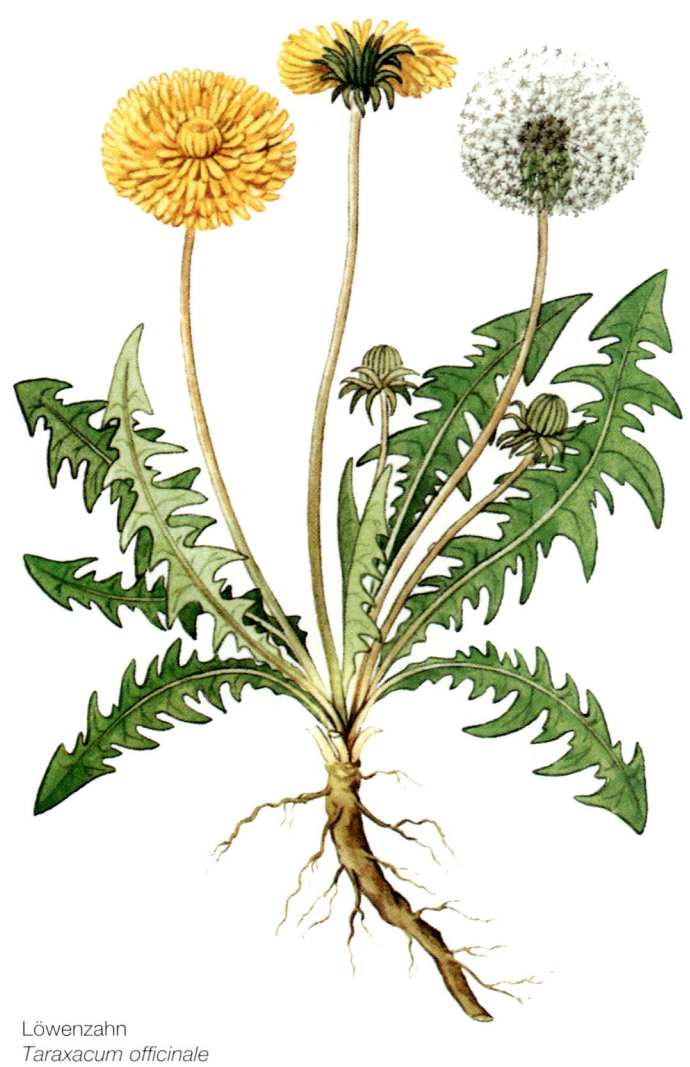

Löwenzahn
Taraxacum officinale

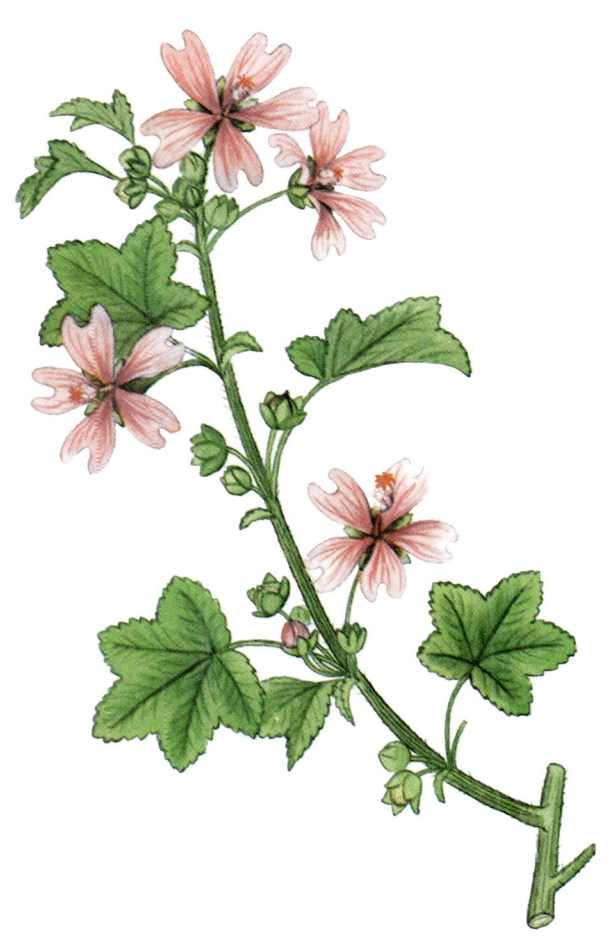

Malve
Malva silvestris

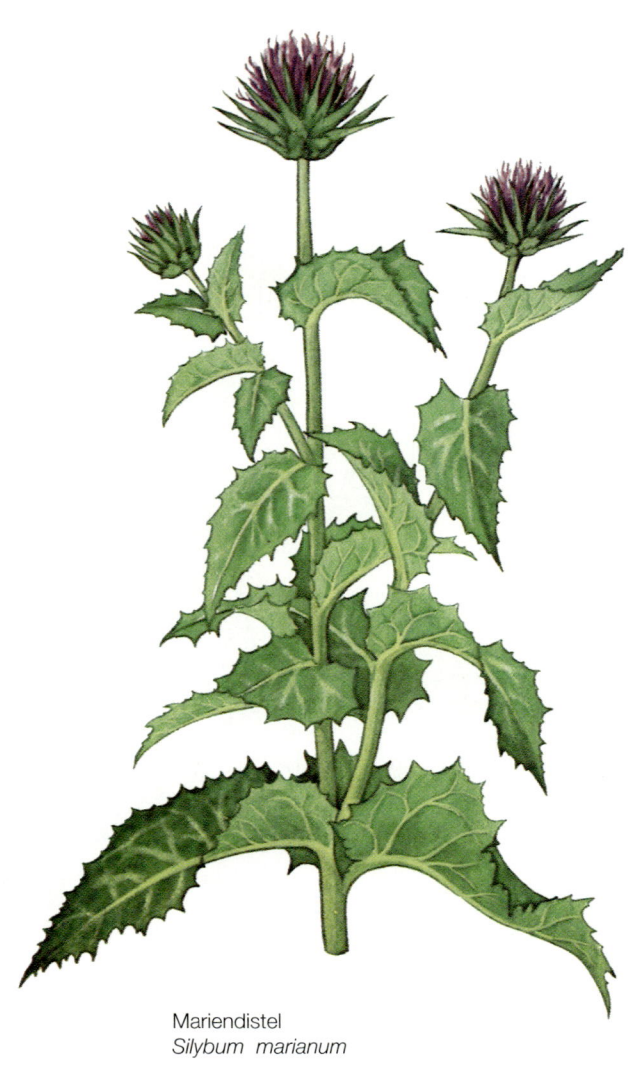

Mariendistel
Silybum marianum

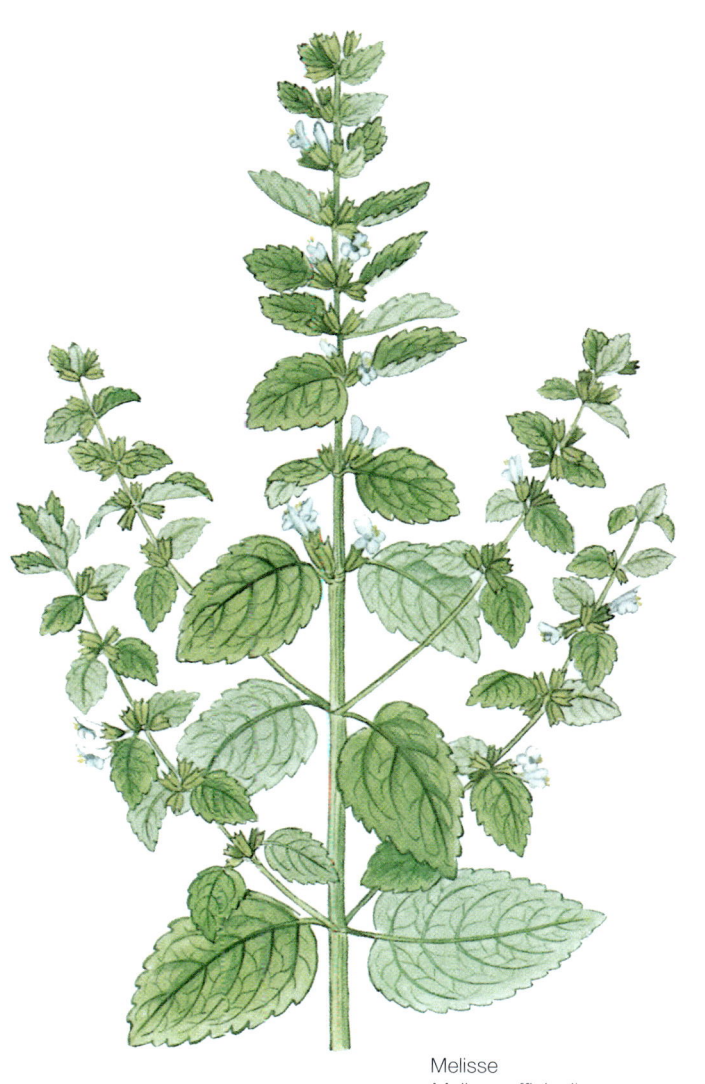

Melisse
Melissa officinalis

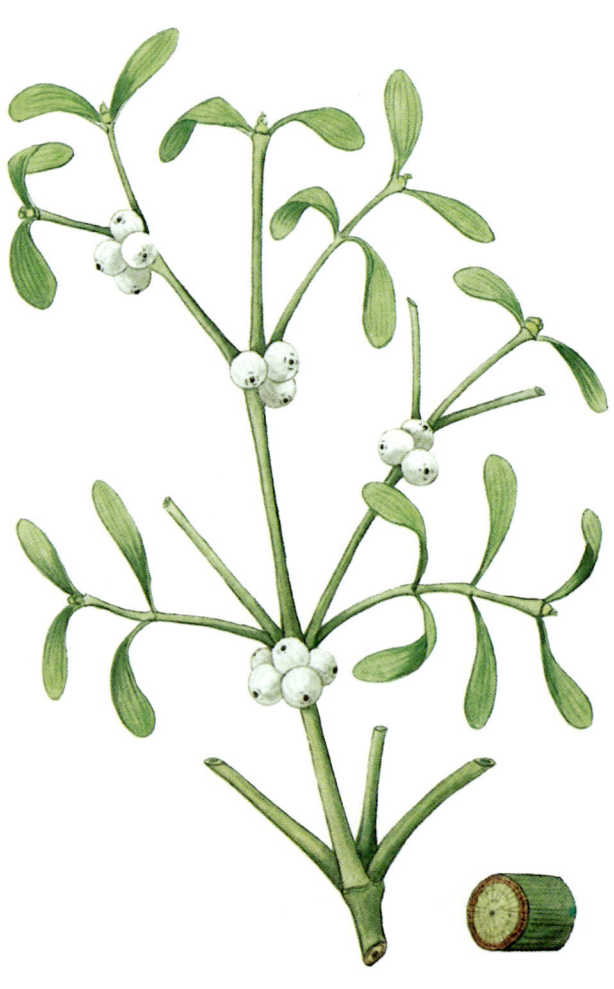

Mistel
Viscum album

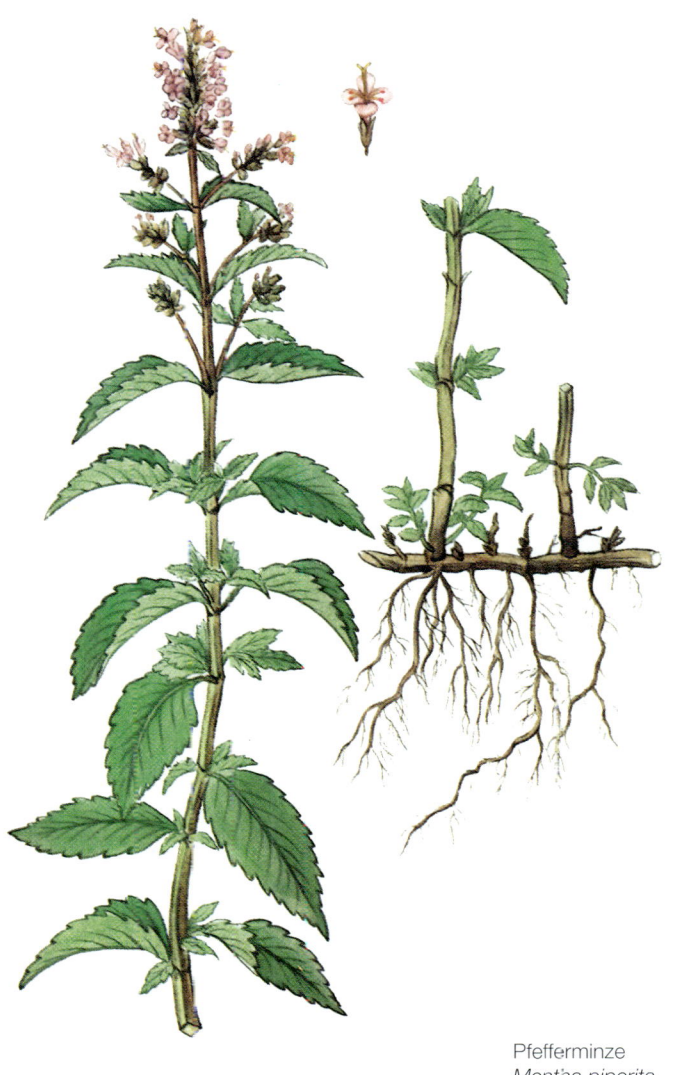

Pfefferminze
Mentha piperita

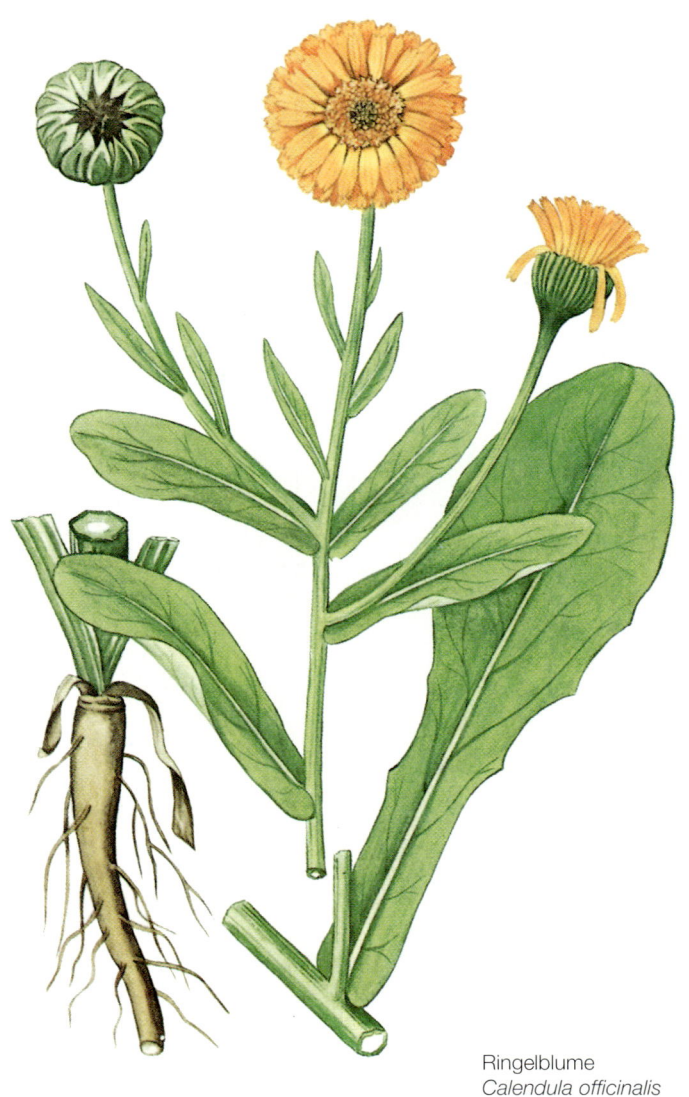

Ringelblume
Calendula officinalis

Homöopathie:	Depressionen, photosensible Haut-krankheiten, nach Gehirnerschütterung, bei Nervenquetschungen und Ausbleiben der Menstruation und äußerlich als Wundheilmittel.

Kaffee (Coffea)

Schlüsselwörter:	Erschöpfungs- und Schwächezustände, Herztätigkeit und Kreislauf.

Was wäre Wien ohne seine urgemütlichen Kaffeehäuser oder Paris ohne seine Straßencafés? Wo würden sich in anderen Städten Literaten, Künstler, Maler und kritische Zeitgenossen oder auch die einfachen Leute treffen, wenn nicht an solch einem Ort? Jede noch so entlegene Gemeinde hat zumindest eine kleine Konditorei oder ein Gasthaus, wo man nicht nur ein Stück Kuchen genießen, sondern sich vor allem von einem schwarzen oder – wenn mit Milch vermischt – braunen Getränk beleben lassen kann. Nicht, daß die Welt stehenbliebe, wenn es keinen Kaffee mehr gäbe, aber er würde doch mehr hinterlassen als nur eine Lücke.

Die Sitte des Kaffeetrinkens stammt aus dem Orient und reicht bis weit ins Altertum zurück. Laut handschriftlichen Aufzeichnungen, die sich in der Pariser Bibliothek befinden, pflegte man diese Kultur schon um 875. Der Erzengel Gabriel, so berichtet gar eine Legende, hat dem kranken Mohammed Kaffee als Heilmittel gereicht. Eine andere Sage wiederum schildert Beobachtungen von Hirten, wonach Schafe, nachdem sie die Bohnen des Kaffeestrauches gefressen hatten, die ganze Nacht keinen Schlaf brauchten und munter herumhüpften.

Der Augsburger Arzt und Botaniker Leonhard Rauwolf (um 1540–1596) reiste 1573 durch Kleinasien und berichtete danach erstmals in Deutschland von den Kaffeehäusern und der Sitte des Kaffeetrinkens. Im 17. Jahrhundert hatte der Kaffee bereits ganz Europa erobert, und geschäftstüchtige Holländer schafften ganze Schiffsladungen von ihm herbei. Der Preußenkönig Friedrich der Große (1712–1786) ließ auf diese Bohnen hohe Steuern erheben, so daß sich nur wenige seiner Untertanen dieses Genußmittel leisten konnten. Damit wollte er verhindern, daß zuviel Geld ins Ausland floß.

Der Kaffeestrauch stammt aus der abessinischen Hochebene und wird heute in vielen tropischen Ländern kultiviert. Der Baum ist immergrün und kann bis zu sechs Meter hoch werden. Die Zweige des Kaffeestrauches tragen dunkelgrüne, ledrige, bis zu zwanzig Zentimeter lange, lorbeerähnliche Blätter. Die üppigen Blütenstände mit bis zu fünfzehn schneeweißen, nach Jasmin duftenden Blütensternen sitzen in den Blattachseln. Daraus bilden sich ca. fünfzehn Millimeter länglich-ovale, vorerst grüne, mit zunehmender Reife rote bis ins Violett gehende Kirschen. Jede dieser fleischigen Steinfrüchte enthält zwei ovale, am Rücken gewölbte Kerne. Nach dem Entfernen des Fruchtfleisches werden die Bohnen getrocknet und anschließend geröstet.

Nicht nur als Genußmittel, auch wegen seiner vielseitigen Wirkung wird Kaffee in der Volksmedizin sehr geschätzt und auch häufig empfohlen. Er gilt als magenstärkendes, windtreibendes und verdauungsförderndes Mittel. Kaffee wirkt aber auch harntreibend und wird bei unterdrückter Menstruation, gichtigen Beschwerden sowie bei Wechsel- und Nervenfieber verabreicht. Hufeland machte bei Migräne und Nervenentzündungen Gebrauch von starkem Kaffee. In der richtigen Dosierung wirkt er anregend, beeinflußt die Herztätigkeit und den Kreislauf günstig. Er steigert die geistige

Leistung und hilft bei Erschöpfungs- und Schwächezuständen. Wer aber durch zu hohen Genuß von Kaffee schlaflos und unruhig geworden ist, dem kann – so paradox es klingen mag – wiederum mit Kaffee geholfen werden. Allerdings werden in diesem Fall ungeröstete Bohnen gekaut, deren Faserstoffe entgiftend wirken.

Vielen Menschen machen aber außer Koffein auch die Röstreizstoffe zu schaffen. Bei Gastritis (Magenschleimhautentzündung), Magen- oder Darmgeschwüren, Bauchspeicheldrüsenentzündungen, Gallensteinen und Lebererkrankungen wird Bohnenröstkaffee meist nicht oder nur schlecht vertragen. Aufstoßen und Sodbrennen sowie Magenbeschwerden können die Folge sein. Wer auf diese Weise reagiert, sollte auf Produkte ausweichen, deren Röststoffgehalt vermindert ist.

Monographie des BGA:	Kaffeekohle wird bei unspezifischem, akutem Durchfall sowie bei leichten Entzündungen der Mund- und Rachenschleimhaut verabreicht. Bei Durchfall ist die Einnahmedauer auf drei bis vier Tage zu begrenzen, danach ist ein Arzt aufzusuchen.
Homöopathie:	Schlaflosigkeit, Migräne, Herzneurose. Bei massenhafter Harnentleerung, wenn eine Harnsperre vorausgegangen ist.

Kamille *(Matricaria chamomilla)*

Schlüsselwörter:	Entzündungen, Schmerzen, Krämpfe und Wundheilung.

131

Die wohl bekannteste Heilpflanze der Volksheilkunde ist die Kamille. Es gibt auch heute kaum eine Hausapotheke, die nicht Kamillenpräparate enthält. Schon den Säuglingen wird Kamillentee zum Trinken gegeben, wenn sie sich nicht wohl fühlen. Es scheint, als wäre die Kamille das richtige Kraut »gegen alles«. Und gerade diese Meinung hat der Pflanze eher geschadet als gedient. Zwangsläufig mußte man sich die Frage stellen, ob solch ein einfaches Gewächs denn tatsächlich so wirksam sein kann, oder ob es nicht vielmehr nach dem Motto »Hilft es nicht, so schadet es nicht« angewendet wurde und wird.

So konnte es auch dazu kommen, daß die Heilkraft der Pflanze tatsächlich verkannt wurde, spottete doch 1915 der Chirurg Willinger, Professor an der Universität Berlin: »Die einzige Wirkung, die ich von Kamillentee in der Stomatologie (Lehre von den Krankheiten in der Mundhöhle) gesehen habe, ist eine Gelbfärbung der Zähne.« Doch auch hier gingen eines Tages moderne Technologie und wissenschaftliche Forschung Hand in Hand mit der Erfahrungsheilkunde. Die positiven Ergebnisse, die über Jahrhunderte beobachtet wurden, konnten den strengen Prüfungen der Medizin von heute gerecht werden. So ist die Kamille wieder zu Ehren gekommen und wird selbst in Kliniken verordnet und angewendet.

Bereits der lateinische Name der Pflanze läßt Rückschlüsse auf das Einsatzgebiet, das unsere Vorfahren für dieses Heilkraut hatten, zu. Von *Matricaria* läßt sich ableiten, daß sie als »Pflanze der Mütter« bei Frauenkrankheiten, wie Beschwerden der Menstruation, Niederkunft und Wochenbett, eingesetzt wurde. *Chamomilla* bedeutet wörtlich übersetzt »niedriger Apfel«, denn sie »reucht grün und dürr wie ein guter, zeitiger Apfel«, sagte der alte Frankfurter Stadtarzt A. Lonicerus (16. Jh.). Diese Duftwirkung wurde in früheren Zeiten oft genutzt, um starken Fäulnisgeruch einzudämmen.

Fleisch u. a. wurde mehrmals in Kamillentee getaucht und damit gewaschen. Der erfrischende Duft der Pflanze ließ den abgestandenen Gestank der Nahrungsmittel verschwinden. Ihr entfernt apfelähnlicher Duft kommt von einem ätherischen Öl, das in allen Teilen der Pflanze, besonders aber in den Blütenköpfen enthalten ist. Werden die gelben Kamillenblüten mit heißem Wasser destilliert, so erhält man überraschenderweise dunkelblaues Öl. In diesem ätherischen Öl sind Wirkstoffe enthalten, die krampflösende und schmerzstillende Eigenschaften besitzen. Allerdings ist die Ausbeute bei der Gewinnung des Öles eher spärlich, denn der Ölgehalt der in Deutschland gezogenen Kamille beträgt lediglich 0,6 bis 1,0 Prozent. Der Ertrag der ungarischen Kamille liegt gar bei nur 0,3 bis 0,56 Prozent.

Es gibt mehr als zwanzig Arten der Gattung *Chamomillae*. Die wirkungsvollste ist jedoch die »Echte Kamille«. Sie wächst bei uns verwildert auf Schuttplätzen und an Wegrändern, auf Bachäckern und Getreidefeldern. Große Kulturen werden in den Balkanländern und in Südamerika angepflanzt. Die einjährige Pflanze hat einen stielrunden, aufrechten, kahlen und meist sehr verzweigten Stengel. Sie wird ca. zwanzig bis sechzig Zentimeter hoch. Die spärlichen Blättchen sind fiedrig geteilt und bilden fadenförmige Spitzen. Am Ende der dünnen Stiele sitzen die Blütenköpfe, die in der Mitte einen gelben, anfangs flachen Blütenboden haben, der sich später zu einem konischkegelförmigen, hohlen Blütenboden wölbt. Auf seinem Rand sitzen zahlreiche weiße Zungenblüten. Blütezeit ist Mai bis September.

Der hohle Blütenkorb ist auch ein Merkmal der Echten Kamille. Bei der »Hundskamille« ist der Blütenboden dagegen kaum gewölbt und innen markig. Außerdem stehen bei ihr die Blütenblätter waagrecht, während sie bei der Echten Kamille nach unten gebogen sind. Man kann den Unterschied aber auch riechen. Während die Echte Kamille einen milden, aromatischen Duft verbreitet, hat die Hundskamille einen eher widerlichen Geruch und wird sogar vom Vieh verschmäht.

Wieder anders als die Echte Kamille ist die Strahlenlose Kamille. Ihr Name weist bereits darauf hin, daß die weißen Zungenblüten gänzlich fehlen. Sie ist ein niedriges Unkraut und kommt immer in großen Mengen auf einmal vor. Der Geruch der Blüten ist sehr streng, fast unangenehm. Zu erwähnen ist noch die Römische Kamille, die der Hundskamille gleicht. Bezüglich Inhaltsstoffen und Wirkungen ist sie der Echten Kamille jedoch ähnlich. Ihr Geruch ist aber weniger intensiv.

Kamille ist seit alters her ein beliebtes Heilmittel. Die nordischen Völker verglichen die gelben Blütenköpfe mit der Sonne und weihten deshalb die Pflanze dem Sonnengott Baldur. Den abergläubischen Vorstellungen des Mittelalters entsprechend schützte sie vor Hexen und bösen Geistern. Besondere Heilkraft sollte die Kamille besitzen, wenn sie am Johannistag beim Zwölf-Uhr-Läuten gepflückt wird. Es genügte bereits, wie es hieß, sie neben eine andere kranke Pflanze zu setzen, um dieser neue Lebenskraft zu verleihen. Vor allem wurde sie aber gegen die Plagegeister des Körpers eingesetzt. Dioskurides empfahl Kamillenbäder und -umschläge bei Kopfweh, Leber-, Nieren- und Blasenleiden. Paracelsus schätzte sie bei Grimmen, solchen Leiden, die von Ärger herrühren, bei Gelbsucht und Fieber sowie zum Reinigen von Wunden (innerlich und äußerlich). Matthiolus führte in seinem »New Kreuterbuch« viele Indikationen wie Blähungen, Magenerkältungen, Schmerzen im Magen, in Därmen, der Niere, der Blase, des Uterus, innere Geschwülste, Leber- und Milzverstopfung, Gelbsucht, Asthma, Lungenabszeß, Epilepsie, Darmkolik und Kröpfe an. Äußerlich verwendete er sie vorwiegend für Geschwüre, alte Wunden,

Hämorrhoiden und entzündete Augen. Das Kamillenöl »dienet sonderlich wol wider den Krampff«.

Die heutigen Anwendungsbereiche der Kamille sehen nicht viel anders aus als zu früheren Zeiten. Die Kamille wirkt krampflösend, entzündungshemmend und fördernd bei der Wundheilung. Große Dienste leistet sie insbesondere bei Magen- und Darmbeschwerden wie Völlegefühl und Blähungen, aber auch bei Magengeschwüren sowie akuten und chronischen Magenschleimhautentzündungen. Morgendliche Rollkuren können eine hilfreiche unterstützende Maßnahme sein.

Auch bei Unterleibsbeschwerden ist ihr krampflösender Effekt geschätzt. Bei entzündlichen Erkrankungen und Reizzuständen der Atemwege, aber auch bei Entzündungen der Stirn- und Kieferhöhle ist Kamillendampf ein höchst wirksames Mittel. Bei Zahnfleischentzündungen, entzündlichen Erkrankungen im Anal- und Genitalbereich, bei Hautausschlägen, bei schlecht heilenden Wunden, Furunkeln und Unterschenkelgeschwüren, zum Einweichen von Abszessen sind Umschläge und Bäder oder Spülungen zu empfehlen. Bleibeklistiere können bei leichten Entzündungen der Schleimhäute das therapeutische Konzept vervollständigen.

Am Rande sei noch erwähnt, daß Kamille sich zur Erhaltung und Pflege des natürlichen Schimmers blonder Haare empfiehlt. Außerdem ist Kamille ein wesentlicher Bestandteil vieler Hautpflegemittel.

Monographie des BGA:	Innere Anwendung: bei entzündlichen Erkrankungen des Magen-Darm-Traktes mit krampfhaften Zuständen. Äußere Anwendung: bei Haut- und Schleimhautentzündungen, Entzündungen des Zahnfleisches und des Zahnmarks, Entzün-

dungen und Reizzuständen der Atemwege und Entzündungen im Bereich der Geschlechtsorgane und des Afters.

Homöopathie: Schmerzüberempfindlichkeit, besonders
bei Nervenschmerzen im Kopf- und Ge-
sichtsbereich, aber auch bei (Muskel-)
Rheumatismus, bei Reizhusten, bei
Durchfall, bei krampfartigen Leibes-
schmerzen mit Schweißausbruch und
Brechreiz, bei Menstruationsstörungen
und in der Kinderheilkunde – insbesondere bei der Zahnung, wenn diese mit ge-
reizter, zorniger Stimmung einhergeht.

Knoblauch *(Allium sativum)*

Schlüsselwörter: Bluthochdruck, dickes und fettes Blut
und Verdauungsstörungen.

Kaum eine andere Pflanze teilt Anhänger und Gegner so sehr
in zwei Lager wie Knoblauch. Einerseits wird sie als Gewächs
gelobt, das von den Göttern gesandt wurde, andererseits
wird sie als »Stinkzwiebel« verleumdet. In den südlichen
Ländern findet die Knolle eher Zuspruch als im Norden.
Sogar noch im 19. Jahrhundert wurde in Norddeutschland
behauptet: »Wer Knoblauch im Übermaß ißt, wird verlaust.«
Doch selbst im knoblauchfreundlichen Spanien wurde im
Jahr 1330 ein Orden gegründet, dessen Mitgliedern es untersagt war, Knoblauch zu verwenden. Shakespeare hielt diese
Abneigung in seinem »Sommernachtstraum« für die Nach-
welt fest: »Eßt keinen Knoblauch, denn wir sollen süßen
Odem von uns geben.«

Von Zentralasien aus breitete sich die Knoblauchkultur schon vor rund fünftausend Jahren über Vorderasien und Ägypten aus. Die Römer brachten sie nach Deutschland. Dementsprechend vielfältig ist die Zwiebel in der Sagenwelt und als Nutzpflanze in der Volksmedizin vertreten.

Die Knoblauchknolle selbst besteht aus einer Achsenknospe und mehreren Beiknospen. Jede einzelne »Zehe« ist mit einem durchscheinenden Blatt umschlossen. Die Nebenzehen stehen dichtgedrängt aneinander und sind abgeflacht. Eine Knolle kann aus vier bis zwanzig Zehen bestehen und mitunter die Größe einer Faust erreichen. Die ganze Zwiebel ist von einer weißen, trockenen Hülle umgeben und hat zahlreiche kurze Wurzeln. Aus der Achsenknolle wächst ein stielrunder, kahler und je nach Standort zwischen dreißig und neunzig Zentimeter hoher Stengel, an dessen unterem Ende sich meist fünf Blätter befinden, die sehr lang und zugespitzt sind. An der Stengelspitze sitzt eine Blütendolde mit grünweißlichen bis weißrötlichen Blüten. Blütezeit ist Juni bis August. Neben den Blüten entstehen zwanzig bis dreißig eirunde »Blüten- oder Brutzwiebeln«. Diese fallen, wenn sie reif sind, von der Pflanze ab, werden vom Regen fortgespült und treiben an einem neuen Ort wieder aus. Im ersten Jahr entsteht eine »Stockzwiebel«, und erst im zweiten Jahr entwickelt sich daraus die üblich geteilte Knoblauchzwiebel.

Knoblauch wurde seit alters her dazu verwendet, sich selbst und Haus und Hof vor Hexen und Dämonen zu schützen. Kleinen Kindern hängte man eine Knoblauchschnur um den Hals, um sie vor dem »bösen Blick« zu bewahren. Selbst hochgestellte Persönlichkeiten, vor allem Prinzen, wurden mit einer Mischung aus Knoblauchöl und Wein gesalbt, um alles Übel von ihnen fernzuhalten. Der berühmt-berüchtigte Vampir Graf Dracula war bekanntlich nur mit Knoblauch zu vertreiben.

Darüber hinaus schätzte man diese Pflanze gegen Plagegeister des Körpers. Hippokrates setzte dieses Heilkraut bei Blähungen, Harnverhalten und Schwere im Kopf ein. Knoblauch wirkt sekretionsfördernd auf Magen, Darm und Galle, tötet gefährliche Fäulniskeime ab und begünstigt die für die Verdauung wichtigen Kolibakterien. Hildegard von Bingen behandelte Gelbsucht mit Knoblauch, für Lonicerus war er das bevorzugte Mittel gegen Würmer. Paracelsus empfahl eine äußerliche Anwendung bei Mastdarmvorfall und zur Behandlung von Geschwüren. Ebenso wurde Knoblauch bei Nierensteinen angewendet und als Mittel gegen die Pest gepriesen: »Esst Knoblauch und Bibernell, so sterbet ihr nit so schnell.« Knoblauch galt auch als »Allheilmittel der Bauern«. Sogar bei der Geburtshilfe war er geschätzt, weil er die Austreibung der Leibesfrucht unterstützte.

Das wahrscheinlich bedeutendste Anwendungsgebiet für Knoblauch konnte in den letzten Jahrzehnten wissenschaftlich bestätigt werden: Hochwertige Knoblauchpräparate senken die Fettspiegel im Blut, also Cholesterin und Triglyzeride, vermindern den Bluthochdruck, helfen bei Durchblutungsstörungen durch zu dickes Blut und verhindern die Bildung von Blutgerinnseln. Wenn man bedenkt, daß heute jeder zweite an Herz-Kreislauf-Erkrankungen (Arteriosklerose) stirbt, kann man die Wichtigkeit dieser Erkenntnis nachvollziehen.

Doch nützt es jetzt nichts, Knoblauchzehe um Knoblauchzehe in sich hineinzustopfen. Denn die Menge der Inhaltsstoffe dieser Pflanze kann nicht nur von Sorte zu Sorte (es gibt siebenhundert verschiedene Arten), sondern bereits von Zehe zu Zehe schwanken. Bei einer Zwiebel aus gutem Hause kann der Wirkstoffgehalt um das Dreizehnfache höher liegen als bei einer herkömmlichen Sorte.

Auch hier konnte Abhilfe geschaffen werden. Heutzutage

sind Knoblauchkonzentrate auf dem Markt, deren Wirkstoffgehalte standardisiert sind. Das heißt, es wird vom Erzeuger gewährleistet, daß in jedem Dragée die gleiche Menge des Hauptwirkstoffes Allicin enthalten ist. Auch gegen die »Geruchsbelästigung« konnte wirksam vorgegangen werden. Der Spruch: »Knoblauch ist gesund, aber macht einsam« gehört wohl der Vergangenheit an.

Monographie des BGA:	Zur Vorbeugung altersbedingter Gefäßveränderungen, zur Unterstützung bei erhöhten Blutfettwerten.
Homöopathie:	Arterienverkalkung, Bluthochdruck. Verdauungsbeschwerden bei starkem Fleischgenuß, Aufstoßen, Sodbrennen, Blähsucht und Verstopfung.

Lein, Flachs (Linum usitatissimum)

Schlüsselwörter:	Verstopfung, Darmträgheit, Magen- und Darmschleimhautentzündungen und Hautausschläge.

Wie sich doch die Zeiten (und der Geschmack) ändern. Der Grieche Herodot (490–420 v. Chr.), »Vater der Geschichte«, erhob mahnend den Zeigefinger, daß eine aus Leinwand üppig gefertigte Tracht doch »nur der Prunksucht diene ...« In den Jahrhunderten danach war es durchaus üblich, sich mit Samt und Seide, Gold und Edelsteinen zu schmücken. Aus den gestrengen Zeiten des Herodot ist heute nur das gute alte Leinen übriggeblieben. Flachs ist die älteste Kulturpflanze, die wir kennen.
Wahrscheinlich ist die Nutzung der Pflanze zur Herstellung

von Stoffen älter als ihre Verwendung als Genuß- und Heilmittel sowie ihre Funktion als Öllieferant. Als Nahrungsmittel wird Lein erstmals 650 v. Chr. von dem griechischen Dichter Alkman (7. Jh. v. Chr.) erwähnt.

Man sieht es der zarten Pflanze nicht an, daß daraus so widerstandsfähige Fasern gemacht werden können, daß aus ihrem Garn sogar Segel für Schiffe gewebt werden, die Sturm, Wetter und Wasser trotzen müssen. Im Alten Testament wird über den Anbau von Lein und der daraus gefertigten Leinwand mehrfach berichtet. Ebenso zeigen verschiedene Darstellungen von Flachskulturen, die in ägyptischen Bauwerken gefunden wurden, daß diese bis in das 14. Jahrhundert vor Christus zurückgehen. Auch in Europa wurde Flachs bis Mitte des 19. Jahrhunderts großflächig zur Fasergewinnung angebaut. Verdrängt wurde er erst durch Wolle und Baumwolle. Die ursprüngliche Heimat des Leines ist unbekannt, doch wird vermutet, daß die Pflanze aus dem Orient stammt. Aus spindelförmigen, dünnen Wurzeln wächst ein glatter, aufrechter Stengel, der bis zu einem Meter hoch werden kann. Die reichlich vorhandenen, lanzettartig schmalen, graugrünen und dreinervigen Blätter stehen wechselständig am Stengel, der sich erst im oberen Teil verzweigt. Blaue (manchmal auch weiße) fünfblättrige Blüten stehen endständig auf diesen Verzweigungen und zeigen nur für wenige Stunden ihre bescheidene Pracht, bevor sie ihre Blütenköpfe wieder senken. Dichter haben ein blühendes Flachsfeld mit dem offenen Meer oder dem strahlendblauen Himmel eines warmen Sommertages verglichen. Aus den Blüten bilden sich kugelige Kapseln, die eiförmige, flachgedrückte, vier bis sechs Millimeter lange, gelbe oder braune Samenkörner enthalten. Die ein- bis zweijährige Pflanze ist sehr empfindlich gegen allzugroße Wurzelfeuchtigkeit. Für die medizinische Nutzung werden vor allem die reifen Samenkörner (August bis September), aber auch die frischen blühenden Pflanzen (Juni bis Juli) verwendet.

In den hippokratischen Schriften wird Leinsamen innerlich als schleimiger Absud der Körner und äußerlich als breiiger Umschlag bei Unterleibsschmerzen, Weißfluß und gegen Katarrhe empfohlen. Theophrast (371–287 v. Chr.) im alten Griechenland war der erste, der Leinsamen gegen Husten anwendete. Aber auch als erweichendes Mittel bei Geschwüren und Furunkeln war die Anwendung geschätzt. Matthiolus mischte Leinsamen mit Essig und stillte damit Nasenbluten. Durch das Einträufeln von Leinsamenschleim konnten Fremdkörper aus den Augen leichter entfernt werden. Bei Gallenstein- und Nierenkoliken wirkten Einläufe mit Leinsamenauszügen wohltuend und schmerzstillend. Hildegard von Bingen empfahl Leinsamen, wenn »er in der Seite Schmerzen leidet« (Bauch- und Unterleibsschmerzen sowie Seitenstechen), und »wenn jemand an irgendeiner Stelle des Körpers durch (Feuer) Hitze gebrannt wurde« (bei Brandwunden, Sonnenbrand und Gürtelrose) eine Abkochung aus Samenkörnern. Darin tauchte sie ein »leinernes Tuch« und legte dieses noch warm auf die schmerzenden Stellen. Im Mittelalter war die medizinische Bedeutung nicht sehr groß. Heute erinnert man sich in der Volksmedizin wieder des »guten alten Leinsamens«, da chronische Verstopfung aufgrund falscher bzw. einseitiger Ernährung und mangelnder Bewegung unter der Bevölkerung stark zugenommen hat. Als »natürliches Abführmittel« eignen sich hervorragend die Körner der Pflanze: Sie werden – ohne vorher eingeweicht zu werden – mit viel Flüssigkeit eingenommen. Frisch geschroteter Leinsamen kann auch mit Apfelmus oder Müsli vermischt werden. Im Darm quellen die Körner dann auf und vermehren dadurch den Darminhalt. Gleichzeitig werden die Darmbewegungen angeregt und der verhärtete Kot erweicht. Das in den Körnern enthaltene Öl wirkt zusätzlich als Gleitmittel.

Doch darf man auch hier keine Wunder erwarten, und der Patient muß schon etwas Geduld aufbringen. Meist wurde der Darm über einen längeren Zeitraum – wenn nicht jahrelang – durch falsche Behandlung zur Trägheit »gezwungen«. Manchmal dauert es zwei bis drei Tage, bis dieser wieder zu funktionieren beginnt und nach einigen Wochen auch ohne Hilfsmittel »pünktlich« seiner Pflicht nachkommt.

Der norwegische Biologe Professor Paul A. Owren von der Universität Oslo hat festgestellt, daß Leinöl die Bildung von Blutgerinnseln in den Arterien und Venen verhindert und rät jedem, der zu Thrombose neigt, täglich einen Eßlöffel voll Leinöl zu schlucken. Bei Gallensteinkoliken werden ebenfalls Leinölkuren empfohlen. Dabei werden fünfzig bis sechzig Gramm Leinöl auf einmal eingenommen, und man legt sich anschließend eine halbe Stunde auf die linke Seite. Dadurch sollen die Steine schmerzlos über die Gallenwege abgehen können.

Eine Linderung bei schmerzenden Hämorrhoiden erzielt man durch Einreiben mit Leinöl. Heißer Leinsamen, in Säckchen abgefüllt und aufgelegt, lindert rasch die Schmerzen bei Gicht- und Rheumaanfällen.

Vor allem aber haben sich Leinsamenanwendungen bei nervösem Magen und Magen- und Darmschleimhautentzündungen wegen der beruhigenden und lindernden Eigenschaften des Heilkrautes bewährt. Umfangreiche Züchtungsversuche brachten besonders schleimfähige Leinsamensorten hervor. Diese Körner werden mit heißem Wasser übergossen, um sie dann zehn bis zwanzig Minuten ziehen zu lassen. Je nach Bedarf können davon zwei bis drei Tassen täglich getrunken werden. Der Schleim aus dem Leinsamentee legt sich wie eine zweite Haut über die krankhaften und entzündeten Stellen der

Magen- bzw. Darmschleimhaut und schützt diese nicht nur vor neuerlicher Reizung, sondern läßt dadurch die Entzündungen abklingen. Denn der Pflanzenschleim ist dem von unserem Körper produzierten Schleim sehr ähnlich und haftet auch ebenso fest wie dieser. Leinsamenabkochungen eignen sich auch für Rollkuren und als Einläufe bei Darm- und Gebärmutterkrämpfen. Trotz der in den Körnern vorhandenen Blausäure eignet sich Leinsamen für eine längerfristige Anwendung, da der Gehalt überaus gering ist. Irgendwelche Vorfälle sind bisher nicht gemeldet worden.

Monographie des BGA:	Innere Anwendung: bei immer wieder auftretender Verstopfung, Darmreizung und bei Dickdarmentzündungen. Als Schleimzubereitung auch bei Magenschleimhautentzündungen und Dünndarmentzündungen. Äußerlich als breiiger Umschlag bei Hautentzündungen.
Homöopathie:	Tinktur aus frischen Pflanzen wird bei Asthma, Heufieber, Blasenkatarrh und Bettnässen bei Kindern sowie bei chronischem Durchfall bei alten Leuten und bei Zungenlähmung angewendet.

Lindenblüten (*Flores tiliae*)

Schlüsselwörter: Erkältungskrankheiten, Husten und Steigerung der Abwehrkräfte.

Was den nordischen Völkern die Esche, den Franken die Ulme, den Kelten die Eiche, war anderen Germanen und den Slawen die Linde ein geweihter Baum. Er stand in der Mitte ihrer Ansiedlungen, und hier spielte sich nicht nur der Alltag, sondern spielten sich auch die besonderen Ereignisse der Dorfbewohner ab. Hier wurden Beratungen und Gericht abgehalten, Andachten und Feste gefeiert. Abends nach getaner Arbeit und Sonntag nachmittags versammelten sich die Dorfbewohner um den Baum herum, um in seinem Schatten Neuigkeiten auszutauschen und die Gerüchtebörse in Schwung zu halten. Auch Liebende trafen sich mit Vorliebe unter seinen Ästen, wie dies von Wilhelm Müller in seinem bekannten Gedicht (vertont von Franz Schubert) so berührend formuliert ist: »Ich schnitt in seine Rinden so manches liebe Wort ...« Viele Sagen, Gedichte und Lieder berichten heute noch vom geselligen Treiben der damaligen Zeit rund um den Stamm des Lindenbaumes.

Die Linde ist ein Laubbaum der gemäßigten Zone, bevorzugt lockeren, mineralreichen Boden an Waldrändern und Gebüschen, wird aber auch gerne als Alleebaum und in Park- und Gartenanlagen gepflanzt. Wir unterscheiden zwei Arten: Die Sommer- und die Winterlinde. Aus starken, breiten Wurzeln wächst ein Baum mit glattbrauner Rinde. Der eher kurze Stamm wird im Alter borkig. Die Winterlinde erreicht eine Höhe zwischen achtzehn und vierundzwanzig Metern, während die Sommerlinde sogar bis dreißig Meter hoch werden kann. Diese endgültige Höhe erreichen die Bäume in einem Alter von hundertfünfzig bis hundertachtzig Jahren. Anschließend beginnt das Dickewachstum.

Die breitherzförmigen Blätter stehen wechselständig, haben einen gesägten Rand und sind an der Unterseite weißlich weich behaart (Sommerlinde) bzw. haben rostbraune Haarbüschel (Winterlinde). Auch in der Blattgröße unterscheiden sich die beiden Arten: Die Blätter der Sommerlinde sind wesentlich größer als die der Winterlinde.

144

Der Baum trägt erst im Alter von zwanzig bis dreißig Jahren Blüten. Diese sind langgestielt, mit einem pergamentartigen, weingelben und lanzettlänglichen Flügelblatt verwachsen. Die Blüten, welche aus fünf kleinen grünlichweißen Kelchblättern und fünf gelblichweißen Kronenblättern mit vielen Staubgefäßen bestehen, bilden eine Trugdolde. Während der Blütezeit (Juni bis Juli) verbreitet sich weithin der angenehmer Duft des ätherischen Öles und lockt die Insekten in Schwärmen an. Die Winterlinde blüht ca. zwei Wochen später als die Sommerlinde. Gesammelt werden die Blüten ein bis vier Tage nach dem Aufblühen, anschließend werden sie rasch getrocknet und in dunklen Gefäßen aufbewahrt. Das ätherische Öl und damit auch die Inhaltsstoffe verflüchtigen sich sehr rasch bei falscher Behandlung.

Die Heilkraft der Lindenblüten war im Altertum noch nicht bekannt. Allerdings verwendeten die Ärzte zur Zeit um Christi Geburt bei Knochenbrüchen und Verstauchungen die Rinde und sogar das Holz des Lindenbaumes, um Schienen und andere Hilfsmittel herzustellen, die zur Ruhigstellung der Körperteile dienten. Geschwüre im Mund und an den Füßen wurden mit den Blättern des Baumes behandelt. Matthiolus fügte noch hinzu, daß er harntreibende und menstruationsfördernde Eigenschaften beobachten konnte. Äußerlich angewendet wirkten sie krampfstillend und »geschwulstzerteilend«. Aus dem Holz fertigten unsere Ahnen Lindenbast, aus dem nicht nur Stricke und Flechtwerk hergestellt wurden, er kam auch bei Brandwunden zur Anwendung. Kohle von Lindenholz half ihnen bei Koliken, Darmruhr, Epilepsie und gegen Blutspeien. Mit dem Saft des Baumes behandelten sie Haarausfall.

Hildegard von Bingen verwendete mit Vorliebe bei Gicht und Adernverkalkung die Erde, die sich um die Wurzeln des

Lindenbaumes befand, aber auch das Lindenwurzelholz
selbst. »Ein Mensch, der am Herzen leidet, nehme das Herz-
stück, das heißt, was in der Mitte der Lindenwurzel ist, und
mache es zu Pulver. Er esse das Pulver oft mit Brot, und er
wird es mit dem Herzen leichter haben.«

In den Kräuterbüchern des Mittelalters findet man keine
Eintragung über die Heilkraft der Lindenblüten. Erst allmählich erkannte man die schweißtreibenden und die abwehr-
kräftesteigernden Effekte des Lindenblütentees. Seither gilt
er als bewährtes Hustenmittel bei Erkältungskrankheiten,
und Pfarrer Kneipp empfahl ihn »als trefflich bei altem
Husten, bei Verschleimung der Lunge und der Luftröhre, bei
Unterleibsbeschwerden, die ihren Ursprung in der Verschleimung der Niere haben«.

Selbst Kinder trinken diesen wohlschmeckenden und aromatischen Tee sehr gerne, auch gilt er als Durststiller, der sie
gleichzeitig beruhigt. Beliebt ist, Lindenblüten mit Holunderblüten zu gleichen Teilen zu mischen und bei Erkältungen,
mehrmals am Tag eine Tasse, als Schwitztee in kleinen
Schlucken zu trinken. Aber auch bei der Vorbeugung leistet
er gute Dienste. Blütenkompressen werden ebenfalls in der
Kosmetik verwendet, da sie reinigend, sanft bleichend (läßt
Sommersprossen verschwinden) und antiseptisch wirken.

Monographie des BGA:	Bei Entzündungen der oberen Atemwege, insbesondere bei trockenem Reizhusten. Zur unterstützenden Behandlung bei Schwitzkuren.
Homöopathie:	Bei Rheuma, Heuschnupfen und Nesselsucht.

Löwenzahn *(Taraxacum officinale)*

Schlüsselwörter: Harnwege, Magen, Galle und Gallen-
und Nierensteine.

Des einen Freud. des anderen Leid – solch gemischte Gefühle
kann der Löwenzahn hervorrufen. Leidgefühle erfassen die
Rasenbesitzer: Hat sich diese Pflanze einmal im Garten ein-
genistet, ist sie so schnell nicht mehr aus diesem zu verban-
nen. Die kräftigen Pfahlwurzeln bohren sich bis zu dreißig
Zentimeter tief in den Boden und machen ein Ausrotten fast
unmöglich. Der Löwenzahn zählt zu den häufigsten Wiesen-
pflanzen und gedeiht – aufgrund seiner Genügsamkeit – in
ganz Europa, sogar bis in Höhen von dreitausend Metern.
Die hellgrünen Blätter, die aus einem Wurzelstock heraus-
wachsen, bilden eine grundständige Rosette, sind länglich
lanzettförmig und haben einen unregelmäßig gezähnten
Rand. Die röhrenartigen, glatten Blütenstengel können bis
zu fünfundzwanzig Zentimeter hoch werden und tragen
jeweils einen vielblättrigen Hüllkelch, der die vielen goldgelben Zungenblüten umgibt.
Abends und bei Regen schließen sich die Blüten und sehen
eher unscheinbar aus. Bei Sonnenschein strecken sie ihre
vollen Blütenköpfchen weit geöffnet der Sonne entgegen, und
ihre leuchtendgelben Blüten verwandeln so manche Wiese in
einen gelben Blütenteppich. Blütezeit ist April bis September.
Wurzeln, Blätter und Blütenstiele sind milchführend. Aus
den Blüten entwickeln sich kleine Früchte, die dichtgedrängt
auf dem kugeligen, weißlichen Fruchtboden stehen. Jedes
dieser dunklen zwei bis drei Millimeter langen Körnchen ist
oben mit einem ca. zehn Millimeter langen Haar und an
dessen Ende mit einem vielstrahligen Haarbüschel versehen.
Bei Wind trägt es die reifen Früchte wie einen Fallschirm

147

durch die Lüfte. Auch Kinder haben ihren Spaß, wenn sie die weißen Schirmchen wegpusten können (daher auch Pusteblume genannt).

Zur Freude anderer hilft der Löwenzahn gegen allerlei Beschwerden und Krankheiten. Sein guter Ruf besteht völlig zu Recht. Als Heilpflanze wird Löwenzahn erstmals im 11. Jahrhundert in den Schriften arabischer Ärzte erwähnt. Im 13. Jahrhundert taucht sie in den Kräuterbüchern deutscher Mönche auf. Sie empfahlen den Extrakt bei Augenentzündungen und als Schönheitsmittel. Auch Warzen sollen angeblich verschwinden, wenn man sie am dritten Tag des abnehmenden Mondes mit Löwenzahnsaft einreibt.

Das Heilkraut wurde gerne im Frühjahr zu sogenannten »Blutreinigungskuren« verwendet. Die Wirkstoffe des Löwenzahns aktivieren die Ausscheidung der Nieren und Leber und sind harntreibend. Namen wie »Seichkraut«, »Pißblom« und »Pissenlit« (Bettpinkler) nehmen Bezug auf diese Eigenschaft. Bei entzündlichen Erkrankungen der ableitenden Harnwege bewirkt die Heilpflanze Linderung. Die Extrakte des Löwenzahns wirken appetitfördernd, aktivieren die Magentätigkeit, besonders bei mangelhafter Fettverdauung. Die Sekretion der Galle und Bauchspeicheldrüse wird gefördert. Günstig beeinflußt wird auch die Bildung von Gallen- und Nierensteinen. Professor Weiß empfiehlt zur Ausschwemmung und zur Vorbeugung gegen Neubildung von Steinen Trinkkuren mit Löwenzahntee. Dabei werden über mehrere Wochen täglich mindestens eineinhalb Liter Löwenzahntee innerhalb einer kurzen Zeit getrunken. Durch diese »Teestöße« werden die Organe regelmäßig durchspült und der Stoffwechsel angeregt. Noch weit wesentlicher erscheint Weiß jedoch die Anwendung von Löwenzahn bei rheumatischen Gelenkerkrankungen zu sein. Weiters verhindert der hohe Gehalt an Vitamin B und C sowie an Provitamin A Skorbut.

Der wirksame Bestandteil Taraxizin ist im ganzen Kraut enthalten, besonders jedoch in der Wurzel. Blätter und Wurzeln werden getrocknet und für Teezubereitungen oder im rohen Zustand zur Saftgewinnung verwendet. Mit jungen Löwenzahnblättern lassen sich im Frühling schmackhafte Salate zubereiten. Da Löwenzahn keine Nebenwirkungen hervorruft, können Behandlungen mit diesem Heilkraut über längere Zeiträume unbedenklich durchgeführt werden.

Wüßten die Rasenbesitzer über die Heilkraft dieses »Unkrautes« Bescheid, sie würden Löwenzahn hegen und pflegen wie eine seltene exotische Zierpflanze.

Monographie des BGA:	Bei Verdauungsstörungen und Appetitlosigkeit. In Kombination mit anderen harntreibenden Drogen bei Harnwegentzündungen.
Homöopathie:	Bei Gelbsucht, Nieren- und Blasenreizung, Magenschleimhautentzündung, Pfortaderstauung, Gallenblasen- und Leberentzündung.

Malve *(Malva silvestris)*

Schlüsselwörter:	Husten, Heiserkeit, Darm- und Blasenbeschwerden.

An der Lausitz wurden Malvensamen gefunden, die aus der letzten Eiszeit stammen. Daraus läßt sich ableiten, daß bereits unsere Vorfahren diese Pflanze kannten und sich ihre Eigenschaften zunutze machten. Sie zählt somit zu den ältesten Heilpflanzen, und der griechische Dichter Hesiod (um 700 v. Chr.) erwähnte sie schon. Ebenso berichtete der römische Redner, Politiker und Schriftsteller Marcus Tullius Cicero in einem seiner Briefe, daß er ein mit Malve und Mangold zubereitetes Ragout gegessen habe, das stark abführend wirkte. Der hohe Schleimgehalt der Pflanze dient sozusagen als »Gleit- und Schmiermittel« und unterstützt dadurch die entzündete Magen- und Darmschleimhaut. Dioskurides schätzte die Malve deshalb als heilsames Mittel bei Darm- und Blasenbeschwerden. Sie galt sogar als hilfreich bei Vergiftungen.

Aus spindelförmigen Wurzeln, die tief in den Boden eindringen, wachsen runde, aufrechte und verästelte Stengel mit lockerem Mark. Das Gewächs ist normalerweise zweijährig, doch kann es aber durchaus vorkommen, daß es über mehrere Jahre gedeiht, besonders an Wegrändern und Schutthalden sowie Ödplätzen bis in eine Höhe von tausendzweihundert Metern. Die behaarten Stengel können eine Höhe von vierzig bis hundert Zentimetern erreichen. Ebenso mit haarigem Filz überzogen sind die gestielten, unregelmäßig gekerbten, hellgrünen und handförmig gelappten (drei- bis siebenlappig) Blätter. Rosaviolettfarbige Blütenkelche stehen in den Blattachseln auf kurzen Stielen. Jede Blüte besteht aus fünf Kelchblättern, die sich keilförmig nach unten verschmälern, mit dunklen Streifen durchsetzt und vorn eingebuchtet sind. Die Staubblätter sind zu einer Säule verwachsen. Beim Trocknen nehmen die Blüten eine blaue Farbe an, und wenn sie längere Zeit bei Licht gelagert werden, verfärben sie sich sogar weißlich. Scheibenförmige Früchte brachten der Pflanze den Namen »Käsepappel« ein. Kinder essen ihre Früchte gern. Das Heilkraut blüht von Juni bis Oktober, und es werden während dieser Zeit sowohl die Blüten als auch die Blätter zum Trocknen gesammelt. Junge frische Blätter können aber auch als Spinatgemüse und Blüten zum Einfärben von Zuckerware verwendet werden.

Hildegard von Bingen und Paracelsus lobten in ihren Schriften die Heilkraft der Malve. Hieronymus Bock (1498 bis 1554), Botaniker in Hornbach und Verfasser des »New Kreuterbuch«, wußte darüber zu berichten, daß die Malve »ein sonderlich artznei für die schwindsucht« sei, und er gebrauchte sie außerdem zum Erweichen des Stuhlganges, bei Milchmangel der Wöchnerinnen, bei hitzigem Fieber und Epilepsie. Gegen Haut- und Kopfgeschwüre sowie gegen Kopfschuppen empfahl er äußerliche Anwendungen. »In summa ... zu allen schmertzlichen und hitzigen presten des gantzen leibs.« Umschläge und Waschungen mit dem Absud aus Malve wurden zur Linderung von Schwellungen und Schmerzen, Furunkeln und gegen Juckreiz verwendet.

Kaspobln – wie die Böhmen dazu sagen – sind nicht nur sehr schleimhaltig, sondern beinhalten auch Gerbstoffe und Anthozyan Malvin. Diese Wirkstoffkombination hilft bei allen Krankheiten, die von Entzündungen begleitet sind – hauptsächlich aber in den Atmungsorganen. So wird es als Mittel zur Linderung des Hustens, bei Bronchitis, Angina und Heiserkeit geschätzt. Die reizmildernden Eigenschaften des Krautes werden zum Gurgeln bei Hals- und Rachengeschwülsten sowie Mund- und Zahngeschwüren eingesetzt.

Sie dürfen sich jetzt allerdings nicht wundern, wenn Sie sich einen »Malventee« besorgt haben, der weder hustenlindernd noch abführend wirkt. Die Ursache mag darin liegen, daß er keine Malvenblätter, sondern Hibiskusblätter enthält. Dieser Tee kann nur als »Genußmittel und Haustee« angesehen werden und darf natürlich nicht mit dem echten Malventee aus der Apotheke verwechselt werden, wenn Sie seine Heilkraft in Anspruch nehmen wollen.

Monographie des BGA:	Bei Schleimhautreizungen im Mund- und Rachenraum und damit verbunde- nem trockenem Reizhusten.
Homöopathie:	Nicht vorhanden.

Mariendistel *(Silybum marianum)*

Schlüsselworr:	Lebererkrankungen.

Kein Schmerz warnt uns, wenn die Leber langsam zugrunde-geht. Deshalb ist es so wichtig, die wenigen typischen Symptome zu kennen, durch die sich Lebererkrankungen verraten. Eine Studie an mehr als zweitausend Lebererkrankten hat gezeigt, daß 84 Prozent von ihnen über Druck im Oberbauch klagten, 82 Prozent über ständige Müdigkeit, 70 Prozent appetitlos waren, 58 Prozent unter Übelkeit und 31 Prozent unter Juckreiz litten.

Diese Beschwerden müßten also auf eine wirksame Leberbehandlung ansprechen. Und tatsächlich: Nach achtwöchiger Verabreichung eines Präparates aus der Mariendistel hatte der Druck im Oberbauch bei 97 Prozent der Betroffenen deutlich abgenommen, 57 Prozent waren sogar beschwerdefrei. Von den Dauermüden war die Hälfte wieder frisch, bei fast einem weiteren Viertel hatte sich die Müdigkeit deutlich vermindert. Die Appetitlosigkeit war in zwei Dritteln der Fälle behoben, bei 70 Prozent war der Juckreiz abgeklungen, und gar drei Viertel der von Übelkeit geplagten Patienten waren ihre Beschwerden los.

Ein wahrhaft erstaunlicher Erfolg bei einer Krankheit, gegen die es – wenn man den Lehrbüchern glaubt – kein wirklich hilfreiches Mittel gibt: Die Mariendistel macht's doch möglich! Das Heilkraut wurde schon vor zweitausend Jahren im alten Griechenland geschätzt, geriet aber später in Vergessenheit. Erst Hildegard von Bingen hat wieder auf diese Heilpflanze hingewiesen und der Arzt und Naturforscher Albrecht von Haller (1708–1777) ihre Bedeutung als Lebermittel hervorgehoben. 1968 wurde als eigentlicher Wirkstoff das Silymarin isoliert.

Der Legende zufolge soll der Gottesmutter, als sie Jesus stillte, Milch auf die Blätter getropft sein, die dort verlaufen ist, was die weißen Adern auf den Blättern beweisen. Auch in den volkstümlichen Namen »unserer frouwen distel«, Milch- oder Silberdistel kommt eine religiöse Vorstellung zum Ausdruck.

Die Heilpflanze ist ein Korbblütler mit einem mehrästigen Stengel, der gut einenhalb Meter hoch wird. Die glänzendgrünen Blätter sind an den Rändern dornig und gelappt, durch ihre Nervenstränge wirken sie weißlich gefleckt. Jeder Ast sowie der Stengel selbst tragen einen großen Blütenkopf mit purpurroten Blüten, die im Juli bis in den August hinein blühen. Die eiförmigen, großen Früchte sind braunfleckig und behaart, sie werden etwa ab Mitte August geerntet. Die zweijährige Pflanze gedeiht in Trockengebieten Südeuropas und Nordafrikas, Südamerikas und Australiens. In Steppengebieten kann sie regelrechte Distelwälder bilden, die fast zwei Meter hoch werden.

Die Wirkstoffe in den Extrakten dieser stacheligen Heilpflanze schützen die Leber. In erster Linie schützen sie vor den zerstörerischen Wirkungen von Giften, die Umwelt, Alkohol oder Medikamente liefern. Diese ungewöhnliche Schutzwirkung hat sich vor allem durch bestimmte Fälle beweisen lassen: Menschen konnten den Verzehr von Knollenblätterpilzen mit Hilfe der Mariendistel überleben.

Diese sehr gut verträgliche Pflanzenarznei bewirkt aber außerdem auch die Regeneration geschädigter Leberzellen. Diese wird dadurch möglich, daß sie den durch Gifte gestörten Stoffwechsel wieder normalisiert und den Aufbau von Eiweißbaustoffen beschleunigt. Deshalb wird durch dieses Mittel der Verlauf einer akuten Leberentzündung (*Hepatitis*) abgekürzt und sogar eine chronische Verlaufsform günstig beeinflußt.

Besonders eindrucksvoll sind die Ergebnisse von Untersuchungen über die Auswirkungen der Mariendistel auf Erkrankungen der Leber im fortgeschrittenen Stadium. Bekanntlich werden die Funktionen unseres wichtigsten Stoffwechselorgans zunächst einmal durch Einlagerung von Bindegewebe beeinträchtigt. In diesem Stadium muß dringend eingegriffen werden, um dem allmählichen Versagen vorzubeugen – einmal durch die Vermeidung von Lebergiften, zum anderen mittels wirksamer Präparate aus der Mariendistel.

Auf diese Weise ist es sogar gelungen, Patienten selbst im Stadium der Leberzirrhose zu helfen, auch wenn die Vernarbung eines Organes nicht mehr rückgängig zu machen ist. Aber der Einwirkung auf das verbliebene Gewebe dieser Superdrüse war es zu verdanken, daß der tödliche Prozeß verlangsamt werden konnte. Die Überlebenschance der Schwerkranken konnte deutlich vergrößert werden.

Monographie des BGA:	Verdauungsstörungen, Lebererkrankungen durch Vergiftungen. Unterstützende Behandlung der chronisch-entzündlichen Lebererkrankungen und der Leberzirrhose.
Homöopathie:	Zur Giftausleitung bei Leber- und Gallenleiden, bei Leberentzündung, Gelbsucht, Leberzirrhose, Gallensteinen, Pfortaderstauung, Bauchwassersucht und bei Hämorrhoiden.

Mate *(Ilex paraguariensis)*

Schlüsselwörter: Appetit, geistige und körperliche Ermüdung.

Wenn der Ertrag der Ernte bei den Indios zu gering war, um sie bis zur nächsten Ernte zu ernähren, oder wenn sie sonst nichts hatten, um ihren Hunger zu stillen, dann kauten die Indios die Blätter des Matebaumes. Sie bekamen zwar keinen vollen Magen, doch das Hungergefühl wurde nicht so stark empfunden. Ja, für geraume Zeit stellte sich sogar ein »Sättigungsgefühl« ein.

Die Eingeborenen nannten diesen Baum auch Yerba und brauten sich aus seinen Blättern einen Tee, den sie in einem ausgehöhlten Flaschenkürbis – Mate – zubereiteten. Nach ihm wurde dann einfach auch der Tee benannt. In vielen Teilen Südamerikas ist Matetee das Nationalgetränk schlechthin.

Schon 1578 brachten Mönche die Mateblätter nach Europa, weshalb der daraus zubereitete Tee in unseren Breiten auch »Jesuitentee« oder »St.-Bartholomé-Tee« genannt wurde. Diese Namensgebung ist bis heute noch – vor allem in England – gebräuchlich.

Beheimatet ist diese Pflanze im subtropischen und tropischen Südamerika, vor allem in Paraguay, Brasilien und Argentinien. Die Matebäume gehören zur Familie der Stechpalmengewächse und können zu sechs bis zehn Meter hohen Bäumen heranwachsen. In Plantagen werden sie der einfacheren Ernte wegen als niedrige Sträucher kultiviert. Die gestielten, immergrünen, länglich-ovalen Blätter fühlen sich ledrig an und haben einen kerbig gesägten Rand. In den Blattachseln wachsen kleine, weiße Blüten auf kurzen Stielen. Männliche und weibliche Blütenköpfe befinden sich auf getrennten

Ästen. Im Herbst reifen die etwa sieben Millimeter großen Steinfrüchte zu roten Beeren heran.

Für die Teegewinnung und medizinische Verwendung werden die Blätter gesammelt. Dazu hackt man die Spitzen der Zweige mit den Blättern ab. Da die Blätter sehr rasch schwarze Flecke bekommen, müssen sie unmittelbar nach dem Pflücken vorgetrocknet bzw. »zapekiert« werden; dabei zieht man die Zweige durch offenes Feuer. Erst danach erfolgt das eigentliche Trocknen auf den Sammelstellen. Dazu werden die Blätter ebenfalls über offenem Feuer bei einer Temperatur von 80 bis 100 Grad Celsius vier Tage lang gedörrt, was dem Tee seinen leichten, rauchigen Geschmack verleiht. Durch andere modernere Verfahren, wie z. B. ständiges Wenden im Heißlufttunnel, kann dieser Vorgang auf einige Stunden reduziert werden. Anschließend werden die Teeblätter fein geschnitten.

Mate enthält wie Kaffee auch Koffein und wirkt dadurch nicht nur anregend, sondern auch erfrischend und leistungssteigernd. Ebenso wurden harntreibende Eigenschaften festgestellt. Gegenüber dem Kaffee besitzt Mate den Vorteil, daß sich selbst bei Überdosierung weder Schlaflosigkeit noch Übererregbarkeit einstellen.

Kaffee und Mate wurden ziemlich zur gleichen Zeit in Europa eingeführt. Obwohl beide Pflanzen gleiche Wirkungen zeigen, hat sich nur Kaffee durchgesetzt. Es könnte an dem gewöhnungsbedürftigen Geschmack von Mate liegen, der durch Harze und Bitterstoffe etwas herb ausfällt: Seine Anhänger behaupten, Mate schmecke besser als schwarzer Tee, während böse Zungen der Meinung sind, Waschbenzin könne nicht viel anders schmecken. Wie dem auch sei – die Hersteller von Matezubereitungen haben versucht, z. B. mit Orangenaroma und Hibiskusblüten, den Geschmack zu verfeinern. Mate wird heute als unterstützende Maßnahme zur

Gewichtsreduktion empfohlen, besonders weil der Tee gleichzeitig der Müdigkeit, der Nervosität und der schlechten Laune entgegenwirkt.

Monographie des BGA:	Bei geistiger und körperlicher Ermüdung.
Homöopathie:	Nicht vorhanden.

Melisse (*Melissa officinalis*)

Schlüsselwörter: Nervenberuhigung, Schlaflosigkeit, Magen-Darm-Trakt, Bakterienhemmung und Reiz- und Fieberblasen *(Herpes simplex)*.

Eine steile Karriere kann die Melisse vorweisen: Die einstige Bienenpflanze hat sich als »Virusstopper« entpuppt.
Vor mehr als zweitausend Jahren wurde sie in der Literatur als Bienenkraut lobend erwähnt. Der Römer Plinius berichtet in seiner »Naturalis historia« über diese Eigenschaft: »Den Bienen ist keine andere Blüte lieber als Melisse.« Daher wurde dieses Kraut vorzugsweise in nächster Umgebung von Bienenstöcken angebaut, und neue Bienenkörbe wurden mit Melissensaft eingerieben. *Melissa* ist ein griechisches Wort und heißt Biene.
Das Geheimnis der anziehenden Wirkung auf Bienen konnte in der Zwischenzeit gelüftet werden. Bienen markieren ergiebige Futterquellen mit dem Sekret ihrer Nosonovdrüsen, das sowohl dem Geruch als auch den Inhaltsstoffen der Melisse ähnlich ist (wenn auch in anderen Mengenverhältnissen).
Dioskurides und Plinius waren auch die ersten, die über die Nützlichkeit dieser Pflanze in der Medizin berichteten. Me-

lisse wurde zum Reinigen von Wunden, bei Insektenstichen, Bauch-, Ohren- und Zahnschmerzen, Migräne, Frauenleiden, Magenkrämpfen, Ruhr und Verstopfung, bei Würmern und Pilzvergiftung verwendet.

Im Mittelalter erkannten erstmals arabische Ärzte den »großen Nutzen bei Kummer und Sorgen des Herzens« und machten damit auf die aufheiternde Wirkung der Heilpflanze aufmerksam. Voll des Lobes war auch Hildegard von Bingen. Für sie hatte die Heilkraft dieser Arzneipflanze einen besonderen Stellenwert: »Melisse vereint die Kräfte von fünfzehn anderen Kräutern in sich.« Wegen der beruhigenden Wirkung wurde Melisse auch gegen Herzleiden, bei Angstzuständen und Melancholie sowie Schlaflosigkeit verwendet. Äußerlich wurden die zerstoßenen Blätter als Umschlag bei Neuralgien und Rheuma eingesetzt. Aber auch bei Entzündungs- und Gelenkschmerzen, bei Quetschungen und Wunden, deren Vernarbung sie beschleunigt, und als Schönheitsmittel fand sie ihre Verwendung (weil sie die Haut reinigt). Motten und Fliegenmaden half sie vom Fleisch fernzuhalten. Melisse war nicht nur die Lieblingspflanze des großen Paracelsus, sie war für ihn das Heilmittel schlechthin. In seiner Wertschätzung hat er sie sogar dem Gold gleichgesetzt: »... so merkt, das nit alein das bös für unseren leib geschaffen ist, als gift, opiaten, sondern gleich so wol das gut, das unser leben so stark beschirmpt, als das verderbt, als gold und melisse.« Tatsächlich ist heute Melissenöl teurer als das Edelmetall. Für ein Kilogramm des kostbaren Öles muß man über 50 000 Mark bezahlen. Dieser horrende Preis ist auf den geringen Ölgehalt der Pflanze zurückzuführen. Die getrockneten Melissenblätter enthalten lediglich 0,02 bis 0,2 Prozent des ätherischen Öles. Eine besondere Melissensorte, die in Spanien angebaut wird, erreicht sogar den sensationellen Ölgehalt von 0,8 Prozent!

Eine der eifrigsten Melissenforscherinnen war die Klosterfrau Maria Clementine Martin (1775–1843). Sie studierte die heil- und naturkundlichen Schriften und lernte während ihrer Arbeit als Klosterapothekerin die geheimnisvollen Wirkkräfte der Arzneipflanze kennen. Immer wieder versuchte sie, alte Rezepturen zu verbessern. Sie sammelte praktische Erfahrung bei der Krankenpflege in den Krankenhäusern und auf den Schlachtfeldern der Napoleonischen Kriege. Es gelang ihr, ein eigenes Melissenwasser unter dem Namen »Klosterfrau Melissengeist« in Köln auf den Markt zu bringen. Ein Name, ein Begriff noch heute.

Die Bedeutung der Melisse in der Volksheilkunde ist bis heute erhalten. Der Verband Deutscher Drogisten hat sie zur Arzneipflanze des Jahres 1988 gewählt. Wegen ihrer Unbedenklichkeit und der unterschiedlichen Anwendungsgebiete eignet sie sich hervorragend zur Selbstmedikation.

Ursprünglich war Melisse im östlichen Mittelmeerraum bis Persien, dem Gebiet des Schwarzen Meeres und Vorderasien beheimatet. Über das Mittelmeergebiet gelangte sie in die Klöster- und Bauerngärten. Karl der Große (747–814) verfügte, daß Melisse als Heilpflanze in jedem Garten anzubauen sei. Seit dieser Zeit wird Melisse kultiviert. Sie kommt jedoch auch verwildert vor. Da sie aus südlichen Ländern stammt, ist sie sehr frostempfindlich, besonders im ersten Jahr. Die Pflanze gedeiht in unseren Breiten auf sonnigen und trockenen Plätzen mit leichtem Boden.

Melisse ist ein ausdauerndes Kraut, das bis zu fünfundzwanzig Jahre alt und neunzig Zentimeter hoch werden kann. Der Stengel ist vierkantig, aufrecht wachsend und leicht behaart. Die breiten kerbig gesägten, hellgrünen Blätter stehen kreuzgegenständig, sind kurzgestielt, ei- bzw. herzförmig und an der Oberseite behaart. Auf der unteren Blattseite befinden sich Drüsenschuppen, die das zitronenartig riechende ätherische Öl enthalten. Zerreibt man frisch gepflückte Blätter zwischen den Fingern, so verbreitet sich ein zitronenartiger Duft, welcher der Pflanze den Namen Zitronenmelisse einbrachte. Während der Blütezeit (Juli bis September) trägt die Pflanze weiße bis bläuliche, fünfzehn Millimeter große Lippenblüten, die in Scheinquirlen – zu drei bis fünf – in den Blattachseln stehen.

Für die Arzneimittelgewinnung werden die Blätter kurz vor und während der Blütezeit geerntet. Bei der Ernte und der anschließenden Trocknung der Blätter muß mit großer Sorgfalt vorgegangen werden. Denn der Ölgehalt – und damit auch der Wert der Inhaltsstoffe – verringert sich bereits während der ersten Monate nach der Ernte. Nach einer zweimonatigen Lagerung bei Raumtemperatur und Luftzutritt konnten nur noch 50 Prozent der ursprünglichen Werte gefunden werden. Der Erfolg des Ertrages ist sogar davon abhängig, in wie große Stücke die luftgetrockneten Blätter vor der Destillation zerkleinert worden sind.

Mittels hochmoderner Analyseverfahren konnten bisher in den oberirdischen Pflanzenteilen etwa zweihundertfünfzig verschiedene Inhaltsstoffe nachgewiesen werden, deren Einsatz sich auf drei Gebiete konzentriert.

Die bereits von unseren Vorfahren hoch geschätzte nervenberuhigende und schlaffördernde Wirkung der Melisse konnte mit den strengen Prüfmethoden unserer heutigen Zeit einwandfrei nachgewiesen werden. Ebenso bestätigt werden konnte die krampflösende Wirkung im Magen- und Darmbereich. Die Inhaltsstoffe der Droge lösen die Verkrampfungen auf und beseitigen Gase, die sich im Magen und Darm angesammelt haben. Neu hingegen ist, daß Melisse als bakterienhemmendes Mittel bei *Herpes simplex* (Reizbläschen oder Fieberblasen) erfolgreich eingesetzt wird. 1955 wurde

erstmals eine antibakterielle Reaktion des Melissenöls nachgewiesen.

Europaweit gibt es etwa dreihundert Arzneimittel auf dem
Markt, die in irgendeiner Form Melisse enthalten. Und es
werden in absehbarer Zeit sicher noch mehr werden, denn
durch die intensive Forschung werden immer neue Anwendungsgebiete erschlossen. Dabei darf aber nicht auf die ursprüngliche Darreichungsform vergessen werden. Zur Selbstbehandlung eignet sich die kurmäßige Anwendung mit Kräutertee hervorragend: Die getrockneten Blätter der Melisse mit
heißem Wasser übergießen und fünf Minuten zugedeckt ziehen lassen, abseihen und schluckweise trinken. Es muß dabei
allerdings darauf geachtet werden, daß die Dosierung nicht
zu niedrig ist, ein Heilerfolg kann sonst ausbleiben. Das unscheinbare Heilkraut ist sicher noch für Überraschungen gut.

Monographie des BGA:	Gegen nervöse Unruhe, bei Schlaflosig-keit, günstig bei funktionellen Magen-Darm-Beschwerden und Blähsucht.
Homöopathie:	Gegen Nervenschwäche, geistige und körperliche Ermüdung, Schlaflosigkeit, Migräne, Hysterie, Blähungen und ner-vöse Herzbeschwerden.

Mistel *(Viscum album)*

Schlüsselwörter:	Bluthochdruck, Herz- und Hirnsympto-me und Krebserkrankungen.

Welcher Pflanze sonst ist noch die Ehre zuteil geworden, nur
mit einem goldenen Werkzeug »geerntet« zu werden? Kaum
ein anderes Kraut hat im Reich der Mythen und der Sagen

solch eine große Rolle gespielt wie die Mistel. Vermutlich war dabei ausschlaggebend, daß die Schmarotzerpflanze in den Wipfeln der Bäume gedeiht – also mußte sie vom Himmel gefallen sein! Auch ihre immergrüne Farbe in den kahlen oder gar schneebedeckten Zweigen während des Winters ist ja wundersam genug. Die Priester der Gallier und der Germanen holten sie feierlich zu bestimmten Jahreszeiten von den Bäumen, vor allem wenn sie auf Eichen wuchs, galt sie als heilig. Und – wie könnte es anders sein: mit Hilfe dieser Pflanze konnten böse Dämonen gebannt werden. Was zur Folge hatte, daß sie auch als »Hexenpflanze« ein Begriff war. Die Ehrfurcht der Heilkundigen in der Volksmedizin vor der Mistel war schier grenzenlos. Ob bei Depressionen, bei Schwindelgefühlen oder Epilepsie, ob bei Herzbeschwerden oder Wassersucht, ob bei Unfruchtbarkeit oder Menstruationsstörungen, ob zur Beruhigung oder zum Zweck der Krampflösung – die Therapeuten vertrauten der Mistel.

Heute ist das Anwendungsgebiet erheblich eingeschränkt worden. Die längst bekannte blutdrucksenkende Wirkung hat dabei immer mehr an Bedeutung gewonnen. Offenbar steht dieser Effekt direkt mit dem Herzen in Zusammenhang, vielleicht auch mit dem Gehirn. Denn die Senkung des Blutdruckes geht auch mit einer Besserung des Befindens einher. Vor allem nehmen die Beschwerden in der Herzgegend ab, aber auch Kopfdruck und Schwindelgefühle sowie psychische Symptome, wie depressive Verstimmung, Überreiztheit und Aggressivität.

Eine besondere Rolle spielt die Misteltherapie in der Krebsbehandlung, und zwar als Zusatzmaßnahme. Mit der Operation allein ist es ja meist nicht getan, und die Behandlungsergebnisse von Bestrahlung und Chemotherapie sind leider unbefriedigend.

Die Grundlagenforschung hat gezeigt, daß die Mistelstoffe

die Krebszellen nicht direkt angreifen. Vielmehr haben sie eine Dreifachwirkung: Einerseits werden körpereigene Wirkstoffe freigesetzt, die in Steuerungsmechanismen eingreifen, zum anderen wird das Immunsystem mit seinen Killerzellen aktiviert. Drittens wird das Grundgewebe des Organismus, die Matrix, regeneriert. Dieses Superorgan ist das Lebensmilieu aller Organzellen und für ihre Versorgung und Entsorgung zuständig. Krebszellen haben einen eigenen Nährboden. Werden sie gezwungen, in einer gesunden Matrix zu leben, passen sie sich entweder an und verlieren ihre Bösartigkeit, oder sie gehen zugrunde.

Nachdem es gelungen ist, einen Spezialextrakt herzustellen, der besonders gut verträglich ist, kann dieser mittels Infusion direkt in die Blutbahnen getropft werden, was hohe Dosierungen möglich macht. Dieser Fortschritt läßt sich in einer Steigerung der Lebenserwartung von Krebskranken ablesen. Mistel ist ein schmarotzender Strauch, der bei uns auf Tannen, Apfelbäumen, Birken und Pappeln wächst und einen Durchmesser von einem Meter erreicht. Die fleischigen immergrünen Blätter stehen paarweise einander gegenüber, sind breit-zungenförmig und fühlen sich lederartig an. In der Zeit zwischen März und April erscheinen in den Verzweigungen männliche oder weibliche Blüten. Daraus bilden sich kleine, weiße schleimhaltige Beeren, die von den Vögeln gerne verzehrt werden. Durch die Ausscheidung der unverdauten Samenkörner sorgen sie für die Verbreitung der Pflanze auf andere Bäume.

Monographie des BGA:	Zur Linderung von Tumorkrankheiten. Außerdem zur Reiztherapie bei Gelenkrheuma, wobei mit einem (unerwünschten!) starken Entzündungseffekt im betroffenen Bezirk zu rechnen ist.

Homöopathie:	Bluthochdruck, arteriosklerotische Sauerstoffmangelzustände, Angina pectoris (Brustenge) mit Herzrhythmusstörungen. Epilepsie, Schwank- und Drehschwindel. Asthma bronchiale, Beschwerden in den Wechseljahren. Hilfsmittel bei der Behandlung von Krebs.

Mönchspfeffer *(Agnus castus)*

Schlüsselwörter:	Menstruationsstörungen und Wechseljahre.

Wenn es je einen Berufsstand gegeben hat, den es besonders nach den Früchten dieses ungewöhnlichen Strauches gelüstet hat, dann waren es die Mönche von einst. Es waren die Steinbeeren, die den Pfefferkörnern ähneln, die die Mönche verzehrten, und der Name Mönchspfeffer entstand.

Dazumal war man sich darüber einig, daß die Männer in den Kutten diese Steinfrüchte aßen, um ihre Fleischeslust zu dämpfen. Weshalb auch die Bezeichnung »Keuschlamm« für diese Heilpflanze gebräuchlich ist. Die Übersetzung des lateinischen Wortes agnus (Lamm) ist eine Verballhornung des griechischen Wortes agnos = unfruchtbar.

Tatsächlich sind die Früchte des Mönchspfeffers schon im Altertum auch bei Unfruchtbarkeit angewendet worden. Offensichtlich mit Erfolg, wie Studien von heute glaubhaft machen. Wurde doch durch sie nachgewiesen, daß Präparate aus dieser Heilpflanze bei Störungen des weiblichen Hormonhaushaltes wirksam sind.

So etwa bei Menstruationsstörungen, also unregelmäßigen oder ausbleibenden Monatsblutungen. Oder beim prämenstruellen Syndrom, den gefürchteten Beschwerden vor Eintreten der Regelblutungen. Neuerdings ist bekanntgeworden, daß Gesundheitsstörungen der Wechseljahre ausgezeichnet auf Mönchspfefferextrakt ansprechen. Und immer wieder hört man von Gynäkologen, daß dank Mönchspfeffer bis dahin unfruchtbare Frauen schwanger geworden sind. Er regt unter anderem die Hirnanhangdrüse an und stellt das gestörte Gleichgewicht der Hormone wieder her.

Es wurde sogar vermutet, daß es bei Männern nicht anders ist. Was bedeuten würde, daß die Mönche – unwissentlich oder wissentlich? – mit pflanzlichen Hormonstoffen ihre tugendhafte Enthaltsamkeit nicht gerade gefördert haben.

Das Eisenkrautgewächs gedeiht im Mittelmeerraum, aber auch in Asien, meist nahe an einem Wasserlauf oder an den Küsten der Meere. Der Strauch kann bis zu drei Meter hoch werden, hat fingerförmige, bis zu siebenfach geteilte Blätter. Seine dichten Blütenbüschel sind meist violett oder blau, können aber auch weiß oder rosa sein. Die dunklen Früchte haben einen pfefferminzähnlichen Geruch. Sowohl Blüte wie Frucht entwickeln sich erst nach dem Hochsommer, also gewissermaßen in der Nachsaison.

Monographie des BGA:	Bestimmte Menstruationsstörungen, Beschwerden vor der Monatsblutung und in den Wechseljahren, zur Förderung der Stilleistung.
Homöopathie:	Bei Depressionen und Neurasthenie (Symptombild der psychischen Übererregtheit bei gleichzeitiger krankhafter Erschöpfung), als Aphrodisiakum und bei Störungen von Libido und Potenz (in hoher Potenzierung).

Passionsblume *(Passiflora incarnata)*

Schlüsselwörter: Beruhigung und Schlaflosigkeit.

Auf die Heilkraft dieser exotischen Schlingpflanze ist man erst im vergangenen Jahrhundert aufmerksam geworden. Doch seit dieser Zeit machte sie immer öfter von sich reden. Anlaß sind die beruhigenden und schlaffördernden Eigenschaften der Passionsblume. 1867 haben amerikanische Ärzte erstmals die heilkräftige Wirkung bestätigt. Die Blätter und Blüten dieser Pflanze sind Bestandteil vieler nervenberuhigender Teemischungen und Arzneipräparate. Meist wird sie allerdings in Verbindung mit anderen Heilpflanzen des gleichen Wirkspektrums angewendet, da die eigenen schlaflockenden Substanzen nur eine sehr milde Wirkung haben. Doch unterstützen und fördern sie in hervorragender Weise die Inhaltsstoffe anderer schlafbringender Heilpflanzen.

Beheimatet ist die *Passiflora incarnata* in den feuchten Wäldern Südamerikas und Ostindiens. Doch wird sie gern auch in nördlichen Regionen an sonnigen Hausmauern als Zierpflanze wegen ihrer äußerst dekorativen Blüten gezogen. Diesen Blüten innerhalb der weißvioletten Blumenblätter, die an eine Dornenkrone erinnern, verdankt die Pflanze auch ihren Namen. An den rankenden Zweigen stehen langgestielte, dreiteilige, breitovale Blätter mit gezähntem Rand. Aus den Blüten reifen gelbe eiförmige Früchte mit einem schleimigen Fruchtfleisch, das zur Herstellung von Erfrischungsgetränken verwendet wird, da es wohlriechend und sehr reich an Vitamin C ist.

Monographie   Nervöse Unruhezustände (meist in
des BGA: Kombination mit anderen beruhigenden
     Pflanzen).

Homöopathie:	Schlaflosigkeit, Nervosität, bei Erschöpfung nach längerem Schlafentzug, ebenso bei Folgezuständen von Morphiumvergiftung. Abmagerung, Appetitlosigkeit, Verstopfung, fahle Gesichtsfarbe, Unruhe und Erregungszustände.

Pfefferminze *(Mentha piperita)*

Schlüsselwörter:	Bauchreiz, Erbrechen, Galle-, Leber- und Darmleiden.

Eine Nymphe namens Minthe war – so die Sage der griechischen Mythologie – die Geliebte des Gottes Hades. Als dessen Ehefrau Persephone ihnen auf die Schliche kam, trampelte das eifersüchtige Eheweib die Nebenbuhlerin in zügellosem Zorn zu Tode. Das Mädchen aber nahm eine andere Gestalt an und verwandelte sich in die aromatische Minze. Das soll auch der Grund dafür sein, daß die Pflanze um so süßlicher riecht, je fester sie gestoßen wird.

Man vermutet, daß Pfefferminze bereits im Altertum als Gewürz- und Heilpflanze geschätzt war. Der Altertumsforscher Masperro öffnete 1881 in Ägypten ein Mumiengrab aus der Zeit zwischen der 20. und 26. Dynastie (1200–600 v. Chr.) und entdeckte in der Gruft den Rest eines Blumengebindes aus unserer heutigen Pfefferminze. Da in Unterägypten diese Pflanze aber nie wild gewachsen war, konnte sie nur kultiviert worden sein.

Das zu den Lippenblütlern zählende Kraut ist eine Kreuzung, deren Stammpflanze wir gar nicht mehr kennen. Man bezeichnet sie als Mehrfachbastard. Das bedeutet, daß die einzelnen Formen immer wieder gekreuzt wurden. Durch die jahrhundertelange Kultivierung der Mentha-Arten ist die Pflanze veredelt, aber auch empfindlicher und anfälliger geworden. Wird sie nämlich nicht alle zwei Jahre verpflanzt und bleibt der Standort über mehrere Jahre hindurch gleich, so verwildert sie. Dadurch verändern sich sowohl der Geschmack als auch das Aussehen, die Wirkstoffe verringern sich.

Aus einem flachen, holzigen Wurzelstock mit vielen unter- und oberirdischen Ausläufern wachsen zwischen vierzig und achtzig Zentimeter hohe vierkantige Stengel, die sich im oberen Teil stark verzweigen. Die langgestielten Blätter stehen einander kreuzweise im Paar gegenüber, sind länglich-elliptisch und erreichen eine Größe von vier bis acht Zentimeter Länge. Die Farbe der Blätter variiert zwischen hell- und dunkelgrün, manchmal sogar ins Rötliche gehend. Auf der Unterseite befinden sich etliche Drüsen, die durchscheinen, wenn man die Blätter gegen das Licht hält. Der Rand ist grob gesägt, die Blätter sind von fünf bis acht Seitennerven durchzogen. Kaut man die Blätter, so schmecken diese angenehm und scharf wie ein Gewürz, zuerst erwärmend und dann kühlend.

In den ährenförmigen Blütenständen stehen die weißlichrosa bis lilafarbenen Blüten dicht gedrängt. Blütezeit ist Juni bis Juli. Die Vermehrung des Krautes erfolgt durch Verpflanzung der Ausläufer. Auf humusreichen, feuchten Böden gedeiht Pfefferminze sehr rasch. Sowohl die Blätter als auch die blühenden Triebe werden für die medizinische Weiterverwendung in der Zeit zwischen Juli und Oktober gesammelt. Dazu wird die Pflanze in ganz Europa angepflanzt.

Hildegard von Bingen zählte 1136 in ihrer »Physica« drei Arten von Pfefferminze auf und beschrieb ausführlich ihre Heilwirkungen. Über die Poleiminze etwa wußte sie zu berichten: »Wenn jemand die Poleiminzenblätter oft mit Salz roh ißt und sie als einziges Gewürz (beim Kochen und Braten) den Fleischgerichten zusetzt, dem macht es seinen kalten Magen warm und sogar, wenn der Magen voll Eitergift wäre, reinigt es ihn und heilt.«

Lonicerus rühmte die Pflanze als magenstärkend und verdauungsfördernd, bezeichnete sie auch als »eine köstliche Herzstärkung«, verwendete sie außerdem mit Erfolg bei Verstopfung der Leber, Milz und Harnwege sowie bei Menstruationsstörungen. Äußerlich angewendet wurde sie schon damals bei Zahngeschwüren und üblem Mundgeruch. In manchen Gegenden wird die Pfefferminze als reinigend nach der Geburt bezeichnet, sie soll auch harte Brustwarzen erweichen.

Der Arzt Professor Weiß empfiehlt das Kraut vor allem: 1. wegen der leichten Betäubung der Magenschleimhaut bei Übelkeit, Brechreiz und Erbrechen (auch bei Reisebeschwerden); 2. weil es die Galle- und Lebertätigkeit anregt: Sowohl die Produktion der Gallenflüssigkeit als auch der Abfluß in die Leber werden gefördert (Experimente haben gezeigt, daß die Gallensekretion um das Neunfache der Norm gesteigert werden konnte); 3. wegen der milden, gärungswidrigen und desinfizierenden Eigenschaften bei abnormen Zersetzungsprozessen im Magen-Darm-Bereich (Blähungen, übelriechender Stuhl und Krämpfe).

Pfefferminze vermindert zudem die Sekretion der Nasenschleimhaut, und es empfiehlt sich daher, bei Schnupfen Dämpfe und Inhalationen mit Minze durchzuführen. Bei Entzündungen im Mundbereich können Spülungen mit Minzepräparaten rasche Linderung bringen. Bei Kopfschmerzen hat es sich bewährt, Stirn, Nacken und Schläfen mit einigen Tropfen der Tinktur einzureiben. Auch Hautjucken und Neuralgien können mit dieser Maßnahme besänftigt werden. Ein paar Tropfen Pfefferminzöl auf einem Stück Zucker erfrischen und regen an. Besonders an heißen Tagen und bei Schwindel zu empfehlen.

Monographie des BGA:	Pfefferminzblätter: bei krampfartigen Beschwerden im Magen-Darm-Trakt sowie der Gallenwege. Pfefferminzöl: Innere Anwendung: bei krampfartigen Beschwerden im Magen-Darm-Trakt und der Gallenwege. Entzündungen der Atemwege, Entzündungen im Mund- und Rachenbereich. Äußere Anwendung: bei Muskel- und Nervenschmerzen.
Homöopathie:	Zur Behandlung von Gallensteinkoliken, Heiserkeit, Halsschmerzen und trockenem Husten.

Ringelblume *(Calendula officinalis)*

Schlüsselwörter:	Wunden, Geschwüre, Schleimhaut, Gallen- und Leberleiden.

Ringelrose, Ringelblume, Goldblume, Regenblume, Stinkblume, Studentenblume, Warzenblume, ja sogar Totenblume wird diese Pflanze im Volksmund genannt. Und jeder Name nimmt auf eine bestimmte Eigenschaft des Krautes Bezug. Ringelblume, weil sich die Samenkörner raupenähnlich einrollen. Regenblume, weil es tagsüber zu regnen beginnt, wenn sich die Blütenköpfe morgens nicht öffnen. Warzenkraut, weil der Pflanzensaft Warzen verschwinden läßt. Stinkblume, weil das Kraut für so manchen eher unangenehm riecht. Und Totenblume nicht etwa, weil die leuchtendgelben Blütenköpfe Friedhöfe farblich aufmuntern, sondern weil sie »fast Vergiftete wieder ins Leben zurückholt«, wie es Hildegard von Bingen ausdrückt, und der Extrakt eines der wirksamsten Entgiftungsmittel für sie darstellt.

Bei der Ringelblume dürfte es sich um eine eher jüngere Heilpflanze handeln, denn es läßt sich nicht eindeutig nachweisen, daß sie schon von den Ärzten der Antike zu Heilzwecken benutzt wurde. In der Anbauverordnung der Kapitularien Karls des Großen findet man sie nicht. Erst Aufzeichnungen aus dem 12. Jahrhundert erwähnen sie als Heilpflanze.

Calendula stammt aus den Mittelmeerländern und dem Orient, ist ein einjähriges Korbblütengewächs, das bis zu fünfzig Zentimeter hoch werden kann. Aus der spindelförmigen Pfahlwurzel mit fasrigen Verzweigungen wächst ein aufrechter, im oberen Teil verästelter, flaumig behaarter Stengel, an dem die lanzettlänglich-ovalen, saftgrünen, ebenfalls behaarten und unbestielten Blätter wechselständig wachsen. Nach oben hin werden diese kleiner und schmäler. Die orangegelben Zungenblüten stehen dichtgedrängt in einem grünen Blütenkörbchen, das jeweils einzeln von einem Nebenzweig getragen wird. Das ganze Kraut fühlt sich klebrig an und hat einen bitteren Geschmack. Es liebt viel Sonne, leicht humosen Boden und blüht von Juni bis Oktober. Für die medizinische Nutzung werden sowohl die Blüten als auch Blätter und Stengel verwendet. Verwildert kommt diese Pflanze nur selten vor, sie wird aber mit Vorliebe aufgrund der bis zu fünf Zentimeter großen, leuchtenden Blütenköpfe als Zierpflanze in den Gärten gezogen.

Hildegard von Bingen erwärmte bei Vergiftungen Wein, gab reichlich Ringelblumen hinzu und ließ ihre Patienten davon trinken. Ebenso kochte sie die Pflanze mit Wasser ab und legte die Kräuter nach Abpressen der Flüssigkeit den Kranken auf den Magen, denn »das macht das Gift geschmeidig, und es wird von ihnen ausgeschieden«. Bei Kopfflechten und Kopfgrind vermischte sie den Saft der Pflanze mit Wasser und

Mehl zu einem Teig, der neun Tage lang immer wieder auf die Kopfhaut aufgetragen wurde. Für Lonicerus war *Calendula* ein magenerwärmendes Mittel gegen Leberleiden; äußerlich wendete er es bei Zahnschmerzen und gegen Milzbeschwerden sowie bei Augenentzündungen an. Matthiolus rühmt die Heilkraft der Ringelblume bei mangelnder Periode und Gelbsucht. Eine Räucherung mit Blüten und Kraut sollte seiner Meinung nach die Geburt beschleunigen.

1817 glaubte der schwedische Arzt Westring in der kleinen Ringelblume ein Mittel gegen die große Krankheit Krebs gefunden zu haben. Dadurch wurde das Kraut Mitte des vorigen Jahrhunderts zum Modemittel gegen diese Krankheit schlechthin, und in den Apotheken mußten stets große Mengen davon vorrätig sein. Doch die Realität konnte dem Ruf der Pflanze nicht gerecht werden, und so geriet sie wieder in Vergessenheit. Erst Pfarrer Kneipp machte ihrem Schattendasein ein Ende und verwendete sie gegen Geschwüre, die »recht böse und giftig aussehen«. Nach seinen Anordnungen wurden Blüten und Blätter in Schweineschmalz gesotten und zu einer Salbe verarbeitet. Bei Magenschleimhautentzündungen und Magengeschwüren ließ er seine Patienten sechs- bis achtmal am Tag eine Tasse Ringelblumentee trinken.

In der heutigen Volksmedizin hat die Ringelblume immer noch ihren festen Platz und wird als Teeaufguß – ein Löffel voll getrockneter Blüten auf eine Tasse – zur Förderung der Gallensekretion, bei mangelnder Menstruation (eine Woche vor Beginn der Periode mit der Behandlung beginnen), bei Neigung zu Magengeschwüren und bei Leberstörungen verwendet. Äußerlich als Tinktur aufgetragen hilft sie bei Quetschungen, schlecht heilenden und frischen Wunden, wie Stich- und Schnittwunden. Ringelblumenbäder helfen auch bei Fußschweiß, und Gesichtskompressen mit den Strahlenblüten werden bei Akne empfohlen. Verhärtete Brüste von stillenden Müttern und entzündete Brustwarzen werden mit Ringelblumenöl erfolgreich behandelt. Aber auch Ringelblumensalbe, die messerrückendick auf einen Leinenlappen aufgetragen und auf die Wunde oder das Geschwür gelegt wird, bewirkt rasche Besserung.

Monographie des BGA:	Zubereitungen aus den Blüten der Ringelblume eignen sich zur lokalen Anwendung bei entzündeter Mund- und Rachenschleimhaut und äußerlich als Umschläge und Spülungen bei schlecht heilenden Wunden, wie Unterschenkelgeschwüren, sowie zur Wundreinigung bei stark verschmutzten oder infizierten Wunden.
Homöopathie:	Innerlich und äußerlich bei rissigen frischen und alten Verletzungen und bei Unterschenkelgeschwüren.

Rosmarin *(Rosmarinus officinalis)*

Schlüsselwörter:	Kreislaufschwäche, Durchblutungsstörungen, Verdauungsstörungen, Rheumatismus und Gicht.

Bei wichtigen Anlässen im Leben unserer Vorfahren durften bestimmte Blumen und Kräuter keinesfalls fehlen. Den Vorrang unter den erwählten Pflanzen sowohl bei freudigen wie auch bei traurigen Familienereignissen hatte unstreitig der Rosmarin. Der Brauch, die Braut mit gebundenem Rosmarin zu bekränzen und den Hochzeitsgästen einen Rosmarinzweig anzustecken, wird in manchen ländlichen Gegenden heute noch gepflegt. Ob der intensive Duft des Krautes die Gesellschaft fröhlich stimmen sollte? Auch bei der Taufe spielte dieser Strauch eine Rolle. So hat man in früheren Zeiten zu diesem Fest Geld in einem Sack gesammelt und in den zugebundenen Beutel einen Rosmarinstengel gesteckt, so daß dieser oben herausschaute. Mit dem Reim: »Hier bringe ich dem Paten einen Strauß herein, der riecht nach lauter Rosmarein. Die Wurzel wird das Beste sein« übergab man das Geschenk. Rosmarin galt aber gleichfalls als geheiligte Pflanze der Freundschaft und der Erinnerung und war das Symbol der Treue. Deshalb legte man auch den Toten ein Sträußlein davon in den Sarg.

Rosmarin gehört zu den Lippenblütlern und war ursprünglich in den Ländern des Mittelmeeres beheimatet. Er liebt sonnige, warme Plätze und ist sehr frostempfindlich. Schon im Altertum wurde er als Heil- und Gewürzpflanze kultiviert. In kühleren Gegenden hat es sich bewährt, Rosmarin als Kübelpflanze im Hausinneren überwintern zu lassen. Aus dem Wurzelstock wächst ein bis zu zwei Meter hoher Halbstrauch. Die Äste sind zur Hälfte verholzt und haben eine schuppige, borkige Rinde. Im oberen Teil ist er krautig, und die Zweige sind hellbraun bis grünlich. Die immergrünen Blätter sind lederartig, lanzettlich geformt und an den Rändern zurückgerollt. Sie enthalten 1 bis 2,5 Prozent ätherisches Öl, das durchdringend aromatisch, kampferartig riecht. Die Blüten sind blaßblau und stehen an kurzen Trieben in zwei- bis zehnblütigen Büscheln auf den Blattachseln. Blütezeit ist April bis Juni. Die Blätter werden während der Blütezeit geerntet und anschließend bei leichtem Luftzug getrocknet. Die ganze Pflanze hat einen stark aromatischen Geruch. Für Schafe ist das Kraut eine wahre Delikatesse, die sie mit Vorliebe fressen.

Tabernaemontanus weist darauf hin, daß der Rosmarin

»nicht allein um der Kräntze willen von den Jungfrauen in den Gärten gezielet wird, sondern auch in der Artzney ein nützlich Kraut ist«. Er empfiehlt, das Genick mit Rosmarinöl einzureiben, um einen Schlaganfall zu verhindern. Aus dem Holz soll man seiner Meinung nach Zahnstocher machen. Auch Lonicerus hielt sich bei der Zahnhygiene an dieses Holz: »Von den Holtz Kohlen gebrannt, und von den Stengeln gepülvert, das Pulver in ein seiden Tüchlein vermacht, und die Zähn damit gerieben, macht dieselbigen frisch und tödtet die Würmer darin.« Weiters verwendete er die Pflanze als blutreinigendes, harn- und schweißtreibendes, verdauungs- und menstruationsförderndes Mittel, gegen Epilepsie und zur Erhöhung der Fruchtbarkeit bei den Frauen. Im Mittelalter hat man gegen die Blässe Brot mit Schmalz und Rosmarin gegessen. In Ziegenmilch gekocht galt er als Mittel gegen die Schwindsucht. Üblen Mundgeruch beseitigte man durch das Kauen von Rosmarinblüten. Das Rosmarinöl verwendete man gegen Kopfschmerzen.

Aus Rosmarin werden heutzutage Präparate erzeugt, die anregend auf Kreislauf, nervenstärkend und auf den menschlichen Organismus aufbauend wirken, wie Rosmarinbadezusätze. Wer aber sein Bad selbst zubereiten möchte, nimmt für ein Vollbad fünfzig Gramm Rosmarinblätter, übergießt diese mit einem halben Liter kochendem Wasser, fünfzehn Minuten ziehen lassen und anschließend dem Badewasser zugeben. Achten Sie bitte darauf, Rosmarinbäder keinesfalls abends zu nehmen, da diese wegen ihrer anregenden Wirkung schlaflos machen. Um eine optimale Wirkung zu erzielen, sollte man nach dem morgendlichen Bad noch eine Stunde ruhen. Für Berufstätige bietet sich das Wochenende für eine Badekur an. Rosmarinblätter helfen auch bei Durchblutungsstörungen, Gicht und Rheumatismus, Quetschungen und Verstauchungen.

Kneipp empfahl bei Nervosität, Herzbeschwerden, Appetitlosigkeit sowie Menstruationsbeschwerden zweimal täglich ein Gläschen des guten Rosmarinweines nach dem Essen. Dazu werden eine bis zwei Handvoll Rosmarinblätter in einem Liter Weißwein eine Woche lang angesetzt und gefiltert. Wer keinen Alkohol trinken möchte, erzielt die gleiche Wirkung mit einem Eßlöffel Rosmarinsaft, zwei- bis dreimal täglich eingenommen.

Nicht nur für ältere Menschen, sondern auch für jene, die infolge von Überarbeitung oder durch eine Krankheit, wie Grippe oder Operation, geschwächt sind, eignen sich Rosmarinzubereitungen zur raschen Regeneration. Rosmarintropfen oder Rosmarintee, der aus den getrockneten Blättern des Strauches zubereitet wird – für eine Tasse einen Teelöffel voll mit heißem Wasser überbrühen, zehn Minuten ziehen lassen, abseihen und schluckweise so heiß wie möglich trinken –, fördern den Kreislauf, stärken Magen, Leber und Darm, beseitigen nervöse Unruhe und Schwindel. Gesichtsdampfbäder machen müde Haut munter, zart und weich.

Monographie des BGA:	Bei Verdauungsbeschwerden, äußerliche Anwendung bei Kreislauflabilität sowie zur unterstützenden Behandlung rheumatischer Erkrankungen. Als sehr anregend können Rosmarinvoll- oder -teilbäder bezeichnet werden.
Homöopathie:	Zur Behandlung von Gedächtnisschwäche, Kopfschmerzen und geistiger Abgespanntheit.

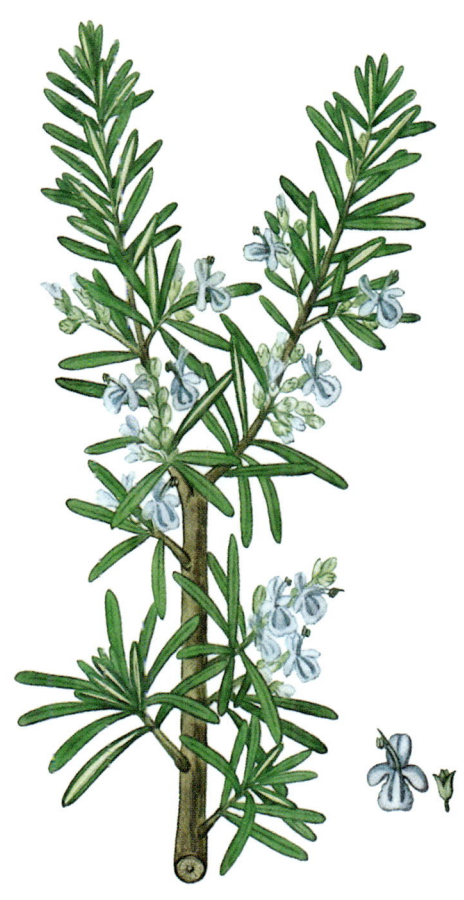

Rosmarin
Rosmarinus officinalis

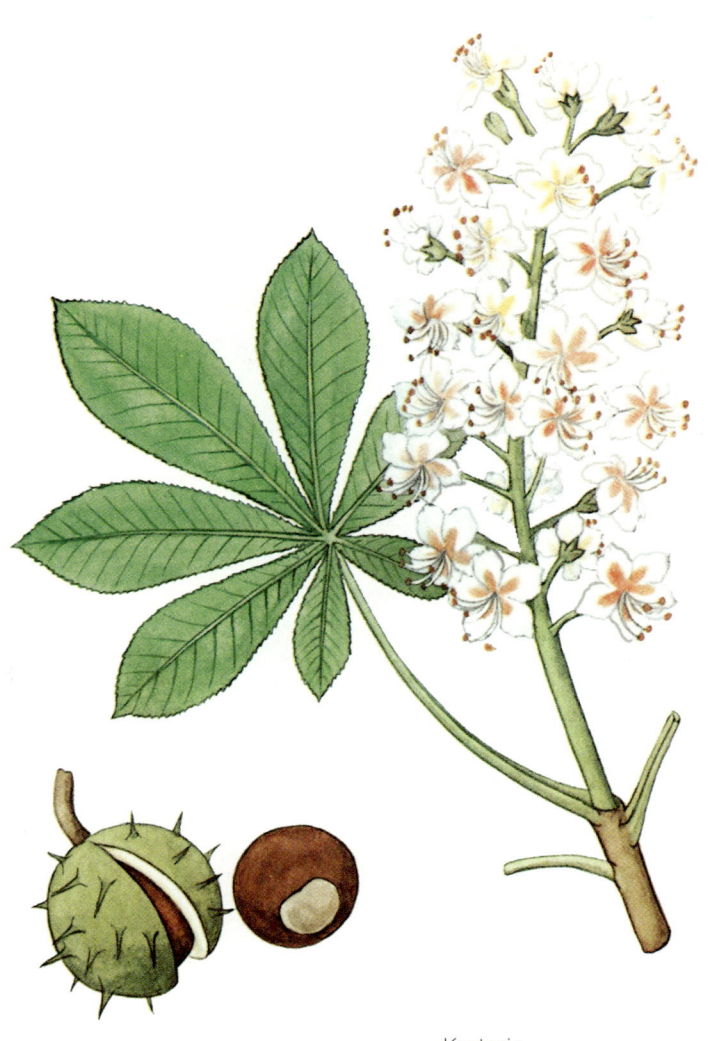

Kastanie
Aesculus hippocastanum

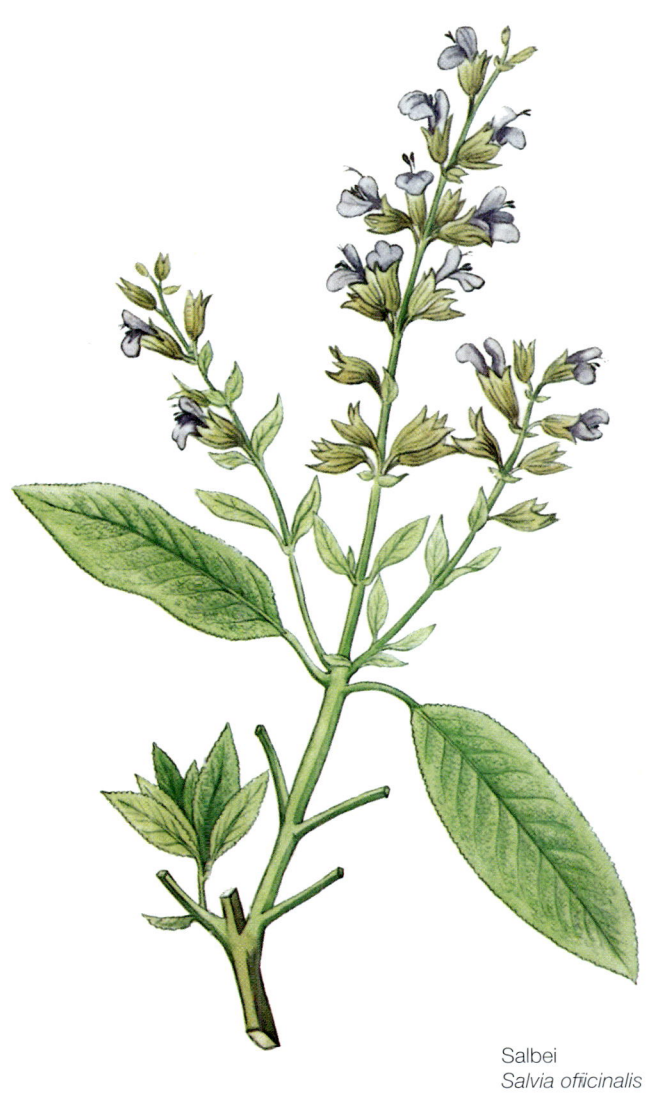

Salbei
Salvia ofiicinalis

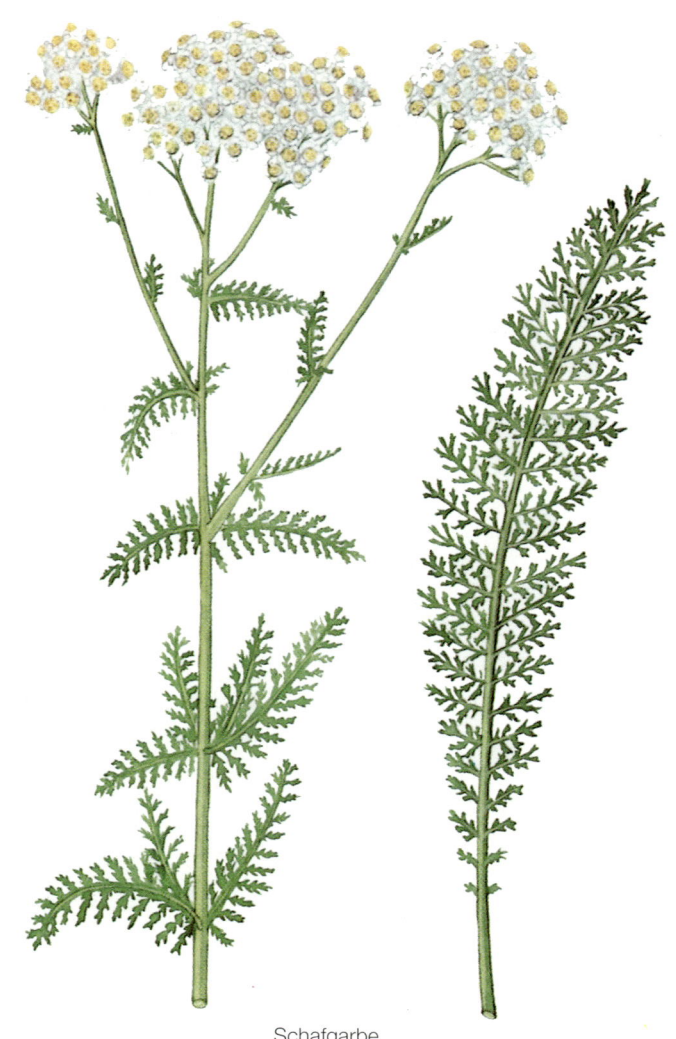

Schafgarbe
Achillea millefolium

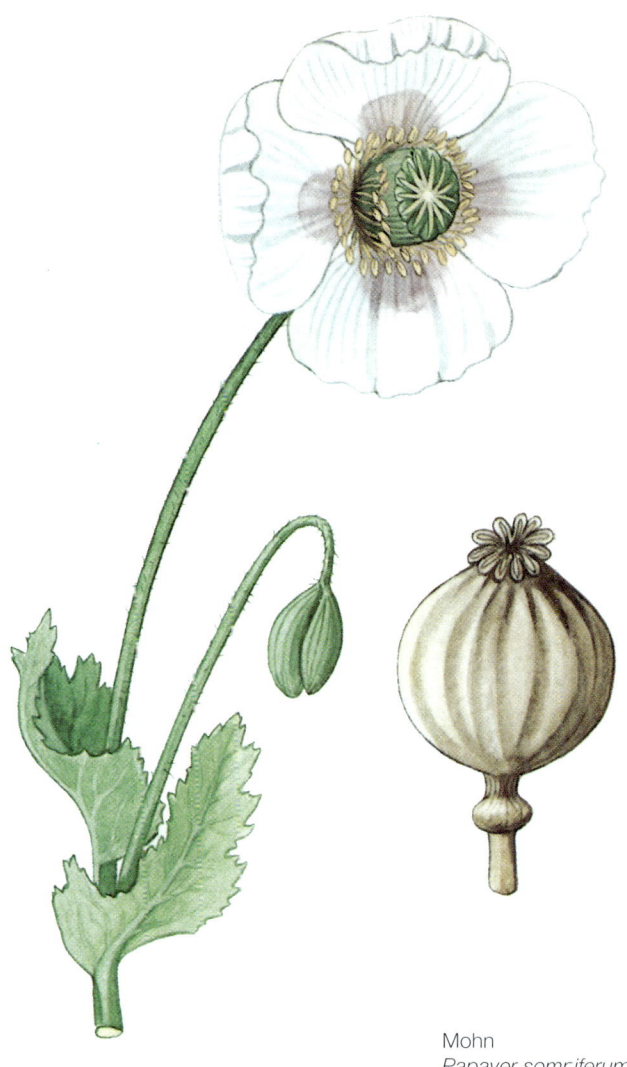

Mohn
Papaver somniferum

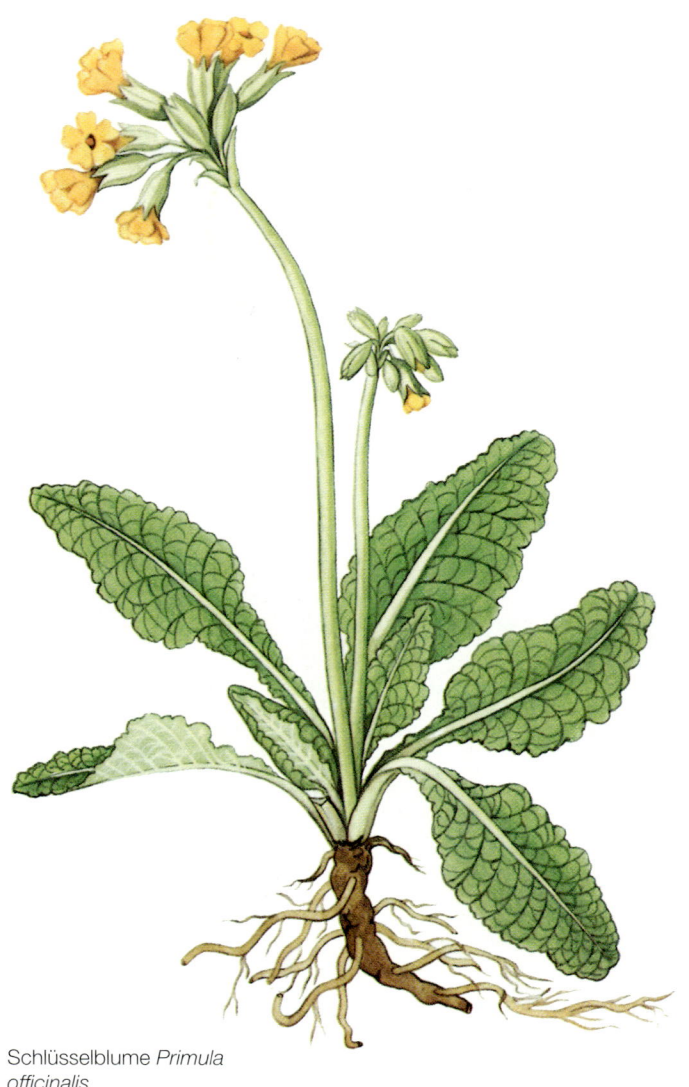

Schlüsselblume *Primula officinalis*

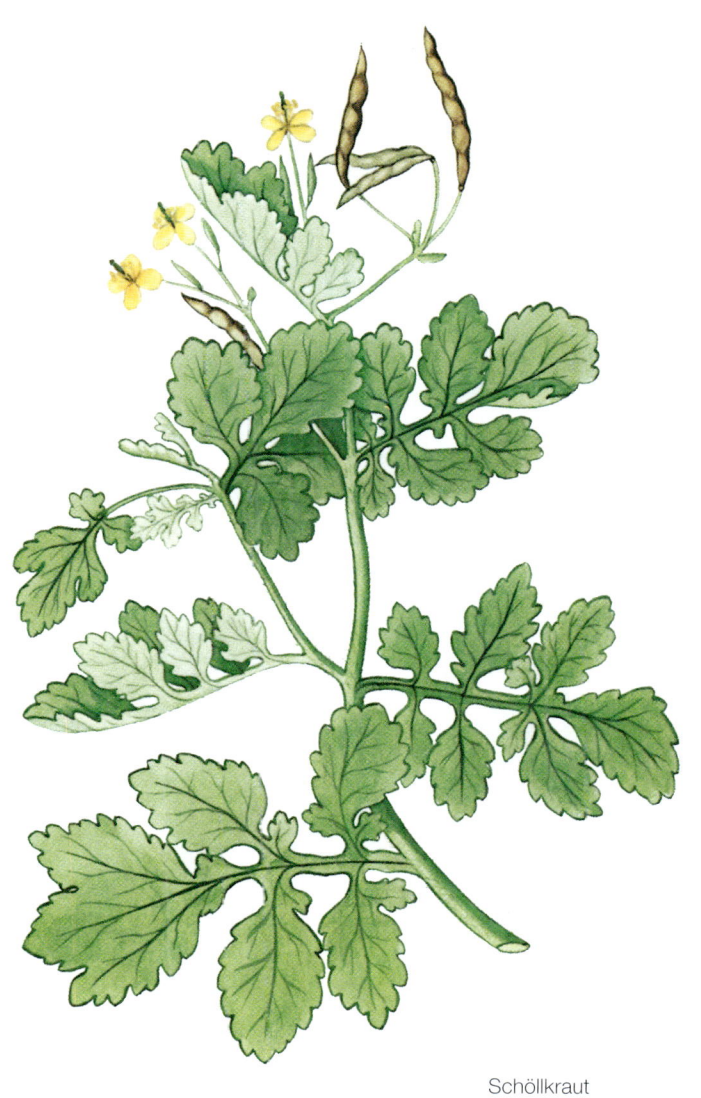

Schöllkraut
Chelidonium majus

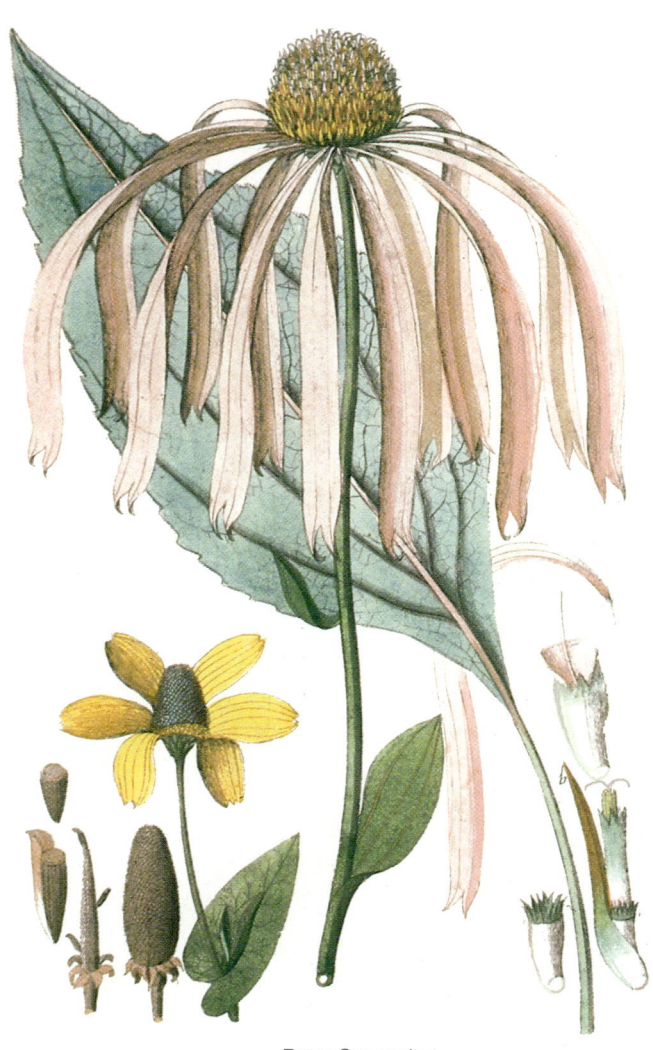

Roter Sonnenhut

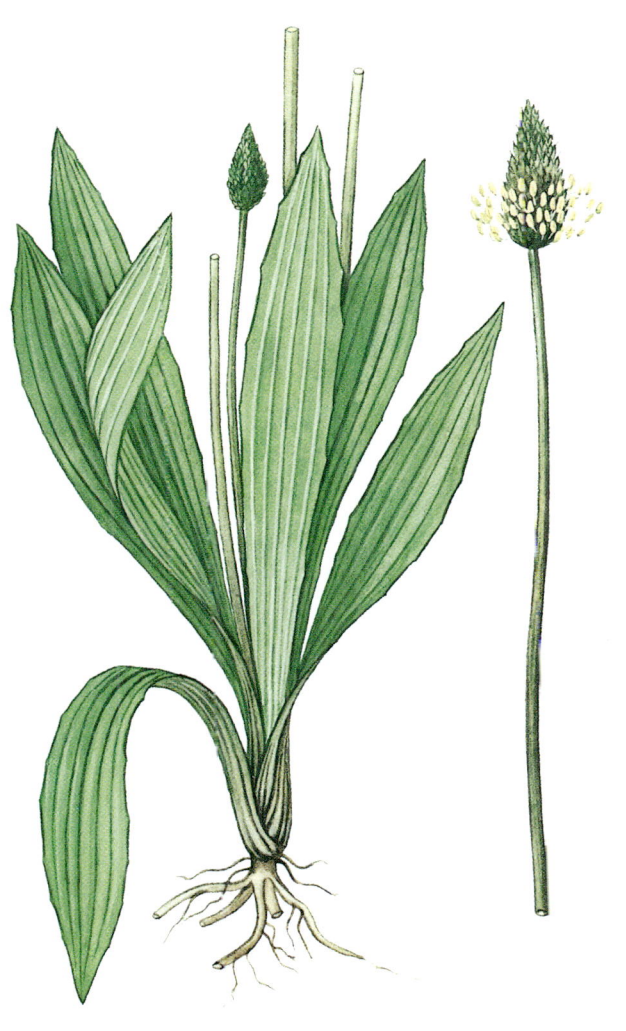

Spitzwegerich
Plantago lanceolata

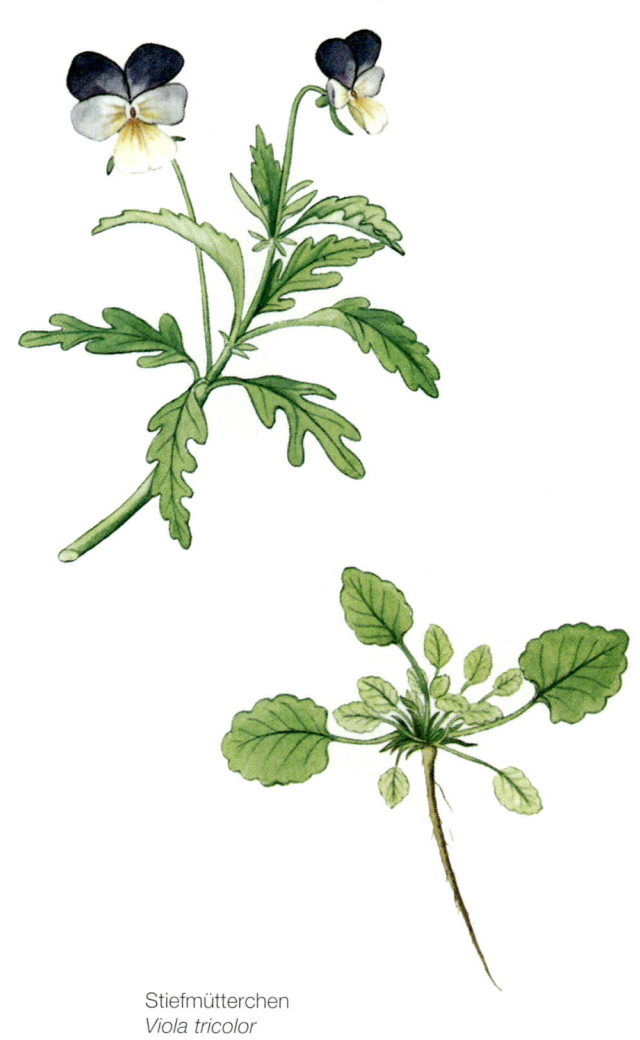

Stiefmütterchen
Viola tricolor

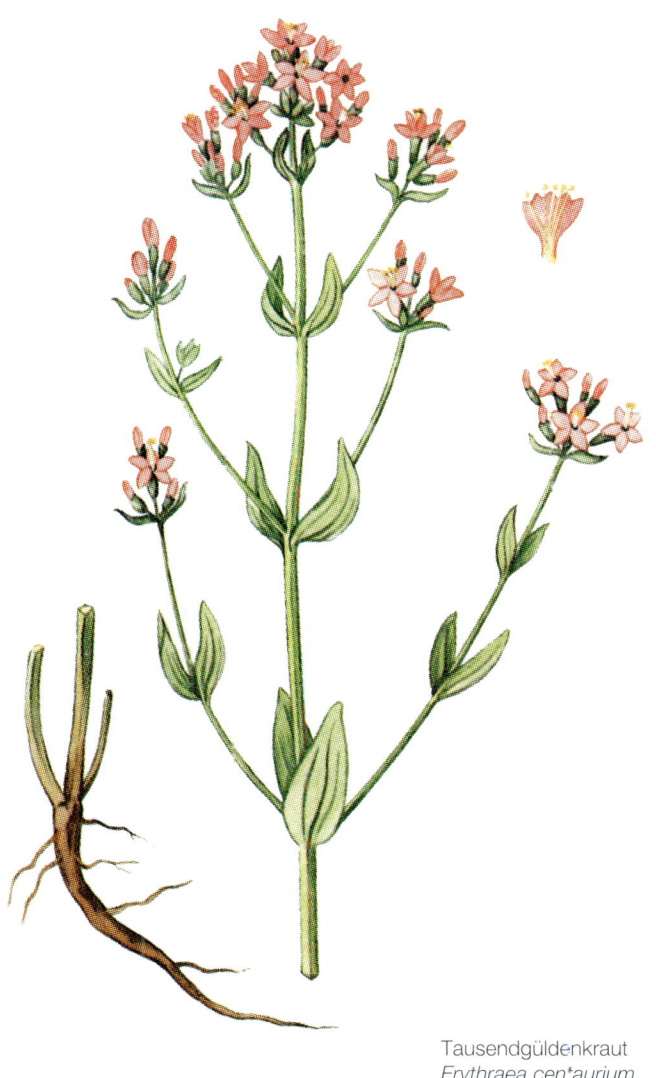

Tausendgüldenkraut
Erythraea centaurium

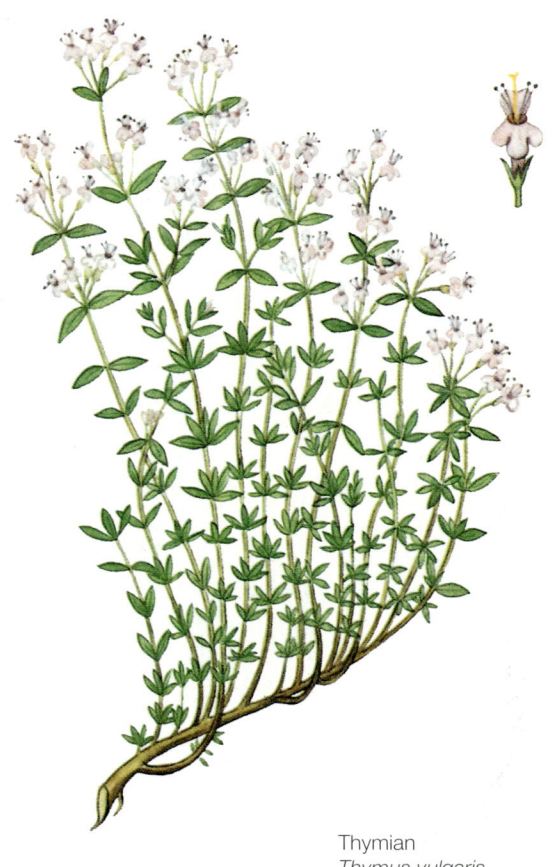

Thymian
Thymus vulgaris

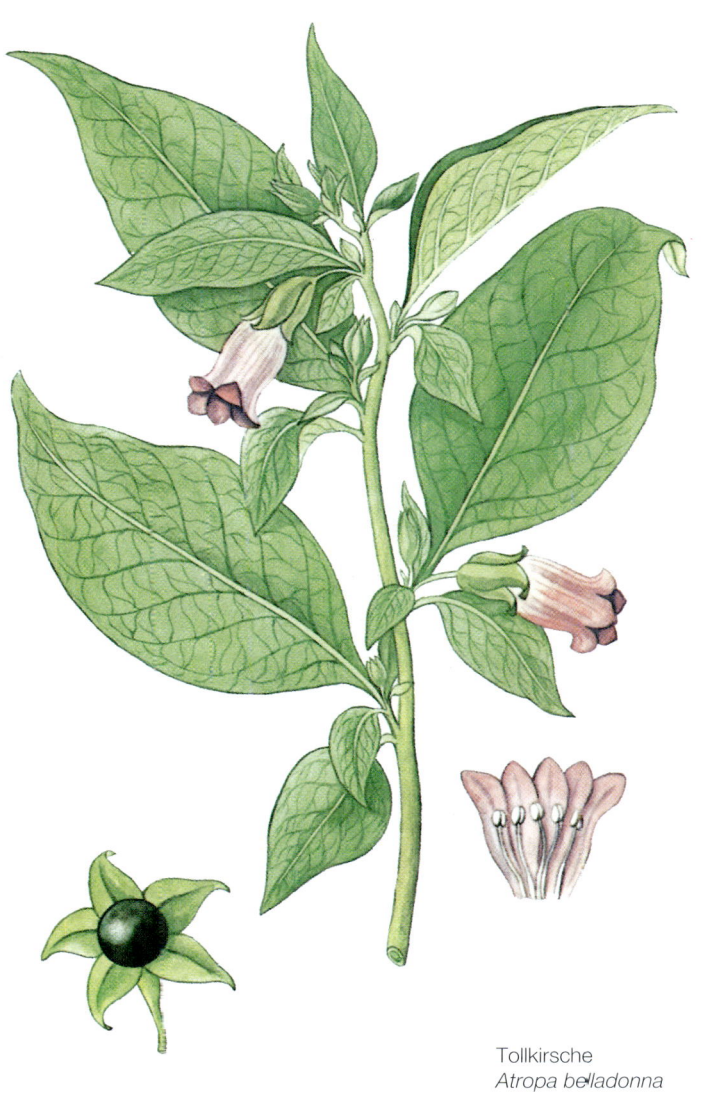

Tollkirsche
Atropa belladonna

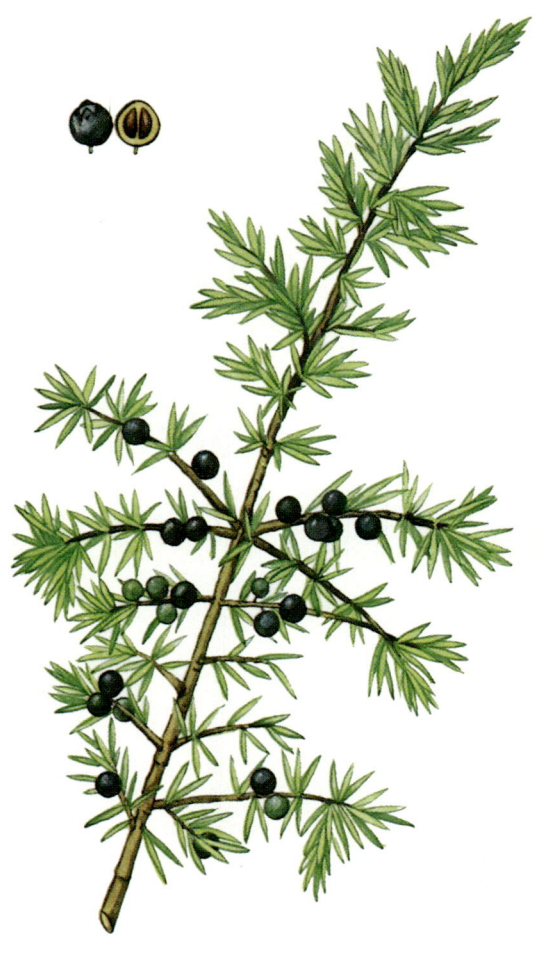

Wacholder
Juniperus communis

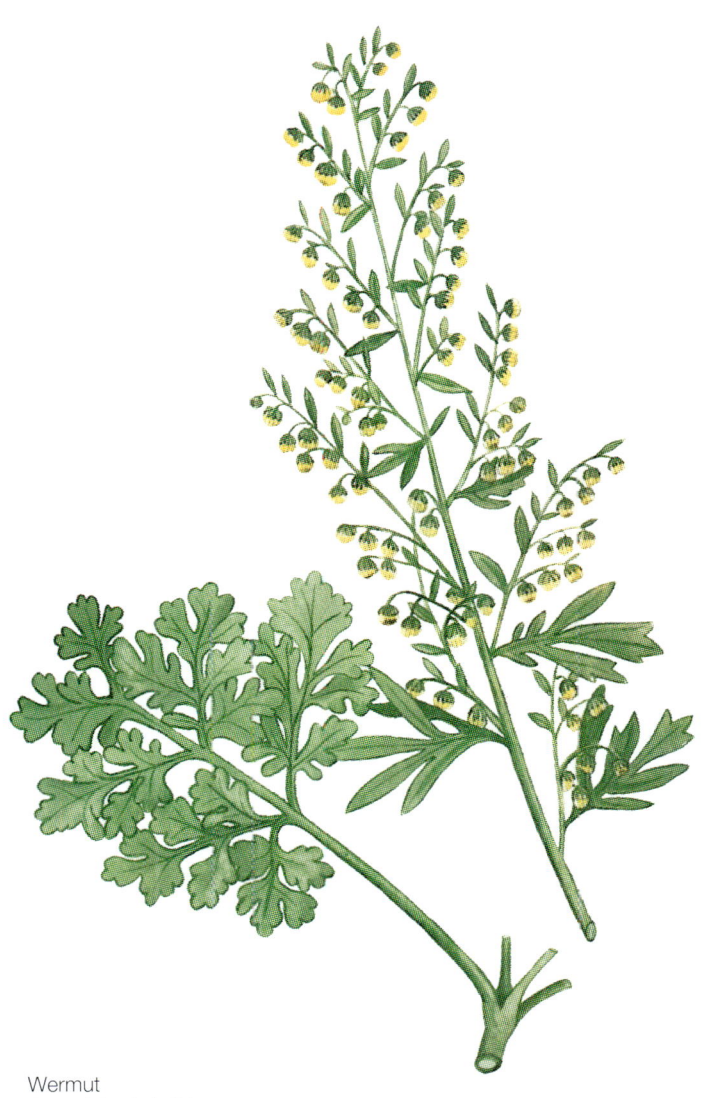

Wermut
Artemisia absinthium

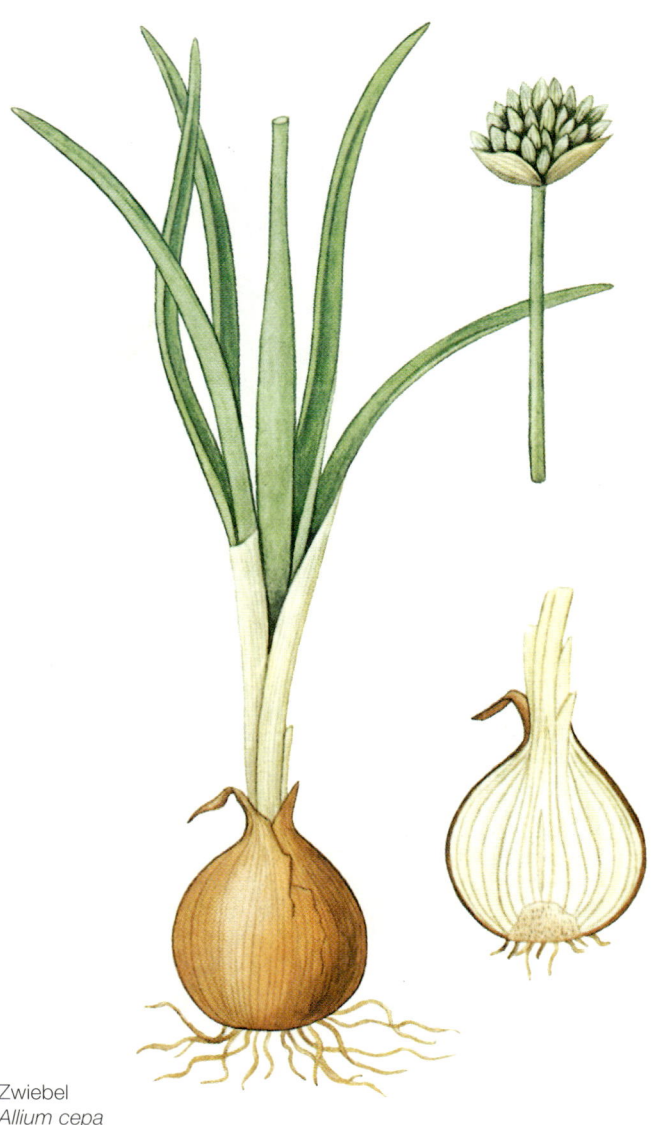

Zwiebel
Allium cepa

Roßkastanien *(Aesculus hippocastanum)*

Schlüsselwörter: Krampfadern, Unterschenkelgeschwüre
und Beinschmerzen.

Was für ein Anblick: Tausende blühender Rispen erwecken
im Frühling den Anschein, als ob die Kastanienbäume von
unsichtbarer Hand über und über mit Kerzen bestückt worden seien. Da diese Bäume rasch heranwachsen, werden sie
gern als Ziergewächs in Alleen und Parkanlagen gesehen. Als
sommerliche Schattenspender sind sie vor Gasthöfen und in
Biergärten sehr geschätzt. Im Herbst können es Kinder kaum
erwarten, bis die igelstacheligen Fruchtschalen endlich die
glänzendbraunen Samenkörner freigeben. Aus den gesam-
melten Kastanien werden dann von ihnen Ketten, Körbchen,
Pfeifen und Figuren gebastelt. Dem Wild im Walde dienen
die Kastanien als Mastfutter, wenn es im Winter auf ver-
schneiten Wiesen keine andere Nahrung mehr findet und auf
Futterkrippen angewiesen ist.
Der aus Indien und Innerasien stammende, anspruchslose
Baum trat seine Verbreitung in Europa erst im 16. Jahrhundert von Wien aus an. Aus kräftigen Wurzeln wächst ein bis
zu dreißig Meter hoher Baum mit einer schön gewölbten,
dichten Krone. Mitunter kann ein Kastanienbaum ein Alter
bis zu zweihundertfünfzig Jahren erreichen. Die graubraune
Rinde blättert in dünnen Schuppen ab. Fünf bis sieben keil-
förmige, fingerartige Blätter, deren Ränder ungleich kerbig
gezähnt sind, stehen auf einem bis zu zwanzig Zentimeter
langen, rinnigen Stiel. Fünf weißlichrote Kronenblätter, die
in pyramidenförmigen Kegeln zusammenstehen, bilden eine
Blüte. Daraus wachsen grüne, stachelige Früchte, die im
Inneren ein bis drei nußgroße, flachkugelige Samenkörner
beinhalten. Die Schale der Kastanien ist derb und lederartig,

dunkelbraunglänzend und hat einen weißen Nabelfleck. Zur Herstellung von Heilmitteln werden sowohl Blüten als auch Rinde und Früchte des Baumes verwendet. Während der Zeit von März bis April werden Rindenstöcke von jungen, höchstens fünfjährigen Ästen, im Mai die abfallenden Blüten und im September und Oktober die reifen Früchte gesammelt.

Als erster berichtete Matthiolus 1565 über die Heilwirkungen der Kastanien. Er hatte sich aus Konstantinopel einen Fruchtzweig zusenden lassen, denn die Türken verwendeten diese Früchte schon lange, weil sie »den keichenden Rossen sehr behülfflich« seien. Kastanienrinde galt als Ersatz für die teure Chinarinde, die sich das arme Volk nicht leisten konnte, und wurde bei »kaltem Fieber«, Wechselfieber, zur Stärkung der Augen und gegen Lidzucken verwendet. Hufeland rühmte sowohl die Rinde als auch die Früchte des Baumes und verordnete die daraus hergestellten Heilmittel bei Gebärmutter- und Hämorrhoidalblutungen, bei Durchfall und Weißfluß sowie bei Erkrankungen der Luftwege, insbesondere bei Schleimhusten. Sogar als Schnupftabak mußte die Kastanienrinde seinerzeit herhalten. Waschungen mit Rindenabsud halfen bei Wundbrand, Blütentinkturen empfahl man bei Magenkrämpfen und Ohnmacht.

In der Volksmedizin war die Roßkastanie als blutreinigendes, entzündungshemmendes und wassertreibendes Mittel geschätzt. Ein altes und immer noch sehr beliebtes Heilmittel ist der aus frischen oder getrockneten Blättern hergestellte Roßkastanienwein, der bei Gicht, Rheumatismus und Neuralgien (Nervenschmerzen) spürbare Erleichterung bringt. Für die Herstellung des Kastanienweines benötigt man eine kräftige Handvoll Blätter und gibt diese in eine Zweiliterflasche. Darüber gießt man einen Viertelliter Wacholderschnaps und läßt die Flasche drei Tage lang verschlossen stehen. Anschließend füllt man eineinhalb Liter süßen Dessertwein dazu und läßt das Ganze nochmals eine Woche lang im Dunkeln geschlossen stehen. Während dieser Zeit wird der Wein mehrmals geschüttelt. Nach insgesamt zehn Tagen kann der Wein abgegossen werden, der Rückstand wird ausgepreßt und der gesamte Auszug so lange gefiltert, bis er klar ist. Vor den Mahlzeiten ein volles Likörglas gut gekühlt trinken.

Ende des 19. Jahrhunderts erkannte ein französischer Arzt die Wichtigkeit der Kastanienpräparate für die Behandlung kranker Blutgefäße, insbesondere der Venen. Durch die Inhaltsstoffe dieser Pflanze werden die Gefäßwände gestärkt. Sie sind dadurch stabiler und können sich dem Druck des zum Herzen zurückfließenden Blutes elastischer anpassen, ihre Durchlässigkeit wird vermindert. Die Beschwerden bei Krampfadern können dadurch erleichtert oder gar zum Rückgang gebracht werden.

Monographie des BGA:	Symptome der chronischen Venenschwäche wie Krampfadern und Ödeme. Wadenkrämpfe, Juckreiz sowie Schmerzen und Schweregefühl in den Beinen. Bei Unterschenkelgeschwüren, zur Behandlung von Weichteilschwellungen nach Operationen und Verletzungen.
Homöopathie:	Bei Venenentzündungen innerlich und äußerlich. Gegen Gallenstauungen, Mastdarmvorfall, Milzbeschwerden und Magenkatarrh, bei Rheumatismus in der Lendengegend und bei Hämorrhoiden.

Salbei *(Salvia officinalis)*

Schlüsselwörter: Mund- und Rachenentzündungen und Schweißausbrüche.

Haben Sie sich eigentlich schon einmal Gedanken darüber gemacht, womit sich unsere Vorfahren die Zähne geputzt haben? Denn Zahnbürsten hat es seinerzeit noch nicht gegeben, und die Zahnpasta war noch nicht erfunden: Sie nahmen schlicht und einfach ein Blatt des Salbeistrauches, dessen Oberfläche so rauh wie Sandpapier ist. Damit konnten sie nicht nur Speisereste, sondern auch den Zahnbelag entfernen. Noch Pfarrer Kneipp hatte diese Beobachtung machen können. Er berichtete, daß die einfachen Landleute beim Vorbeigehen an seinem Kräutergarten oft Salbeiblätter abzupften und sich damit die Zähne reinigten. Wohlriechende ätherische Öle und andere Inhaltsstoffe sorgten gleichzeitig für angenehmen Atem, töteten Bakterien ab und beugten Entzündungen vor.

»Warum soll der Mensch sterben, dem Salbei im Garten wächst?« hieß es in einem Lehrgedicht der berühmten Arzneischule von Salerno. Und die Schlußzeile zu diesem Vers: »Salbei, du Heilerin, Vermittlerin der Natur.« So außergewöhnlich hoch wurde die Heilkraft der Pflanze in früheren Jahrhunderten eingeschätzt. Der Mönch Walafridus Strabo (9. Jh. n. Chr.) stellte Salbei in seinem Lehrgedicht »Hortulus« über die zu Heilzwecken angebauten Gartenpflanzen allen anderen voran: »Der Salbei leuchtet an erster Stelle, lieblich im Geruch, bedeutend an Kraft und nützlich als Trank.«

Salbei stammt aus dem Mittelmeergebiet, wo er kalkhaltige Sonnenhänge bevorzugt und bis in einer Höhe von achthundert Metern vorkommt. Aus einem kurzen holzigen Wurzelstock wächst ein Halbstrauch, der bis zu einem Meter hoch wird und dessen Äste stark verzweigt und im unteren Teil holzig sind. Die Blätter stehen gegenständig auf vierkantigen Stengeln, sind elliptischlänglich, fein gekerbt und fein runzelig, von grünlichgrauer Farbe und dicht filzig behaart. Die Blüten bilden an den Haupttrieben ährenartige Blütenstände. Die Lippenblüten sind hell- bis violettblau. Blütezeit ist Mai bis Juli. Sowohl die Blätter als auch das ganze Kraut werden frisch oder getrocknet für medizinische Zwecke verwendet. Geerntet wird an warmen sonnigen Tagen (von Mittag an) vor der Blütezeit.

Bereits die Ärzte der Antike schätzten dieses Heilkraut. Bei Hippokrates fand es als stopfendes Mittel bei Durchfällen häufig Anwendung. Dioskurides rühmt die blutstillenden und menstruationsfördernden Eigenschaften. In den Schriften von Plinius, der im Jahre 79 nach Christus beim Ausbruch des Vesuvs ums Leben kam, findet man eine Vielzahl von Anwendungen, vor allem gegen katarrhalische Erkrankungen. Außerdem, so empfahl er, reinigt Salbei die Bisse von Schlangen und zusammen mit Wermut kann damit Ruhr geheilt werden. Hildegard von Bingen verordnete ihren Patienten Salbei, der in einem milden mit Wasser verdünnten Wein gekocht und mit Olivenöl oder Butter vermischt wurde, bei Magengeschwüren und Bluterbrechen.

Salbei gehört auch heute noch zu den bekanntesten Volksheilmitteln und wird seinem Namen, der vom lateinischen »salvare« abgeleitet wird und soviel wie »heilen« bedeutet, zweifelsohne gerecht. Salbeitee, mäßig warm getrunken, schafft Abhilfe bei unangenehmem Nachtschweiß und Schweißausbrüchen von Lungenkranken, in der Pubertät und in den Wechseljahren. Die Heilpflanze ist anzuwenden bei nervös bedingten Durchfällen und Erbrechen, weil sie die Magen- und Darmtätigkeit aktiviert. Sie reguliert ungewöhnliche Blutverluste bei Menstruation, stillt sonstige Blutungen und bekämpft Weißfluß. Die Milchdrüsenfunktion wird eingeschränkt und somit das Abstillen erleichtert. Salbeizubereitungen sind gute Hausmittel bei Migräne, Gicht und rheumatischen Schmerzen. Zum Gurgeln eignen sie sich hervorragend bei Entzündungen des Rachens und der Mandeln sowie bei Zahnfleischentzündungen. Salbeitinkturen, äußerlich verdünnt aufgetragen, heilen nässende Wunden und Ekzeme.

Salbei wird auch gern als Schönheitsmittel benützt. Das Haar bekommt nach Salbeispülungen einen besonderen Glanz, Gesichtsdampfbäder heilen entzündete Hautstellen. Aber auch in der Küche ist er sehr beliebt. »Wer mit Liebe kocht, würzt mit Salbei.« Gänse- und Schweinebraten, Kaninchen, Hammel, Fisch und Geflügel, Leber, Eier und Salate werden dadurch verfeinert. Unsere Ahnen verwendeten dieses Kraut überdies noch zur Desinfektion von Schränken sowie zum Schutz der Wäsche.

Monographie des BGA:	Äußere Anwendungen: zum Gurgeln, Spülen und zu Pinselungen bei Entzündungen der Mund- und Rachenschleimhaut. Innere Anwendung: bei Verdauungsbeschwerden, wie Durchfall, ebenso bei übermäßigem Schwitzen.
Homöopathie:	Gegen nächtliches Schwitzen und Kitzelhusten.

Schafgarbe *(Achillea millefolium)*

Schlüsselwörter: Menstruationsbeschwerden,   Blutstillung und Wundheilung.

Krampfartige Schmerzen im Unterleib, die oft nur ungenau lokalisiert werden können, schmerzhafte Menstruationsblutungen, verbunden mit Kreuzschmerzen, ein Spannungsgefühl in den Brüsten während der Periode bis hin zu Schwindelgefühlen können Symptome der vegetativen Dystonie des kleinen Beckens sein. Immer noch leiden 10 bis 20 Prozent der Frauen, die einen Gynäkologen aufsuchen, unter diesen Beschwerden. Unseren weiblichen Vorfahren dürfte es auch nicht viel besser ergangen sein. Für diese Vermutung spricht, daß eh und je eine große Anzahl von Pflanzen angeboten worden ist, die zur Linderung dieser Mißempfindungen dient.

An erster Stelle dieser Heilpflanzen steht dabei die Schafgarbe, die vor allem die Nummer eins für sensible und vegetativ labile Frauen ist, die sich durch die Hektik des Alltages überfordert fühlen, so Professor Weiß in seinem Lehrbuch.

Die Heilwirkung der Schafgarbe war bereits den Ärzten um Christi Geburt bekannt. Sie genoß bei ihnen ein derart hohes Ansehen, daß sie ihr unter anderem auch Namen wie »Heil aller Schäden«, »Heil aller Welt« und »Gotteshand« verliehen. Das Anwendungsgebiet war entsprechend groß. Natürlich durfte die Schafgarbe auch in den Kräuterbüscheln, die an Mariä Himmelfahrt nach altem Brauch geweiht wurden, nicht fehlen. In manchen Gegenden wurde das junge Kraut der Gründonnerstagsuppe beigemengt.

Das mehrjährige, ausdauernde Gewächs zählt zu den Korbblütlern und kommt in fast ganz Europa an Wegrändern, auf Weiden und Wiesen, auf Geröllhalden, an Bahndämmen, auf lichten Waldböden bis in eine Höhe von tausendachthundert Metern vor. Aus einem kriechenden, rundlichen Wurzelstock treiben aufrechte, behaarte Stengel, die zwanzig bis achtzig Zentimeter hoch werden können. Die meist reichlich vorhandenen Blätter sind doppelt- bis dreifach gefiedert und ebenfalls behaart. Am Stielende bilden weiße oder rosaweiße Blütenköpfe Trugdolden, die in der Zeit zwischen Juni und Oktober blühen. Für die medizinische Nutzung werden sowohl die Blätter als auch die blühenden Sproßspitzen und die Früchte verwendet.

Hildegard von Bingen verwendete die Blätter der Schafgarbe als Wundheilmittel: »Wenn ein Mensch durch einen Unfall verwundet ist, soll man nach Auswaschen der Wunde mit Wein (Wundalkohol) Schafgarbe leicht in Wasser kochen und das Wasser etwas ausdrücken und sie so noch warm zart über den Verband binden, der auf der Wunde liegt und so nimmt es der Wunde das Eiter und Geschwürigwerden und heilt die Wunde.« Auch Matthiolus und Bock bezeichneten sie als »ein köstlich Wundkraut bei allen inneren und äußerlichen Wunden, gegen geronnenes Blut und übermäßige Menstruationsblutungen«.

Wegen ihrer zusammenziehenden und blutstillenden Wirkung wird die Pflanze im Volksmund auch »Schnittkraut« und »Beilhiebkraut« genannt. Die Blätter als Pflaster auf die Schlagader der Hände und Füße gelegt, dienten als fiebersenkende Maßnahme. Als kalter Aufguß oder Teezubereitung war die Schafgarbe ein beliebtes Hausmittel bei Bluthusten und Brustkrankheiten, Magenleiden, Kopf- und Rückenschmerzen, bei Weißausfluß und Hämorrhoiden. Äußerlich angewendet half sie auch bei Eiterflechten.

Aber nicht nur zur Blutstillung verwendeten unsere Vorfahren dieses Kraut, sondern auch umgekehrt, um den Blutfluß in Gang zu bringen. So rieben sie bei Blutandrang im Kopf und bei Schwindelgefühlen die Nase bzw. Nasenschleimhäute mit den Blättern der Schafgarbe ein und verursachten dadurch Nasenbluten. Pulverisierte Blätter und Stengel verhinderten die Entstehung wilden Fleisches. Der Tee wurde weiters bei Blutarmut oder Bleichsucht empfohlen. Selbst bei Durchfall und Spulwürmern schätzte man die Heilkraft des Krautes. Bettnässenden Kindern gab man Schafgarbentee gern zum Trinken.

Bei Erkältungen und Magenverstimmungen tranken unsere Vorfahren täglich ein Glas Schafgarbenwein, der wie folgt zubereitet wird: hundert Gramm Blüten werden in einem Liter Wein angesetzt und eine Woche lang in die Sonne gestellt. Anschließend wird der Sud gefiltert und mit Honig gesüßt.

Monographie des BGA:	Innere Anwendung: bei Appetitlosigkeit und Verdauungsbeschwerden.
	Äußere Anwendung: Sitzbäder bei schmerzhaften Krämpfen psychovegetativen Ursprungs im kleinen Becken der Frau. Als angenehm werden feuchtwarme Schafgarbenteewickel auch bei Lebererkrankungen empfunden, vor allem zur Linderung unangenehmer Empfindungen von Druck- und Völlegefühl im rechten Oberbauch.
Homöopathie:	Hellrote Blutungen aus Wunden und aus den Schleimhäuten aller Organe, wie Nase, Hämorrhoiden, Gebärmutter, Nieren und Blase, in der Schwangerschaft bei ziehenden, krampfenden Schmerzen entlang der Krampfadern.

Schlafmohn *(Papaver somniferum)*

Schlüsselwörter: Schmerzstillung, Schlaflosigkeit und Husten.

Erschreckt und erstaunt blickten einige Monteure einer österreichischen Firma die Beamten der libyschen Zollwache an, als diese ihnen erklärten, daß ihr Gepäck beschlagnahmt worden sei. Die Ursache: Verstoß gegen das Rauschgiftgesetz. Tatsache war, daß die Österreicher Sehnsucht nach heimischer Kost hatten und sich von zu Hause Apfelstrudel, Grammelknödel und unter anderem auch Mohnflesserl (Mohnzöpfe) mitgebracht hatten. Für die übereifrigen Zollbeamten bestand der dringende Tatverdacht, daß Rauschgift in Form von Mohngebäck in das Land eingeschmuggelt werden sollte. Erleichterung stellte sich auf beiden Seiten ein, als geklärt wurde, daß Mohnsamen keine opiumhaltigen Inhaltsstoffe enthält. Trotzdem wurde die Einfuhr von Mohngebäck – sozusagen »zur Sicherheit« – auch weiterhin nicht genehmigt.

Mohn ist eines der ältesten Genußmittel, die der Mensch kennt. Er wurde bereits in prähistorischen Zeiten angebaut. Bei Ausgrabungen eines Pfahlbaues aus der jüngeren Steinzeit (etwa 2000 Jahre v. Chr.) in der Schweiz wurde ein ganzer Mohnkuchen gefunden, der aus gerösteten Mohnsamen bestand. Der griechische Dichter Hesiod berichtete in seiner »Theogonie«, einer Dichtung über die Abstammung der Götter und die Entstehung der Welt, über eine Ortschaft mit Namen »Mekóne« = »Mohnstadt«. Einige Jahrhunderte später – so der Hinweis in der Literatur – wurden die großen Mohnkulturen in Gurkenplantagen umgewandelt. Und konsequent, wie die Leute damals waren, mußte dann natürlich auch die Ortsbezeichnung geändert werden. So wurde aus der vorbenannten »Mohnstadt« logischerweise »Sikyon«, die »Gurkenstadt«.

Der Volksmund bezeichnete alle Mohnsorten als »Klatschmohn«, weil die Mohnblüten als Spielzeug bei den Kindern sehr beliebt waren. Leonhart Fuchs wußte darüber zu berichten: »Die Kinder haben ihr Kurzweil mit den Blumen, dann sie mit den Blättern Schnallen in der Hand oder Stirn machen, daher wird das Kraut Klapperros oder Hirnschnall genannt.« Mit den Samenkörnern der Pflanze würzten unsere Ahnen ihre Speisen, vor allem haben sie durch das Bestreuen mit Mohn ihrem Brot einen »süßen, lieblichen Geschmack« verliehen. Geschätzt wurden die Samenkörner aber auch wegen des hohen Ölgehaltes. Mohn war ein wichtiger Öllieferant.

Die Mohnpflanze ist in Asien beheimatet und wird auch in Europa angebaut. Das einjährige Kraut hat einen runden, blaugrünen Stengel, der bis zu einem Meter hoch werden kann. Längliche, gewellte und gezähnte Laubblätter sitzen im unteren Teil direkt am Stengel, während die oberen Blätter den Stengel umfassen. Vier hauchdünne Kronenblätter von weißlicher bis violetter Farbe haben am Grundrand violette bzw. schwarze Flecken und bilden um den grünen Fruchtknoten stehend eine Blüte. Blütezeit ist Juni bis August. Nachdem die Blütenblätter abgefallen sind, reift der Fruchtknoten zu einer runden, graubraunen Kapsel heran, die viele nierenförmige, blaue bis graue Samenkörner enthält. Etwa eine Million Samenkörner erbringen das Gewicht von einem Pfund. Der Stengel und die unreife Fruchtkapsel enthalten einen milchähnlichen Saft, aus dem das Opium gewonnen wird.

Die Ärzte des Altertums wußten bereits, daß im Orient ein Schlafmittel aus dem Saft von frischen Mohnköpfen mit dem Namen »Mekonium« bereitet wurde. Plinius sagte über Opium: »Es hat nicht nur eine schlafbringende, sondern eine todbringende Kraft durch den Schlaf.« Er machte auch darauf aufmerksam, daß Opium nicht selten zum Selbstmord benutzt wurde. Die alten Kräuterbücher setzten sich ausführlich mit der schmerzstillenden Wirkung des Mohnsaftes auseinander. Doch wurde Opium von den Ärzten nur selten verordnet, da sie mit der Dosierung nicht zurechtkamen. Das änderte sich erst, als es dem Apotheker Franz Sertürner (1783–1841) aus Paderborn Ende des 18. Jahrhunderts gelang, aus dem Mohnsaft das Morphium (Morphin) auszuscheiden. Dieser Inhaltsstoff wirkt auf Steuerzentren des Gehirns und wird bei schwersten Schmerzzuständen mit Erfolg angewendet. Opium und seine Alkaloide sind geschätzte Psychopharmaka, weil sie depressive Zustände und Melancholie günstig beeinflussen. Die Reinalkaloide werden in Kliniken auch als Nervenmittel eingesetzt. Auszüge des Gesamtwirkstoffes wirken in schwacher Dosierung stopfend und lindernd (Papaverin) bei Durchfallerkrankungen mit Verkrampfungen im Darmbereich. Auch bei nervöser Übererregbarkeit, besonders zusammen mit Darmschwäche, hat sich die Verabreichung bewährt.

Neben Morphin und Papaverin ist das wichtigste Alkaloid Codein. Es wird als Hustenmittel verwendet. Aufgrund seiner zentral dämpfenden (und beruhigenden) Wirkung mindert es den Hustenreiz. Man muß sich aber immer vor Augen führen, daß es sich beim Opium und seinen Alkaloiden um narkotisch wirkende Suchtmittel handelt, die zur Gewöhnung führen können. Opium hat einerseits vielen Schwerkranken durch seine schmerzstillenden Eigenschaften geholfen. Doch darf man dabei die andere Seite des Janusgesichtes nicht vergessen. Wie viele Menschen sind durch übermäßigen und unbedachten Gebrauch dieses Mittels in die Abhängigkeit geraten! Die von Jahr zu Jahr steigende Zahl der Suchtgifttoten ist erschreckend. Es gibt kaum eine andere Pflanze, die einerseits Heil und andererseits Verderben in diesem Ausmaß über die Menschheit gebracht hat.

Monographie des BGA:	Nicht vorhanden.
Homöopathie:	Blutstau im Kopfbereich und Reizzustände des Zentralnervensystems, nach Sonnenstich, Gehirnerschütterung und Schädeltraumen, Nervosität und Gereiztheit als Folge von Aufregung, Schreck und Schock, nach Ohnmachtsanfällen, chronische Verstopfung, hervorgerufen durch Erschlaffung des Darms, Darmlähmung besonders nach Operationen, Depressivzustände, gegen Beschwerden krankhafter altersbedingter Veränderungen, erhöhte Krampfbereitschaft der glatten Muskulatur.

Schlüsselblume *(Primula veris)*

Schlüsselwörter: Bronchitis und Rheumatismus.

Bei so manchem Heilkraut verbirgt sich hinter dem Namen der besondere Stellenwert, den ihm unsere Vorfahren zuerkannt haben. Da ihre Phantasie noch nicht durch Film und Fernsehen reduziert war, erfanden sie viele schöne Geschichten, die sie sich abends, wenn sie um den großen Tisch oder um das Feuer saßen, erzählten. So auch diesen.
»Primula« ist die weibliche Verkleinerungsform des lateinischen Begriffes »primus« und bedeutet soviel wie »die Erste«.

Da die Schlüsselblume zu den ersten Boten zählt, die den Frühling ankündigen, ist die Namensgebung nur allzu verständlich. Aber was verbirgt sich noch hinter der Bezeichnung »Schlüsselblume« oder gar »Himmelsschlüsselblume«?

Die Sage erzählt von einem Jüngling, den sein unstillbarer Wissensdurst durch alle Länder trieb. Er drang sogar in das Reich der Erd- und Wassergeister ein und sog begierig ihre Lehren in sich ein. So war er an Wissen, Klugheit und Körperkraft bald nicht mehr zu übertreffen. Nun wollte er auch noch selbst erschaffen – wie Gott. Als er von der Erde in Richtung Himmel aufbrach, schenkten ihm die Geistwesen zum Abschied einen Schlüssel, der ihm die Himmelstüre öffnen sollte. Auf dem Weg zur Himmelspforte riefen ihm die Sterne von links und rechts zu: »Nicht zittern! Nicht zurückblicken!« Und der Stern vor ihm flüsterte: »Alles vergessen!« Die ersten beiden Zurufe waren kein Problem für ihn. Aber Vater und Mutter, Heimat und Erde vergessen? Nein, das war ihm nicht möglich – und schon fiel er zurück auf die Erde und landete auf einer weichen Frühlingswiese. Der Schlüssel aber zerbrach in Tausende von Teilen. Diese verwandelten sich in goldene Blumen und übersäten das grüne Gras. Und wenn es nicht so gewesen sein sollte, dann ist es doch schön erfunden.

Bei der Schlüsselblume unterscheiden wir zwei Arten: die Wiesen- und die Waldschlüsselblume. Die Wurzeln beider Sorten werden in der Pflanzenheilkunde verwendet.

Aus einem hellbraunen, kurzen und ausdauernden Wurzelstock wächst eine Blattrosette aus gestielten, eiförmiglänglichen, runzeligen und wellig gezähnten Laubblättern, die auf der Unterseite flaumig behaart sind. Die jungen Blätter rollen sich anfangs nach rückwärts. In der Größe und Blüte unterscheiden sich beide Sorten: Die kleinere Wiesenschlüsselblume bevorzugt trockene Standorte, während die Waldschlüsselblume auf feuchten Matten und an Waldrändern anzutreffen ist. Auf zehn bzw. zwanzig Zentimeter hohen, unverzweigten Stengeln sind fünf bis zehn Blütenköpfe doldenartig angeordnet. Jede einzelne Blüte wird von einem hellgrünen Blütenkelch umfaßt, der bei der Waldschlüsselblume eng anliegt und bei der Wiesenschlüsselblume wie aufgeblasen wirkt. Die Blüten dieser Sorte sind dottergelb und verbreiten einen aromatischen Duft, während die Blütenkronen der Waldschlüsselblume schwefelgelb sind und kaum riechen. Die Wurzelstöcke beider Sorten stehen unter Naturschutz und dürfen nicht frei gesammelt werden.

Die Primula wurde als Heilpflanze erstmals von der heiligen Hildegard in ihrem Buch »Naturkunde« angeführt. Die Äbtissin des Klosters auf dem Rupertsberge bei Bingen schrieb unter anderem: »Der Hymelsloszel ist warm und hat seine Kraft von der Sonne. Bei Melancholie und Wahnvorstellungen soll die Pflanze auf das Herz gebunden werden.« Lonicerus vermerkte in seinem »Kreuterbuch« im Jahre 1565, daß die Schlüsselblume als Hauptmittel gegen die Gicht und als Herztonikum zu empfehlen sei. Das Schlüsselblumenwasser verwendete er bei Erkältungen des Magens und des Kopfes sowie gegen Harnsteine.

Der Volksglaube verkündete außerdem, daß die Gerste hoch werde, wenn die Schlüsselblume lange Stiele habe, und in manchen Gegenden war es Brauch, am Silvesterabend einen aus Schlüsselblumen und Schwarzdornblüten hergestellten Tee zu trinken, bevor man zu alkoholischen Getränken überging.

Schlüsselblumenwein wurde als Medizin für Leute vom Adelsstand gepriesen und galt als Stärkungsmittel. Andere Zubereitungen wurden als mildes Nervenmittel, bei Lähmungen und Schlaflosigkeit angewendet. Außerdem nützte man die harntreibenden Eigenschaften, und die Volksheilkunde wandte die Pflanze bei Migräne, nervösen Kopfschmerzen und Neuralgien an. Kneipp berichtete über rheumatische Erkrankungen und deren Behandlung: »Die gelbe Schlüsselblume ist als reinigender und ausleitender Tee vorzüglich. Wer Anlage zur Gliedersucht und Gliederkrankheiten hat, der trinke längere Zeit hindurch täglich eine Tasse Schlüsselblumentee. Die heftigen Schmerzen werden sich lösen und allmählich ganz verschwinden.«

Erst als auf die erfolgreiche Behandlung bei akuten Bronchialkatarrhen durch die Schlüsselblume hingewiesen wurde, kam es zur Aufnahme der Pflanze in den offiziellen Arzneischatz. Durch die in der Wurzel bis zu zehn Prozent vorhandenen Wirkstoffe (in den Blüten nur gering vorhanden), die Saponine, wird die Speichel- und Bronchialsekretion gefördert. Dadurch wird der festsitzende Auswurf in den Bronchien erweicht und ein Abhusten leichter möglich.

Monographie des BGA:
Bei Katarrhen der Atemwege (in Kombination mit anderen Drogen gleicher Anwendungsgebiete).

Homöopathie:
Zur Behandlung von Neuralgien (Nervenschmerzen), Schwindelanfällen, Blutandrang im Kopf, Migräne und Nierenkrankheiten.

Schöllkraut *(Chelidonium majus)*

Schlüsselwörter:
Magen- und Darmkrämpfe, Leberschwellung, Gallenstauung und Warzen.

Diese Pflanze zählt zu jenen Heilkräutern, die mit großer Wahrscheinlichkeit noch eine bedeutende Zukunft vor sich haben. Ähnlich wie beim Hopfen ist es auch hier noch nicht gelungen, die Inhaltsstoffe zu stabilisieren und damit die Wirkung zu garantieren. Wie Weiß in seinem »Lehrbuch der Phytotherapie« berichtet, hat man mit frischen Pflanzen und deren Zubereitungen günstige Wirkungen bei Magen- und Darmerkrankungen erzielen können. Doch bereits nach einem halben Jahr ließen die Behandlungserfolge nach, bis letztendlich überhaupt keine Veränderungen der Beschwerden mehr festzustellen waren. Deshalb wird das Schöllkraut in erster Linie zusätzlich zur Unterstützung anderer Arzneistoffe, wie der aus der Tollkirsche, verabreicht.

Das Kraut ist ein mehrjähriges Mohngewächs, kommt in ganz Europa vor und ist eine typische Ruderalpflanze. So werden jene Gewächse genannt, die vorwiegend in der Nähe menschlicher Wohnstätten wachsen. Auf Schuttplätzen, an Wegrändern und Zäunen, in schattigen Gebüschen, ja sogar in den Spalten alter Mauern ist diese genügsame Pflanze zu finden. Aus einem kurzen fingerdicken, innen rotgelben Wurzelstock wächst ein bis zu achtzig Zentimeter hoch werdender, stielrunder, aufrechter, behaarter und verzweigter Stengel. Bricht man diesen spröden Stengel, tritt ein orangegelber Milchsaft aus.

Die Blätter sind zwei- bis vierfach gefiedert, rundlich und buchtig, die Oberseite ist hellgrün, unten sind sie blaugrün und erinnern eher an das Laub der Eiche. Vier goldgelbe Kronenblätter und viele Staubgefäße bilden eine Blüte, die zu zweit bis zu sechst in langgestielten Blütendolden stehen. Blütezeit ist Mai bis Oktober. Bei Regenwetter und nachts senken sich die Blütenköpfe. Aus diesen bilden sich ca. fünf Zentimeter lange, schotenförmige Fruchtkapseln mit schwarzen Samenkörnern. An diesem Samen hängen weiße Samenschwielen, die sehr gern von Ameisen verschleppt und gefressen werden. Die Samenkörner werden dann einfach liegengelassen. So ist es auch zu erklären, daß nicht selten entlang einer Ameisenstraße auch ein Spalier aus Schöllkraut wächst – weitab von der Mutterpflanze. Für die medizinische Weiterverarbeitung wird das ganze Kraut verwendet, da in allen Teilen der gelbe Milchsaft und die Wirkstoffe vorhanden sind. Günstig ist es, die Pflanze kurz vor der Blütezeit zu sammeln. Aber nicht nur im April und Mai, sondern auch im Herbst ist dies gut möglich.

Albrecht Dürer (1471–1528) hat eine Zeichnung vom Schöllkraut angefertigt – es ist in der Albertina in Wien zu bewundern. Aber nicht nur mit diesem Bild brachte er seine Verehrung für die Pflanze zum Ausdruck. Es ist überliefert, daß der Künstler auf einer Reise im Jahre 1520 an Malaria erkrankte und danach an chronischer Malaria mit Milztumor und Leberschwellungen dahinsiechte. Seinem Arzt, der ihm mit Schöllkraut helfen konnte, schenkte er aus Dankbarkeit ein Selbstbildnis, auf dem er auf die schmerzende Körperstelle hinweist.

Unsere Vorfahren gaben dem Schöllkraut den Namen *Chelidonium*, was im Griechischen »Schwalbe« bedeutet. Sie wollen beobachtet haben, daß junge blinde Schwalben mit dem Saft des Krautes von den Alten geheilt wurden. Dieses Anwendungsgebiet wurde von den Ärzten der Antike übernommen, und die berühmte Arzneischule in Salerno schreibt dazu: »Schellkraut ist den Augen gesundt, das wird uns von den Schwalben kundt.«

Dioskurides weiß über die Heilkraft der Pflanze zu berichten: »Der mit Honig gemischte und in einem ehernen Geschirr über Kohlen gekochte Saft dient zur Schärfe des Gesichtes. Die Wurzel, mit Anis und Weißwein getrunken, heilt die Gelbsucht und mit Wein als Umschlag Bläschenausschlag.«

Auch für Paracelsus war der »Schöllwurtzsafft« äußerlich angewandt »ein köstliche augenartznei«, und er heilte damit angeblich auch Fisteln, Krebs und Zahnschmerzen. »Um die

Gelbsucht zu vertreiben und die verstopfte Leber zu öffnen«
empfahl er den innerlichen Gebrauch der Droge. Matthiolus
erweiterte die Indikation. Er betupfte regelmäßig Warzen mit
dem Milchsaft und brachte dadurch diese zum Verschwinden. Diese Anwendung hat sich über all die Jahre hinweg bis
heute unter der Landbevölkerung erhalten. Was auch mit
dem Namen »Warzenkraut« zum Ausdruck kommt. Aber
auch bei Hühneraugen, Fußgeschwüren und Magenkrämpfen wurde das Kraut in Form von Kompressen eingesetzt.
Mit Tinkturen und Tee aus *Chelidonium* behandelte man
Wassersucht und Wechselfieber. Und in der gelben Wurzel
vermuteten die Alchimisten sogar den Stein der Weisen.
Chelidonium ist ein gutes Mittel, um die Gallensekretion zu
fördern und Leberschwellungen abklingen zu lassen. Weiters
wird durch die krampflösenden Eigenschaften die Muskulatur des Magen-Darm-Traktes günstig beeinflußt. In der
Volksmedizin werden Hand- und Fußbäder bei chronischem
Rheuma und bei Gicht angewendet. Dazu bereitet man einen
Absud aus einer Handvoll Kraut und Wurzeln, überbrüht
diese mit einem Liter heißem Wasser, läßt dieses zehn Minuten ziehen und gibt es dann in ein für das Bad vorgesehenes
Gefäß.
»Wenn man seine wahrhaft wohltätige Wirkung sehen will«,
muß man darauf achten, daß man damit »nicht zu freigebig
umgehen dürfe«, wie Rademachers festhält, da die Pflanze
giftig ist und übermäßiger Gebrauch schaden kann. Daher
unbedingt bei der Selbstmedikation vorher mit dem Arzt
sprechen!

Monographie des BGA:	Bei krampfartigen Beschwerden im Be-reich der Gallenwege und des Magen-Darm-Traktes.
Homöopathie:	Gelbsucht, Neuralgien (Nervenschmer-

zen) und Muskelrheuma, Störungen der Leberfunktion, Erkrankungen der Gallenwege und bei Lungenentzündung.

Roter Sonnenhut *(Echinacea purpurea)*

Schlüsselwörter: Erkältungskrankheiten und Wunderheilmittel.

Während der blutigen Auseinandersetzungen zwischen »Rothäuten« und »Bleichgesichtern« in Nordamerika staunten die weißen Eindringlinge über die medizinischen Kenntnisse der Indianer – insbesondere auf dem Gebiet der Wundbehandlung. Bald aber hatten die Siedler ihnen ihre Geheimnisse abgeschaut und wußten, daß eines ihrer wichtigsten Heilmittel ein Pflanzenextrakt aus dem Sonnenhut war.
Es währte nicht lange, und diese »Winnetoumedizin« fand ihren Weg nach Europa. Den Berichten aus dem Wilden Westen zufolge war die Heilpflanze bei Verletzungen, Verbrennungen, Infektionen, eitrigen Prozessen, nach Bissen von Schlangen und Stichen von Insekten erfolgreich angewendet worden. Hierzulande bewährte sich der Extrakt außerdem auch bei Angina, bei Scharlach und Diphtherie sowie bei Abszessen und Furunkeln. Von den verschiedenen Arten des Sonnenhuts wurde in Europa jene mit den purpurroten Blütenköpfen angebaut, so daß auch hier Frischpflanzenzubereitungen aus dem ganzen Kraut samt den Wurzeln gewonnen werden konnten.
Der Rote Sonnenhut ist eine ausdauernde Pflanze mit verzweigtem Stengel, die bis über eineinhalb Meter hoch wird. Die Blätter sind eiförmig gesägt und können sich lanzettförmig zuspitzen. Man findet sie bei uns wegen ihrer prachtvol-

len Blüten häufig in Gartenanlagen, sonst in großen Kulturen zur Arzneigewinnung. Blütezeit ist im Juli und August.

Präparate aus dem Preßsaft des Sonnenhutes werden heute vor allem bei schlecht heilenden Wunden, Verbrennungen und Ekzemen äußerlich angewendet. Innerlich sind alle Erkältungskrankheiten, wie Schnupfen und Grippe, sowie speziell Virusinfekte das bevorzugte Anwendungsgebiet. Bronchitis mit Husten und sogar der Keuchhusten können mit Echinacea-Extrakten wirksam bekämpft werden. Auch das Immunsystem wird angeregt. Angewendet werden die Zubereitungen aus den frischen oberirdischen Teilen des »Purpurfarbenen Sonnenhutkrautes«.

Monographie des BGA:	Innere Anwendung: bei chronisch immer wieder auftretenden Infekten im Bereich der Atemwege und der ableitenden Harnwege sowie bei Patienten mit gesteigerter Infektanfälligkeit. Äußerlich: bei oberflächlichen Wunden mit schlechter Heilungstendenz.
Homöopathie:	Zur Steigerung der Abwehrkräfte und Vorbeugung im Anfangsstadium von Infektionen, bei Eiterungen, bei Entzündungen der Lymphgefäße, bei Geschwüren und Furunkeln.

Spitzwegerich *(Plantago lanceolata)*

Schlüsselwörter: Husten und Wundheilmittel.

Auch das gibt es also: Wegelagerer, denen man gerne begegnet! So dem Spitzwegerich und seinen Verwandten wie dem

Breitwegerich und dem Mittleren Wegerich. Bevorzugt wachsen sie auf Wegen und an Wegrändern, zwischen Pflastersteinen, auf Schuttplätzen, trockenen Wiesen und auf sauerstoffarmen Böden. Sie sind auf der ganzen Welt verbreitet. Die Indianer gaben dem Wegerich den Namen »Fußtritt des weißen Mannes«. In der Volksmedizin wurde er seit alters her geschätzt, wobei dem Spitzwegerich aufgrund seiner besseren Heilwirkung (zumindest als Hustenmittel) der Vorzug gegeben wurde.

Aus einem kurzen, mit vielen Faserwurzeln versehenen Wurzelstock wächst knapp über dem Boden eine Rosette, deren Blätter länglich wie eine Lanzette zehn bis sechzig Zentimeter hoch werden können und von drei bis fünf Nerven durchzogen sind. Daraus erheben sich unverzweigte, aufrecht wachsende, wollig behaarte Blütenstengel, die am oberen Ende eine keulenförmige, bräunliche Ähre mit kleinen unscheinbaren, weißen Blüten und langen Staubgefäßen tragen. Blütezeit ist Mai bis Oktober. Zur medizinischen Verwendung werden die Blätter während der Blütezeit gesammelt und rasch getrocknet. Dabei dürfen die Blätter beim Wenden nicht allzuoft berührt werden, da sie sonst schwarze Flecken bekommen und unbrauchbar werden. Die Wurzeln werden ab Mitte August bis Anfang Oktober ausgegraben, rasch gereinigt, an einem Bindfaden aufgefädelt und an einer zugigen Stelle zum Trocknen aufgehängt.

Spitzwegerichblätter wurden wegen ihrer zusammenziehenden und blutstillenden Wirkung geschätzt. Über die Wundbehandlung kann man bei Kneipp nachlesen: »... schnell wird die Wunde ausgewaschen, einige Spitzwegerichblätter etwas geknetet und der Saft in die Wunde gepreßt. Die Wunde wird dann gut zugepreßt, Spitzwegerichblätter aufgelegt und so heilt sie rasch zusammen. Mit Goldfäden näht der Spitzwegerichsaft den klaffenden Riß zu und wie am

Gold sich nie Rost ansetzt, so fliehen den Wegerich jede Fäulnis und faules Fleisch.«

Vor allem aber schätzten unsere Vorfahren die schleimlösenden Eigenschaften der Pflanze bei Erkrankungen der Atemorgane, bei Husten, Keuchhusten, Bronchialkatarrh und Lungenasthma. Dabei verabreichten sie dem Erkrankten nicht nur Spitzwegerichtee, sondern auch Spitzwegerichsirup: Frische Spitzwegerichblätter wurden in ein großes Glas gefüllt, bis der Boden des Gefäßes zwei bis drei Zentimeter hoch bedeckt war. Darauf streuten sie etwa einen Zentimeter hoch Rohr- oder Kristallzucker. Dann folgte wieder eine Schicht Blätter und abwechselnd eine Schicht Zucker, bis das Glas gefüllt war. Man sollte das Glas über Nacht stehenlassen, wobei sich der Zucker mit dem Saft der Blätter verbindet und zusammensinkt. Am nächsten Tag füllt man den Hohlraum in gleicher Weise wieder auf und verschließt das Gefäß. Nun muß die Flasche mit Inhalt ein bis zwei Monate an einem Ort mit gleichbleibender Wärme reifen und zum Gären gebracht werden. Dazu haben unsere Ahnen das Glas zeitweilig in ein Erdloch gesteckt. Nach dieser Zeit wird der Inhalt der Flasche mit einer Fruchtpresse gut ausgepreßt und der Sirup kurz aufgekocht. Er wird in Flaschen abgefüllt aufbewahrt. Spitzwegerichsirup wird löffelweise verabreicht.

Monographie des BGA:	Innere Anwendung: bei Katarrhen der Atemwege, Schleimhautentzündung im Mund- und Rachenbereich. Äußere Anwendung: leichte entzündliche Hautkrankheiten.
Homöopathie:	Bei neuralgischen Beschwerden, Ohren- und Zahnschmerzen, Keuchhusten, Erkrankungen der Atmungsorgane sowie

Bettnässen der Kinder und geschwollene
Halsdrüsen im Kindesalter (Skrofulose).

Stiefmütterchen *(Viola tricolor)*

Schlüsselwörter: Milchschorf, Hautkrankheiten bei Säuglingen, Akne und Hautunreinheiten bei
Erwachsenen.

Wenn der Winter sich endlich in die rauhen Berge zurückge-
zogen hat, wenn die Wiesen zwar schneefrei, aber noch
graubraun sind, »dann fehlt es an Blumen im Revier« – um
es mit Goethe zu sagen. Gerade zu dieser Zeit haben Garten-
stiefmütterchen, deren Stammpflanze das Feldstiefmütter-
chen ist, Hochsaison. Vor allem im 19. Jahrhundert wurden
umfangreiche Züchtungsversuche durchgeführt, und es entstanden dabei viele Unterarten der Sorte mit prächtigen,
leuchtenden Farben. In Park- und Gartenanlagen, Blumen-
beeten und Balkonblumenkästen erfreuen sie unser Auge und
Gemüt – besonders nach dem Winter. Stiefmütterchen gehören zu den beliebtesten Friedhofsblumen.
Die Sage berichtet von mehreren »Schöpfungsmärchen«, die
erzählen, wie diese Pflanze zu ihren verschiedenen Namen
gekommen sein soll. In manchen Gegenden bezeichnete man
das Stiefmütterchen als »Schönes Kornblümlein«, weil es mit
Vorliebe im Roggenfeld wuchs. Wegen seines unvergleichlich
süßen Duftes, erzählt man, wurde es von vielen Wanderern
im Vorbeigehen gepflückt. Als eines Tages einer von ihnen
jedoch das wertvolle Getreide niedertrat, sprach das »Schöne
Kornblümlein«: »O Heilige Dreifaltigkeit! Nimm mir meinen schönen Geruch, damit das liebe Korn nicht wegen mir
zertreten wird!« Die Heilige Dreifaltigkeit sprach: »Weil du

nicht hochnäsig bist, so sollst du zwar nicht mehr riechen, aber dafür unseren Namen tragen!« Und so soll die Pflanze zu ihrem Namen »Dreifaltigkeitsblume« gekommen sein. Mit etwas Phantasie kann man in dem Umriß der dreieckigen Dreifaltigkeitsblume mit dem leuchtendgelben, von schwarzen Strahlen durchzogenen Saftmal eine Verkörperung jenes Symboles der Dreieinigkeit Gottes, eines offenen strahlenden Auges inmitten eines Triangels, sehen.

Und andere wieder behaupten, maßgeblich für die Namensgebung sei schlicht und einfach der Umstand, daß die Blütenblätter dreifarbig sind.

Anfang des 18. Jahrhunderts taucht dann der Name »Stiefmütterchen« auf und erklärt sich laut Volksmund folgendermaßen: Die beiden obersten Blütenblätter sind zwei Stühle, die die Stiefmutter für sich in Anspruch nimmt. Auf den beiden seitlich benachbarten Stühlen sitzen ihre eigenen Töchter, und auf dem untersten haben die Stieftöchter, die sich mit einem einzigen Stuhl begnügen müssen, Platz genommen.

Das meist einjährige Gewächs, das aber auch mal den Winter überdauern kann, wächst auf trockenen und feuchten Wiesen, auf Feldern und sandigen Hügeln, ja sogar auf Felsen bis in eine Höhe von zweitausendsiebenhundert Metern kann man es antreffen. Es gedeiht auf allen Bodenarten, seltener jedoch auf Kalkböden. Kantige, sparrig verzweigte, teils aufrecht oder niederliegend wachsende, kahle Stengel können zehn bis dreißig Zentimeter lang werden. Die gestielten Blätter werden von kleineren Nebenblättern mit schmalen Seitenabschnitten umgeben. Die langgestielten Blüten mit je fünf ungleichen Kelch- und Kronenblättern sind verschieden gefärbt. Die Farbpalette reicht von blaßgelb, gelb, violett, purpurbraun bis weiß. Aus den Blüten bilden sich dreikantige, einfächrige Samenkapseln, die mit drei weitgespreizten Klappen aufspringen. Das Stiefmütterchen blüht in der Zeit von Mai bis Juli, auf den Äckern oftmals auch noch im August. Geerntet wird das blühende Kraut Mitte bis Ende Mai, bei günstiger Witterung ist im Juli durchaus noch eine zweite Ernte möglich.

Als Heilpflanze taucht das Stiefmütterchen erst im 16. Jahrhundert auf. Bei Paracelsus fand das Kraut als Wundheilmittel und gegen eitrige Drüsenanschwellungen Verwendung. Lonicerus und Bock bevorzugten es als Arznei bei Kinderkrankheiten, verordneten es bei Fieber, Bauchschmerzen, Hautkrankheiten wie Milchschorf und Krätze sowie bei Fraisen, wie damals krampfartige Anfälle bei kleinen Kindern genannt wurden. Matthiolus fand, daß es »den Schweiß gewaltig treibe« und empfahl es daher auch gegen Syphilis. Das Stiefmütterchen galt als blutreinigendes und harntreibendes Mittel, das den Stoffwechsel anregt und leichte, gichtige und rheumatische Beschwerden lindert. Zudem wurde es bei akuten Erschöpfungszuständen sowie nervösen Herzbeschwerden angewendet.

Auch heute ist es noch ein bevorzugtes Heilkraut in der Kinderheilkunde. Kinderärzte berichten nach wie vor über gute Erfolge bei Milchschorf, Säuglingsekzemen und anderen kindlichen Hautkrankheiten. Auch bei chronischen Hautentzündungen bei Erwachsenen, bei rissiger Haut der Lippen, der Finger, des Afters und der Brustwarzen sowie bei Akne und Eiterflechten finden *Viola-tricolor*-Zubereitungen gleichfalls erfolgreich Verwendung. Die Heilpflanze wird sowohl für den innerlichen Gebrauch in Form von Tee und Tinktur, die verdünnt werden muß, als auch für den äußerlichen Gebrauch empfohlen. Auf Hautausschläge legt man Mullkompressen, die in einer starken Teezubereitung getränkt worden sind.

Da der Teeaufguß – ein Teelöffel Kräuter auf eine Tasse, mit heißem Wasser überbrühen, zehn Minuten ziehen lassen und abseihen – den Geschmack der Speisen nicht beeinflußt, eignet sich dieser hervorragend, um in die Babynahrung untergemischt zu werden. Er kann aber auch zusammen mit Milch verabreicht werden. Bei Hauterkrankungen der Säuglinge wird stillenden Müttern ebenfalls eine Teekur mit Stiefmütterchen empfohlen.

Allerdings genügt es nicht, einige Tage lang ein paar Tassen Stiefmütterchentee zu trinken, um die gewünschten Heileffekte zu erzielen. Die Behandlung muß über einen längeren Zeitraum erfolgen. Doch Vorsicht bei der Verwendung von Tinkturen, die aus frischen Kräutern hergestellt werden: Nach ihrer Anwendung über einen längeren Zeitraum wurden Ausschläge über den ganzen Körper verteilt festgestellt.

Monographie des BGA:	Zur äußeren Anwendung bei Milchschorf sowie bei krankhaft veränderter Absonderung der Talgdrüsen.
Homöopathie:	Bei Milchschorf, Eiterflechte, bei krankhaft veränderter Absonderung der Talgdrüsen. Bei Ekzemen im Gesicht und an den Ohren, Pusteln und Krustenbildung, eitrigen Drüsenschwellungen. Bei Jucken am Scheideneingang, Entzündungen der Eichel des männlichen Gliedes und Geschwülsten der Harnblase.

Tausendgüldenkraut *(Erythraea centaurium)*

Schlüsselwörter:	Appetitlosigkeit, Verdauungsstörungen, Kreislaufschwäche und Erschöpfungszustände.

Es gibt verschiedene Versionen darüber, wie diese Pflanze zu ihrem Namen gekommen sein soll. Eine davon ist, daß für einen Sack, gefüllt mit diesem Kraut, in früheren Zeiten 1000 Gulden bezahlt werden mußten. Eine andere wiederum sagt, weil mit der Heilkraft der Pflanze tausend verschiedene Krankheiten geheilt werden konnten, und eine weitere, daß die hilfreiche Anwendung bei einem überlasteten Magen 1000 Gulden wert sei. Oder besonders phantasievoll: Der Sage nach soll der Zentaur (Pferdmensch) Chiron eine Wunde am Fuß, die ihm ein Pfeil zugefügt hatte, mit diesem Kraut geheilt haben. Bei der Übersetzung des lateinischen Wortes »Centaurium« (= Kraut des Zentauren) sei dann ein Mißverständnis passiert. Man glaubte »centum« mit hundert und »aurum« mit Gold übersetzen zu müssen. Der Volksmund habe dann aus dem »Hundertgüldenkraut« das »Tausendgüldenkraut« gemacht.

Gleichgültig, welcher Lesart man sich anschließt, die medizinische Nutzung läßt sich bis in das 5. und 4. Jahrhundert vor Christus zurückverfolgen. Das *Centauriumkraut* war in der Volksmedizin sehr begehrt, ja es hieß sogar, daß es »niemand, der es stehen sieht, ungepflückt lassen darf. Selbst wenn du als Ritter daherkommst, so musst du anhalten und das Kräutlein zu dir nehmen.« Diesem Umstand ist es wahrscheinlich auch zu verdanken, daß es in manchen Gegenden mittlerweile ausgerottet ist bzw. unter Naturschutz steht.

Das ein- bis zweijährige Kraut wächst in ganz Europa auf sonnigen Weiden und Waldlichtungen, an Böschungen und Wegrändern und bevorzugt kalkreiche Böden. Aus einer hellen Pfahlwurzel wächst über dem Boden eine grundständige Blattrosette mit saftgrünen, verkehrt eiförmigen Blättern. Der zwanzig bis vierzig Zentimeter hohe, vierkantige Stengel ist im oberen Teil verzweigt und mit kleinen lanzettlichschmalen Stengelblättern versehen, die kreuzweise gegenständig sind. Was bedeutet, daß sich immer zwei Blätter gegenüberstehen und das obere Blattpaar dem unteren gegenüber kreuzweise angeordnet ist. Die rosafarbenen, kurzgestielten, röhrenförmigen Kelchblüten bilden am Stengelende dichte Scheindolden, die während der Zeit von Juli bis September blühen. Die fünfzähnigen Kronenblütenblätter öffnen sich erst bei einer Lufttemperatur von 20 bis 22 Grad Celsius. Gesammelt wird das ganze blühende Kraut, jedoch ohne Wurzel, zu Büscheln gebunden in luftigen Räumen getrocknet. Die Pflanze ist geruchlos und schmeckt wegen ihres hohen glykosiden Bitterstoffgehaltes (Erythaurin) ungenießbar bitter: deshalb auch die volkstümliche Bezeichnung Erdgalle.

Tausendgüldenkraut galt als gutes Mittel gegen Leber- und Milzleiden, gegen Würmer, Koliken und Fieber sowie zur Unterstützung des Austreibens des Mutterkuchens nach der Geburt. Zur Zeit von Plinius verwendete man es äußerlich auch als Wundheilmittel. Man war von der Wirkung derart überzeugt, daß man sich einbildete, geschnittenes Fleisch wachse unter Hinzugabe von *Centaurium* beim Kochen wieder zusammen. Gegen Ausschläge, Geschwüre und Läuse wurde es gleichfalls äußerlich angewendet. Matthiolus empfahl es auch als Bleichmittel für die Haare. Galt es doch seinerzeit als schick, weißhaarig, wie mit einer Mozartperücke, herumzulaufen.

Durch die Inhaltsstoffe der Pflanze werden die Magensaftsekretion und der Stoffwechsel der Verdauungsorgane gefördert. Ebenso wird die Mundschleimhaut günstig beeinflußt. Dadurch wirken *Centaurium*zubereitungen – Tee, Tinkturen und Liköre – appetitanregend und verdauungsfördernd, beeinflussen die Herztätigkeit günstig, regen den Kreislauf an und helfen bei Erschöpfungszuständen, z. B. nach einer Krankheit. Das nutzte schon Wilhelm Ernst Christian

Huschke, Arzt von Johann Wolfgang von Goethe, der diesem Tausendgüldenkraut als Appetitanreger verordnete, um auf diese Weise dessen schwächliche Konstitution zu stärken.

Zur Selbstmedikation eignet sich am besten die Teeform. Ein bis zwei Teelöffel Tausendgüldenkraut auf eine Tasse, kochend überbrühen und mindestens zehn Minuten ziehen lassen. Der Tee sollte kalt und vor den Mahlzeiten getrunken werden, damit die tonisierenden Bitterstoffe ihre anregende Wirkung auf die Verdauungsorgane voll entfalten können. Auch bei Magenschmerzen und -verstimmungen sowie bei Sodbrennen kann damit geholfen werden. Durch die regelmäßige Anwendung werden die normalen gesunden Abläufe im Verdauungstrakt wiederhergestellt.

Monographie der BGA:	Bei Appetitlosigkeit und Verdauungsstörungen.
Homöopathie:	Nicht vorhanden.

Thymian *(Thymus vulgaris)*

Schlüsselwörter:	Husten, Krampfstillung und Auswurfförderung.

So rauh die Sitten der Soldaten im alten Griechenland auch waren – bevor sie in die Schlacht zogen, parfümierten sie sich. Dazu verwendeten sie das Duftöl des Thymians. Und zwar nicht, um ihre Feinde zu benebeln oder sie gar zu friedlichem Umgang zu animieren, sondern aufgrund eines Mythos: Das griechische Wort »thymos« bedeutet soviel wie »Mut« und »Kraft«, die ihnen der Thymian zu verleihen versprach. Das gleiche erwarteten sie sich von Thymiansträußchen, die sie sich ebenfalls ansteckten.

Im galanten Mittelalter bestickten minnigliche Damen die Schärpen ihrer Ritter mit Thymianzweigen, die von Bienen umschwärmt waren, um auf diese Weise die Tapferkeit der edlen Herren noch zu fördern. Überhaupt hatte die Aktivität der Bienen es im Zusammenhang mit dieser Pflanze dem Menschen seit jeher angetan. Antikes Symbol dafür war der Berg Hymetthus bei Athen, der mit Thymian geradezu überwuchert war. Der intensive Duft und die leuchtenden Farben der dichtstehenden Blütenköpfe zogen diese Insekten in Schwärmen an. Der aromatische Honig aus Thymianblütennektar gilt auch heute noch als Delikatesse.

Ein besonderes Angebot für Schüchterne und Ängstliche hielt die französische Küche bereit. Aus dem Jahr 1663 ist eine Rezeptur für eine schmackhafte Thymiansuppe bekannt, die auf Bier und Thymian basiert. Der Legende nach hat die anregende Wirkung dieser Suppe so manchen »Trau-mich-nicht« dem Ziel seiner Wünsche näher gebracht. Ein ganz anderer Brauch ist aus Brandenburg in Deutschland bekannt. Dort legte sich die Braut nach der Trauung einen Thymianzweig in den Schuh, und mit dem Sprüchlein: »Ick tret, ick tret up Thymian, kieck du mir keene andere an!« dokumentierte sie ihren Anspruch auf eheliche Treue.

Die Pflanze stammt aus den östlichen Mittelmeerländern und ist heute in ganz Europa an trockenen, warmen Hängen bis in eine Höhe von dreitausend Metern zu finden. In Mitteleuropa wird Thymian vor allem als Heilpflanze und Küchengewürz kultiviert. Die in ihrer Heimat mehrjährige Pflanze stirbt bei uns meist im Winter ab.

Es gibt verschiedene Arten von Thymian. Die bedeutendste und die mit dem höchsten Wirkstoffgehalt stellt der Echte Thymian dar, ihm folgt der Wilde Thymian, dessen Würzkraft aromatischer ist als die anderer Sorten.

Aus einem verholzten kleinen Wurzelstock mit Ausläufern wächst ein bis zu vierzig Zentimeter hoher Halbstrauch mit aufrechten und stark verästelten Zweigen. Die Blätter sitzen gegenständig an kurzen Stielen, sind linear bis elliptisch in der Form und am Rand eingerollt. Die Unterseite der Blättchen ist filzig behaart und am Blattgrund mit Öldrüsen versehen. In den oberen Blattachseln bilden die kleinen rosa- bis lilafarbenen Lippenblüten üppige Scheinquirle. Blütezeit ist Mai bis Juni. Wilder Thymian blüht mitunter den ganzen Sommer. Für die medizinische Nutzung sind sowohl die Blüten als auch die Blätter von Bedeutung. Thymianzubereitungen wirken nicht nur appetitanregend, sondern wurden auch dazu verwendet, den Fäulnisprozeß von Fleisch und anderen Nahrungsmitteln zu verlangsamen. Diese antibakterielle Eigenschaft konnte in den letzten Jahrzehnten in den Labors bestätigt werden:

Eine Fleischbrühe wurde mit Thymianöl angereichert. Die Bakterienbildung war so stark gehemmt, daß diese Brühe noch drei Tage länger genießbar war als jene ohne Thymianöl. Darmparasiten, wie Würmer, konnten ebenfalls durch die Einnahme von Thymian vertrieben werden.

Aufgrund der Verwendung in der Küche der Antike als Gewürzkraut war natürlich auch der medizinische Nutzen dieser Heilpflanze schon bald bekannt und geschätzt. Hildegard von Bingen empfahl eine Salbe zum Einreiben aus Thymian, Salbei und Gartenwolfsmilch bei Rheuma und Gicht. Weiters wurde Thymian äußerlich bei Abszessen, Geschwüren und Quetschungen verwendet. Matthiolus schrieb: »Welscher Quendel (Feldthymian) mit wenig saltz und essig getrunken, treibt von den menschen die zähen schleime durch den stulgang. Thymian mit Honig vermischt, reinigt die brust, fürdert den dicken zähen lungenkoder zum auswerffen.« Er weist aber auch noch auf andere Heilwirkungen hin: »Alle diejenigen, welche ein blöd gesicht haben (durch Schmerzen verzogen), sollen Thymian stets in der kost brauchen, dann er bekompt jenen trefflich wol. Dergleichen sollen sie thuen, mit welchen die fallende sucht zu schaffen hat. Vnd wenn sie gefallen sindt, soll man Thymian für der nasen zerreiben, so kommen sie wider zu sich selbst. Thymian bringt lust zum essen, vertreibt gewaltig die bläst vnd winde im leib.«

In früheren Jahrhunderten hat man Thymian in Form von Kräuterkissen und Extrakten gegen Magen- und Darmbeschwerden, bei Husten und Asthma verwendet. Man sagte dem Kraut auch nach, daß es den Frauen bei der Niederkunft behilflich sei. Thymiantee morgens getrunken regt den Kreislauf an, stärkt die Nerven und verleiht Spannkraft und Frische. Die Pflanze wirkt außerdem harntreibend und verschafft bei Harnwegentzündungen zumindest eine Erleichterung. Nicht mehr wegzudenken ist Thymian als krampfstillendes Mittel bei schwerem Husten, besonders bei Keuchhusten von Kindern, aber auch bei Erwachsenen, deren Bronchitis von krampfhaften Hustenanfällen begleitet wird. Selbst bei chronischem Husten ist eine Langzeitbehandlung oft mit Erfolg gekrönt. Als Badezusatz dient Thymian der Gliederstärkung, hilft bei rheumatischen Erkrankungen, dient aber auch der Nervenstärkung von schwächlichen Kindern und hilft bei Ausschlägen. Wegen der antiseptischen Wirkung empfiehlt sich bei Ausschlägen und Unreinheiten der Haut ein Dampfbad. Doch auch hier gilt: Allzuviel ist ungesund. Eine Überdosierung mit Thymian kann zu einer Überfunktion der Schilddrüse führen.

Monographie des BGA:	Bei Erkrankungen der Atemwege, insbesondere bei starkem Husten. Durch die auswurffördernde und krampfstillende

Wirkung ein wichtiges Mittel gegen
Keuchhusten.

Homöopathie: Bei Erkrankung der Atemwege und des
Magen-Darm-Kanals.

Tollkirsche *(Atropa belladonna)* GIFTIG!

Schlüsselwörter: Entzündungen, Krämpfe, Verdauungstrakt und Gallenleiden.

Belladonna = schöne Frau. Der in die Augen geträufelte Saft
erweitert die Pupillen und läßt sie dadurch strahlender erscheinen. Wieviel Anmut und Bewunderung dieser Name
doch zum Ausdruck bringt! Obwohl sich dahinter eine giftige
Pflanze verbirgt, die sich unter keinen Umständen zur Selbstmedikation eignet. Den Grund dafür verrät uns der erste Teil
der lateinischen Bezeichnung der Pflanze: *Atropa* – so lautet
der Name der Schicksalsgöttin in der Mythologie, die den
Lebensfaden abschneidet. Daraus wurde aber auch die Bedeutung »unabwendbar« abgeleitet.
Mit viel Phantasie haben unsere Vorfahren darauf hingewiesen, daß der unbedachte Genuß der Pflanze und deren Früchte Verderben und Tod bedeuten. Bereits zwei bis drei Beeren
können schwerste Vergiftungserscheinungen, wie Hitzege-
fühl und Röte des Gesichtes, trockenen Mund und starkes
Durstgefühl, erhöhten Puls und Pulsstörungen, die Unfähig-
keit zu schlucken, heftige Erregung mit hastigen Bewegun-
gen, Delirien mit Halluzinationen, hervorrufen (daher der
Name Tollkirsche). Besonders Kinder, die gerne nach den
verlockend reifen, saftigen und dunkelglänzenden Beeren
greifen oder sie gar mit Brombeeren (aufgrund der Farbe)
verwechseln, sollten ausdrücklich vor dieser Frucht gewarnt

werden. In der richtigen Dosierung und Anwendung allerdings, die man besser einem erfahrenen Arzt überläßt, kann *Belladonna* ein hilfreiches Mittel gegen so manches Leiden sein.

Die in Mittel- und Südeuropa heimische Pflanze bevorzugt den humosen Boden der Laubwälder. Vor allem auf Weiden und Schlägen ist sie oft anzutreffen. Aus einer dicken, nach unten hin verzweigten, spindelförmigen Wurzel wächst eine ausdauernde, bis zu eineinhalb Meter hohe Staude, deren Stengel stumpfkantig, verästelt und im oberen Teil weich behaart ist. Die elliptischen bis eiförmigen, an der Oberseite dunkelgrünen und unterseits hellgrünen Blätter sind ganzrandig und stehen gepaart, kurzgestielt einander gegenüber. Eines der Blätter ist um die Hälfte kleiner als das andere. Die glockigglänzichen, bis zu zwei Zentimeter großen Blüten stehen einzeln an kurzen Stielen in den Blattachseln. Außen sind sie braunviolett, innen schmutziggelb verfärbt. Daraus wächst eine kirschgroße, kugelige, grüne Frucht, die im Spätsommer eine dunkelviolette bis schwarzglänzende Farbe annimmt. Die reife Frucht beinhaltet viele ei- bis nierenförmige Samenkörner und einen violetten Saft.

Wie bereits erwähnt, sind diese Früchte für die Menschen sehr giftig. Vögel allerdings fressen sie gern und sorgen durch die Ausscheidung der Samenkörner für die Verbreitung der Pflanze. Die Wirksamkeit des Krautes ist kurz vor der Blütezeit (Juni bis August) am größten. Daher werden Blätter und Stengel zu dieser Zeit für die medizinische Weiterverarbeitung geerntet. Die Wurzel kann sowohl im Frühling als auch im Herbst gesammelt werden. Mit dem Heranreifen der Beeren läßt auch die Wirksamkeit des Krautes nach. Zubereitungen, die aus den Beeren erzeugt werden, erreichen allerdings nicht ganz die Heilkraft der Präparate aus dem Kraut.

Anfangs wurde *Belladonna* nur für kosmetische Zwecke

verwendet. Wie bereits geschildert, benützten römische Frauen den Saft der Pflanze, um ihre Augen größer und ausdrucksvoller erscheinen zu lassen, was auf die Männer einen verführerischen Reiz ausübt. Auch wurde in Italien aus dem Kraut eine bleichende Schminke bereitet. Der medizinische Einsatz beschränkte sich bis in die erste Hälfte des 15. Jahrhunderts auf die äußerliche Anwendung bei Augenentzündungen. Erst 1552 brachte Leonhart Fuchs in seinem »New Kreuterbuch« eine gute Abbildung der Pflanze, und im 16. Jahrhundert wird der Sirup aus den Beeren als Mittel gegen Schlaflosigkeit und Ruhr empfohlen.

Zu Beginn des 18. Jahrhunderts erkannte man eine narkotische Wirkung, die dem Opium ähnlich ist. Von Ärzten der damaligen Zeit wurde *Belladonna* als Mittel gegen Krebs gerühmt. Andere wiederum hatten gute Erfolge bei der Behandlung von Krampfhusten bei Kindern beobachtet. Der berühmte Arzt Samuel Hahnemann (1755–1843), der Begründer der Homöopathie, beschreibt erstmals ausführlich eine *Belladonna*arznei: »Dieses die Ansteckung von Scharlachfieber verhütende Arzneimittel zu bereiten, nimmt man eine Handvoll frischer Blätter der wildwachsenden *Belladonna* zu der Zeit, wo die Blumen noch nicht aufgebrochen sind.« Heute wird *Belladonna* für alle Krankheiten von Magen und Darm, die krampfartig verlaufen, sowie für alle akuten und chronischen Entzündungen des Dünn- und Dickdarms verwendet. Sie konnte bisher noch durch kein chemisches Präparat vollwertig ersetzt werden. Auch bei Erkrankungen der Gallenwege und bei Übererregbarkeit wird Tollkirsche mit Erfolg verordnet. Weiters wird die Parkinsonsche Krankheit damit behandelt. Beschwerden in den Wechseljahren mit erhöhtem Blutdruck können ebenso mit dieser Pflanze behandelt werden wie migräneartige Kopfschmerzen.

Monographie des BGA:	Kolikartige Schmerzen im Bereich des Magen- und Darm-Traktes sowie der Gallenwege. Krankhafte Bewegungsstörungen.
Homöopathie:	Fieberzustände bei Infektionskrankheiten. Bei Krampfhusten, Keuchhusten, Asthma bronchiale, Epilepsie, Neuralgien, Migräne, Magenkrämpfen, Scharlach, Wundrose, Lungenanschoppung, Angina. Bei Entzündungen der Muskelschicht der Gebärmutter, verlängerten Menstruationsblutungen, Muskelkrämpfen und Blutandrang im Kopf.

Virginias Zauberstrauch (*Hamamelis virginiana*)

Schlüsselwörter:	Hauterkrankungen, Hautverletzungen und venöse Blutungen.

Für die Indianer war er ein Symbol des Göttlichen: ein Strauch, der Früchte trägt und erst Monate später blüht! Heute vermag unsere realitätsbezogene Gesinnung an einem Gewächs allenfalls dann Wundersames zu entdecken, wenn damit handfeste Ergebnisse verbunden sind – in diesem Fall, wenn Kranken geholfen werden kann. Und da leistet der indianische Zauberstrauch beeindruckende Beiträge.

Für die naturnahen »Rothäute« war es eine Selbstverständlichkeit, daß die Inhaltsstoffe von Blättern und Rinde des Hamamelisstrauches Heilmittel sind – und sie wußten auch wofür: für die kranke, geschädigte Haut. Sowohl bei Ausschlägen, Entzündungen und Geschwüren als auch bei Verletzungen und Verbrennungen haben sie diese Arznei mit Erfolg angewendet.

Die weißen Siedler in der Wildnis hatten dieses medizinische Wissen bald von den Indianern übernommen. Aus ihren Aufzeichnungen geht hervor, daß sie immer weitere Anwendungsgebiete für die Wirkstoffe aus dem Zauberstrauch gesucht und gefunden haben – so etwa Krampfadern und deren Folgen und Hämorrhoiden.

In Europa sind diese Erkenntnisse später bestätigt worden: Haut und Schleimhaut haben sich als besonderes »Zielgebiet« der Hamamelisextrakte erwiesen, aber auch Krankheiten, deren Ursache und Folge Gefäßblutungen sind, so etwa die gefürchteten Beingeschwüre. Neuerdings werden sogar kaum beeinflußbare chronische Hautkrankheiten, wie Neurodermitis, erfolgreich mit Hamamelis behandelt. Ursache der Neurodermitis ist eine angeborene Überempfindlichkeit der Haut mit Ekzembildung. Das ständige Jukken wird so unerträglich, daß sich die Betroffenen wund kratzen – und das auch nachts im Schlaf. Meist werden starke Medikamente angewendet, um die Entzündung zu unterdrücken, wobei erhebliche Nebenwirkungen in Kauf genommen werden. Die Haut wird dünn, blutet und heilt schlecht, sie wird anfällig für Verletzungen und Infektionen.

Mittlerweile hat sich herausgestellt, daß eine »Zaubercreme« aus Hamamelis diesen chemischen Mitteln ebenbürtig ist. In einem Großteil der Krankheitsfälle wurde ein eindeutiger Rückgang der Symptome dank dieser Indianermedizin festgestellt, ohne daß die gefährlichen Nebenwirkungen aufgetreten sind. Wir kennen den bis zu fünf Meter hohen Strauch mit seiner gelblichbraunen Rinde seit dreihundert Jahren als Zierpflanze. Er stammt aus Nordamerika, aber auch an der Schwarzmeerküste und in Ostasien hat er seine Heimat. Die Blätter sind jenen der Haselsträucher ähnlich, am Rande sind sie gezähnt oder gekerbt. Erst wenn das Laub abgefallen ist, entwickeln sich kleine gelbe Blüten – in unseren Breiten oft erst im Februar, ein zauberhaftes Leuchten inmitten der Winterlandschaft!

Doch des Ungewöhnlichen nicht genug. Die nußartigen Früchte platzen mit einem heftigen Geräusch auf und schleudern dabei ihre Samen meterweit in die Landschaft. Wie mag ein Naturvolk das gedeutet haben? Nicht umsonst auch trägt dieser Baum den schönen Namen Virginias Zauberstrauch.

Monographie des BGA:	Leichte Hautverletzungen, lokale Entzündungen der Häute und Schleimhäute, Hämorrhoiden, Beschwerden durch Krampfadern.
Homöopathie:	Wunden und Hauterkrankungen, Entzündungen, Blutergüsse, schmerzhafter Gelenkrheumatismus. Dazu alle Formen von Venenblutungen, sei es im Kopfbereich (Augen, Nase, Rachen, Mandeln, Zähne und Kiefer) oder im Magen- und Darm-Trakt (Hämorrhoiden!) sowie Krampfadern. Auch bei Blutungen der Lunge, der Niere und der Gebärmutter anwendbar.

Wacholder *(Juniperus communis)*

Schlüsselwörter:	Harnwegserkrankungen, Blähungen, Darmkrämpfe, Neuralgien, Gicht und Rheuma.

Die Heilkräuterkunde war in alten Zeiten Sache der Priester und weisen Frauen. Die Kunst, Speisen abwechslungsreich zu würzen, überließ man aber der Phantasie der Köchinnen. Wacholder (auch Krammet genannt) zählte neben Kümmel, Zwiebel, Mohn, Rosmarin, Thymian und Liebstöckel zu jenen Gewürzen, die den alten Germanen bereits bekannt waren, bevor sie mit den Würzsitten der Römer in Berührung kamen.

Die sehr aromatischen, mit süßlichem Anklang bitterlichharzig schmeckenden Beeren sind bei der Zubereitung von Wild- und Wildgerichten nicht mehr wegzudenken. Wacholderbeeren sind in einer Reihe von Gewürzmischungen enthalten. Wer möchte noch den duftig-rauchigen Geschmack eines Wacholderschinkens missen? Oder die wunderbaren Fischgerichte und -marinaden, deren Eigengeschmack sie unterstreichen? Aus den reifen Beeren wird Gin und Genever gebrannt, in einigen Likören sind gleichfalls Wacholderanteile enthalten.

Das Kraut spielt auch in Legenden eine Rolle. Weil Christus, nach estnischem Glauben, an ein Kreuz aus Wacholderholz geschlagen wurde, war man überzeugt, den Teufel mit einem Knüppel aus gleichem Holz erschlagen zu können, und wer sich während der Christmette auf einen Schemel aus Wacholderholz setzte, lernte alle Hexen in der Gemeinde erkennen. Wacholderruten verhalfen angeblich dazu, Diebesgut wiederzufinden.

Wacholder zählt zu den Nadelhölzern und kommt in fast ganz Europa in Heide- und Berglandschaften vor. Er paßt sich mit seiner Wuchsform dem Klima des Standortes an. Im südlich warmen Klima bildet er einen säulenartigen Strauch, der bis zu zehn Metern hoch werden kann. Je höher die Lage, desto niedriger der Wuchs. Der sparrig verzweigte Strauch trägt an holzigen Zweigen spitzige Blättchen, die in Quirlen zu drei Nadeln stehen. An der Oberseite befindet sich ein bläulichweißer Mittelstreifen. Die gelblichen männlichen und weiblichen Blüten (Blütezeit April bis Mai) befinden sich auf separaten Zweigen und werden durch den Wind bestäubt. Daraus bilden sich im ersten Jahr grüne Beeren, die eigentlich gar keine Beeren sind, sondern lediglich fleischig gewordene Fruchtblätter. Im darauffolgenden Jahr reifen sie zu blauschwarzen Früchten heran. Für die medizinische Nutzung werden sowohl Zweige (gekochter Absud für Bäder) als auch die reifen Beeren verwendet.

Nicht nur in der Küche, sondern auch in der Medizin schätzte man die Kräfte des Wacholders. Lonicerus verordnete 1557 Wacholderöl gegen »Melancholey« und die Beeren als Mittel gegen »Kaltseich und Lendenweh«. Weiters, empfahl er, seien die Beeren »fast lieblich im Munde zu halten und treibet den bösen Lufft aus«. Der Rauch des Wacholders wurde als Vorbeugungsmittel gegen die Pest eingesetzt. Die reichen Leute legten sich sogar »Krammetbeer Lattwerge« als Schutz vor dieser Krankheit aufs Herz. »Der gemeine Mann«, der sich diese kostbare Medizin nicht leisten konnte, mußte »sechs bis acht Beeren in Essig weichen und dieselbigen des Morgens essen«. Der Glaube an die reinigenden Kräfte des Wacholders hat sich bis in die heutige Zeit gehalten. Noch im vorigen Jahrhundert räucherte man Krankenstuben damit aus, und in manchen alpenländischen Orten werden heute noch nach Krankheiten von Bewohnern oder von Vieh Häuser und Ställe mit angezündeten Wacholderbeeren ausgeräuchert. Hildegard von Bingen stellte aus Wacholderbeeren, Königskerzen und Bertram ein Elixier her, das sie bei Lungenkrankheiten anwendete. Selbst als Entwurmungsmittel für Kinder lobte man den Wacholder, ebenso tat er gute Dienste bei Hautausschlägen, Krätze und Flechten.

Zubereitungen aus Wacholder besitzen eine blutreinigende und harntreibende Wirkung, sind appetitanregend und magenstärkend. Weiters verhindern sie Blähungen und Windkoliken. Kneipp empfiehlt bei ihnen eine Beerenkur. Man beginnt mit vier Beeren am ersten Tag, am zweiten Tag werden fünf Beeren gekaut und dann jeden Tag wieder eine Beere mehr, bis am zwölften Tag fünfzehn Beeren gegessen worden sind. Danach wieder jeden Tag eine Beere weniger, bis zum Schluß nur noch vier Beeren übrigbleiben. Pfarrer Kneipp: »Viele kenne ich, deren gasgefüllter und infolgedessen geschwächter Magen durch diese einfache Beerenkur gelüftet und gestärkt wurde.« Äußerlich wird Wacholder (Waschungen, Bäder und Einreibungen mit Wacholderöl) bei Rheumatismus, Gicht und Neuralgien gebraucht.

Trotz der vielen guten Eigenschaften der Heilpflanze muß unbedingt darauf geachtet werden, daß ihre Wirkstoffe nicht länger als sechs Wochen angewendet werden. Sonst kann es zu Nierenreizungen kommen. Nierenkranke sollten Wacholder überhaupt meiden. Ebenso Frauen während der Schwangerschaft, da er abortiv wirken kann.

Monographie des BGA:	Bei erschwertem Harnlassen, zur Durchspülungstherapie bei entzündlichen Harnwegerkrankungen.
Homöopathie:	Bei Schlaffheit im Magen- und Darm-Kanal, bei Pfortaderstauung, gegen Steinbildung in den Harnwegen, bei Schuppenflechte und Gicht.

Wermut *(Artemisia absinthium)*

Schlüsselwörter:	Appetitlosigkeit und Verdauungsstörungen, Völlegefühl und Blähungen.

»Ist einer grün wie ein Laubfrosch, mager wie eine Pappel, nimmt täglich ab an Gewicht und Humor und wirft keinen

218

Schatten mehr, der probiere es mit einem Teelöffel voll Wermuttee alle zwei Stunden!« schrieb Pfarrer Johann Künzle (1857–1945) über dieses Kraut. Auch für den Hofmedikus Huschke war dies das Gebot der Stunde, wenn es darum ging, die krankheitsanfällige Konstitution seines Patienten Johann Wolfgang von Goethe zu verbessern. Wir wissen, daß er seit seiner Jugend an Verstopfung, später an Bronchialkatarrhen und an Gelenks- und Muskelrheumatismus litt. Huschke verordnete seinem Patienten als Appetitanreger, der zugleich Magen und Darm stärkt und die Arbeit von Leber und Galle anregt, einen Kräutertee aus einer Mischung von Wermut und Tausendgüldenkraut. Goethe befolgte geduldig alle seine Ratschläge, konnte es sich jedoch gelegentlich nicht verkneifen, über den bitteren Geschmack dieser Teemischung zu klagen.

Er war freilich nicht der einzige, der sich beschwerte. Der starke Bittergeschmack macht sich bereits bei der Ernte unangenehm bemerkbar. Die Arbeiter bekamen zur Erleichterung und Ablenkung sogar Bonbons. Kleinkindern, die Wermut gegen Würmer verabreicht bekamen, hat man vor dem Teetrinken den Rand des Bechers mit Honig bestrichen. Ja, man sagte dem Wermut sogar nach, daß seine Bitterkeit »eine lust und begierde zu den ehelichen wercken vertreibt«.

Auch galt das Kraut bei unseren Vorfahren als Symbol des tiefsten Schmerzes, der dem widerfährt, der einen geliebten Menschen durch Tod verliert.

Wermut zählt zu den mehrjährigen Korbblütengewächsen und kommt außer im Norden in ganz Europa an Wegen und Zäunen, auf Schuttplätzen und an steinigen Orten bis in eine Höhe von zweitausend Metern vor. Aus einem holzigen Wurzelstock wächst ein Halbstrauch mit aufrechten, krautigen und stark verzweigten Stengeln, die bis zu einem Meter hoch werden können, flaumig behaart sind und eine grünlichweiße Farbe haben. Die Pflanze wird meist nur drei bis zehn Jahre alt und ist in jungen Jahren gegen Frost und Dürre sehr empfindlich. Die gestielten, in stumpfe, schmale Lappen tief eingeschnittenen Blätter sind ebenfalls seidig behaart, an der Oberseite graugrün und unterseitig weißlich. Die kugeligen, kleinen, gelben und nickenden Blütenköpfchen werden von Hüllblättern umgeben und stehen in Rispen. Blütezeit ist Juli bis September. Für medizinische Zwecke werden die blühenden Spitzen und frischen Blätter gesammelt.

Wermut wird auf einem ägyptischen Papyrus aus dem Jahr 1600 vor Christus erwähnt und genoß bereits im Altertum als Heilpflanze großes Ansehen. Plinius wußte darüber zu berichten: »Dieses äußerst nützliche Kraut ist allgemein bekannt und zu vielen Heilzwecken im Gebrauch.« Im Mittelalter hieß es sogar: »Wärmot ist för alles got.«

Dioskurides lobte seine verdauungsfördernde und (magen-)erwärmende Eigenschaft. In Verbindung mit Wein empfahl er ihn als Mittel gegen Ischias, mit Essig getrunken gegen Pilzvergiftung. Die heilige Hildegard bereitete aus dem »zerstoßenen Wermutkraut« eine Salbe, »wenn ein Mensch von ganz schwerem Rheuma geplagt wird, wobei seine Gelenke zu zerbrechen drohen«. Andere Zubereitungen verwendete sie bei Magenschwäche und Zahnschmerzen.

Im Mittelalter hatte Bitterals (wie es unter anderem auch noch genannt wurde) seine Bedeutung als Wundheilmittel, bei Cholera und Pest, auch bei Gelbsucht, Magen- und Frauenleiden, bei Epilepsie, Rheumatismus und Bleichsucht leistete es gute Dienste. Das Kraut wurde zudem angewendet, um einem Rausch vorzubeugen. Wenn keine Gelegenheit bestand, es vor einem Besäufnis zu verwenden, war es am

Tag danach genauso beliebt, um den Katzenjammer zu vertreiben. Im »Kriegsbüchlein für den Dreißigjährigen Krieg« kann man nachlesen: »Willst du von Ungeziefer gesichert sein, so tauche dein Hemd in einen Absud von Wermut und Hufabschnitzel von Pferden in halbverdünnter Lauge und laß es trocknen, so kommt dir keine Laus hinein.«

Immer wieder stößt man in der Überlieferung der Volksmedizin darauf, daß Wermut als Mittel gegen Appetit- und Verdauungsstörungen, Menstruationsstörungen, bei Magenkatarrhen und Wechselfieber Verwendung gefunden hat, ebenso auch zur Erleichterung, wenn der Mutterkuchen nach der Geburt ausgetrieben wurde. Die Schweizer Kräuterkunde berichtete über den Einsatz bei Abmagerung, Trunksucht und Seekrankheit. Beliebt waren in der Bevölkerung Wermutliköre und Wermutweine. Da jedoch bei übermäßigem Genuß Schwindelanfälle und Betäubung, Schwäche, Zittern der Beine und Erbrechen aufgetreten, ja sogar Todesfälle registriert worden sind, ist 1910 in der Schweiz und 1923 auch in Deutschland ein Herstellungsverbot für diese Produkte in Kraft getreten.

Heutzutage werden Wermutzubereitungen bei Verdauungsstörungen, bei Magen-, Darm- und Gallenbeschwerden sowie bei Völlegefühl und Blähsucht verordnet, vor allem wenn eine Fehlfunktion der Galle vorliegt bzw. die Galle operativ entfernt worden ist.

Wermuttee und Wermuttropfen sollen nach dem Essen eingenommen werden. Leider läßt sich der Geschmack dieser Zubereitungen selbst durch Honig und Zucker nicht verbessern. Bleibt nur der schwache Trost, daß man sich gemäß Aussagen der Patienten rasch an diesen Geschmack gewöhnt. Beliebt sind auch Wermutgetränke, wie Martini und Cinzano, als Aperitifs, die die Lust am Essen anregen.

| Monographie des BGA: | Appetitlosigkeit, Verdauungstörungen, Galle, Völlegefühl und Blähsucht. |
| Homöopathie: | Nicht vorhanden. |

Zwiebel *(Allium cepa)*

Schlüsselwörter: Heiserkeit, Husten, Herz- und Kreislauf-
erkrankungen.

Entweder waren die Geruchsnerven unserer Vorfahren nicht so empfindlich, oder der Liebesrausch ließ sie alle Widrigkeiten vergessen. Die alten Ägypter, Griechen und Römer verwendeten die »Jungfrau mit den sieben Häuten«, wie die Zwiebel noch genannt wurde, als Aphrodisiakum. Sie gaben ihr sogar den Namen »salax«, was soviel wie »geilmachend« bedeutet. Matthiolus schrieb ebenfalls darüber: »Zwiebel gegessen entzündet die unkeuschen Gelüst.« Ob das der Grund war, warum die Zwiebel zum wichtigsten Würzgemüse der Welt wurde, mag dahingestellt sein. Sicher ist, daß namhafte Ärzte der Antike die vielfältig wirkende Heilkraft dieser Pflanze sehr schätzten. Theophrast teilte die verschiedenen Zwiebelsorten nach ihrer Herkunft ein. In seinen Schriften bezeichnete er z. B. die sentanische Zwiebel als »hübsch süß«.
Das Liliengewächs stammt vermutlich aus den Steppen Innerasiens und ist über Italien schließlich um die Zeit von Christi Geburt auch nach Deutschland gelangt. Mittlerweile gibt es viele Zuchtformen, die sich durch die Farbe der Schale (rot, gelb, weiß) und die Formen der Knolle (rund, plattrund, birnenförmig) sowie in Sommer- und Winterzwiebel unterscheiden. In der Heilwirkung sind sie aber alle gleich gut.
Die Zwiebel liebt trockene und leichte Erde und bildet am

Boden mit ihren ineinander geschachtelten Blättern eine Blattrosette, die mit rotgelben Häutchen umschlossen ist. Der hohle, grüne Stengel, der von grünen, schmalen Blättern umgeben ist, hat unten eine bauchige, nach oben glatte Röhrenform. Er kann eine Höhe bis zu sechzig Zentimetern erreichen. Endständig trägt er eine kugelartige Trugdolde, die mit zahlreichen kleinen, grünlichweißen Blüten bestückt ist. Alle Teile der Pflanze riechen scharf und stark reizend, was auf die Zwiebelöle zurückzuführen ist, deren Hauptbestandteil das Allizin ist, ein antibiotisch wirkendes Sulfoxid. In den alten Kräuterbüchern sagte man der Pflanze eine Vielzahl von heilkräftigen Wirkungen nach. Dioskurides empfiehlt die Wurzel als appetitanregendes, reinigendes, erweichendes und menstruationsförderndes Mittel. Ferner sei der Saft gut gegen Augenleiden, Schwerhörigkeit und schlechten Haarwuchs. Plinius verwendete sie gegen Wassersucht.

Hildegard von Bingen empfahl gekochte Zwiebel bei Gicht, Rheumaleiden mit Fieberschub und Mandelentzündungen. Weiters wurde die Knolle als schweiß-, harn- und blähungstreibend sowie als Steine und Würmer austreibend gerühmt. Gebratene Zwiebeln wurden auch auf Geschwüre gelegt, um sie zu erweichen und ihren Aufbruch zu beschleunigen. Mit Zwiebelsaft bestrichene Wunden heilen schneller. Auch als Haarwuchsmittel haben sich Einreibungen mit Zwiebeln bewährt. Mit Honig angereicherter Zwiebelsaft wurde in früheren Zeiten in die Augen getropft, um sie zu reinigen und den Star zu beseitigen. Säckchen mit frisch geschnittenen und erhitzten Zwiebelscheiben wurden bei Grippe in den Nacken oder bei Harnverhaltung auf die Blase gelegt. Mit in Essig gekochten Zwiebeln wurden Hühneraugen behandelt. Zwiebelabkochungen setzte man ferner bei Heiserkeit, Bienenstichen, Tollwut- und Schlangenbissen ein. Ja, sogar Sommersprossen sollen damit beseitigt worden sein. Zwiebelblätter werden auch heute noch zum Einfärben von Ostereiern verwendet.

Besonders gern wurde die Zwiebel in der Volksmedizin bei Engbrüstigkeit und Husten eingesetzt. In vielen ländlichen Gegenden werden auch heute noch Hustenmittel aus Zwiebelzubereitungen – gerade für Kinder – verwendet. Dazu werden Zwiebeln mit Hanföl gekocht. Dieser Brei wird dann auf die Brust gerieben. Zwiebelsaft mit Zucker gesüßt – mehrmals täglich einen Teelöffel davon einnehmen – ist auch ein bewährtes Heilmittel. Zum Einnehmen eignen sich auch gekochte oder geröstete Zwiebeln, die mit Honig vermischt werden.

Nach neuesten wissenschaftlichen Erkenntnissen ist die Zwiebel als Mittel zur Vorbeugung altersbedingter Gefäßveränderungen besonders geeignet. Die Zwiebel enthält Stoffe, die Fettablagerungen an den Gefäßwänden entgegenwirken. Gleichzeitig ist sie blutdruck- und cholesterinspiegelsenkend. Allerdings werden diese Eigenschaften nicht angemessen beachtet, weil der Knoblauch stärker wirkt.

Monographie des BGA:	Bei Appetitlosigkeit, zur Vorbeugung altersbedingter Gefäßkrankheiten, zur Senkung der Blutlipide und Hemmung der Blutgerinnung und zur Vorbeugung gegen Arteriosklerose.
Homöopathie:	Bei Erkältungskrankheiten der oberen Luftwege mit starker Schleimabsonderung und Bronchitis bei Kleinkindern. Bindehautentzündung, Nasenkatarrh, Schnupfen sowie Neuralgien, Entzündungen der Rachenschleimhaut und Kehlkopfentzündung.

Literaturhinweise

Aigremont, D.: Volkserotik und Pflanzenwelt. Halle 1910

Boros, G.: Unsere Heil- und Teepflanzen. Band 1 u. 2. Stuttgart 1963/1969, 1965

Brauchle, A.: Das große Buch der Naturheilkunde. Gütersloh 1957, 1977

De Francesco, G.: Der Scharlatan. Ciba Nr. 37/36. Basel

Demling, L., Nasemann, Th., Rösch, W.: Erfahrungstherapie – späte Rechtfertigung. Karlsruhe 1975

Deruisseau, L. G.: Krankheit und Heilkunst am Hof Ludwigs XIV. Ciba Nr. 52/37. Basel

Dettling, J.: Pflanzen-Apotheke. Wörishofen 1910

Gilg, E., Schürhoff, P.: Aus dem Reich der Drogen. Dresden 1926

Heeger, E. F.: Arzneipflanzenkultur und deren Entwicklung in den letzten 100 Jahren. Band 10. Internationale Gesellschaft für Geschichte der Pharmazie. Wien 1957

Hein, W. H.: Goethes Leibarzt. Band 10. Internationale Gesellschaft für Geschichte der Pharmazie. Wien 1957

Hertzka, G., Strehlow, W.: Große Hildegard-Apotheke. Freiburg i. Brsg. 1992[2]

Hoffmann-Krayer, E., Bächthold-Straubli, H.: Handwörterbuch des deutschen Aberglaubens. Berlin, Leipzig 1932/1933

Isaac, O., Schimpke, H.: Wissenswertes für die pharmazeutische Praxis. Sonderdruck aus: Mitteilungen der Deutschen Pharmazeutischen Gesellschaft, Heft 8, 1965

Jacobi, K., Mierswa, D.: Gärtnern unter Glas und Folie. München 1977

Klapp, E.: Lehrbuch des Akker- und Pflanzenbaus. Berlin 1951

Kneipp-Reihe: Das Große Kneipp-Buch. Kempten, München 1913

Kölbl, K.: Kräuterfibel. Grünwald 1961

Kroeber, L.: Geschichte und Herkunft der Würz- und Duftstoffe. München 1949

Madaus, G.: Lehrbuch der biologischen Heilmittel. Band 1–3. Hildesheim 1938, 1976

Marzell, H.: Bayerische Volks-
botanik. München
1926/1968

Marzell, H.: Unsere Heilpflanzen – ihre Geschichte und
ihre Darstellung in der
Volkskunde. Freiburg 1922

Orzechowski, G.: Phytothera-
pie und Abwehrsyndrom.
In: Allgemeine Therapeutik,
Heft 9–11, 1965

Perger, K. Ritter von: Deutsche Pflanzensagen. Zen-
tralantiquariat Leipzig 1864

Peters, H.: Aus der Geschichte
der Pflanzenwelt in Wort
und Bild. Mittenwald 1927

Rosenkranz, E.: Pflanzen im
Volksaberglauben. Leipzig
1896

Schindler, L.: Lehrbuch: Die
Landwirtschaft. Band II.
München 1951

Schubert, M.: Im Garten zu
Hause. München 1977

Seifert, A.: Gärtnern, Ackern
ohne Gift. München 1978

Spaich, W.: Moderne Phytotherapie. Heidelberg 1978

Stoffler, H. D.: Der Hortulus
des Walahfrid Strabo. Sig-
maringen 1978

Wagner, H., Duft, J., Müller,
J.: Das Erbe der Klosterme-
dizin. Deutsche Gesellschaft
für Geschichte der Pharmazie 1977

Weiß, R. F.: Fortschritte der
Phytotherapie, Folge 1 bis
8, Physikalische Medizin
und Rehabilitation. Uelzen
1969–1978

Weiß, R. F.: Lehrbuch der
Phytotherapie. Stuttgart
1960/1974

Wolff, O., Schumann, W.,
Büsse, B.: Weleda Alma-
nach. Arlesheim 1978

Zeckert, O.: Die pflanzlichen
Heilmittel im Rezeptbuch
der Philippine Welser. Band
1. Internationale Gesell-
schaft für Geschichte der
Pharmazie. Eutin 1953

Register

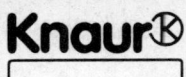

ALTERNATIV HEILEN

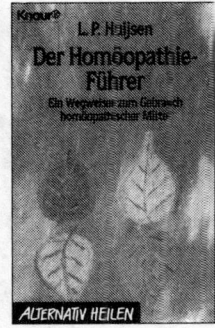

(76012)

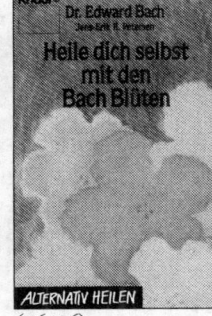

(76016)

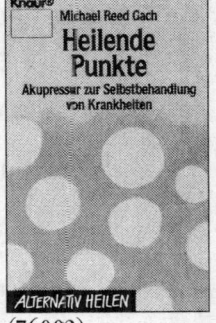

(76002)

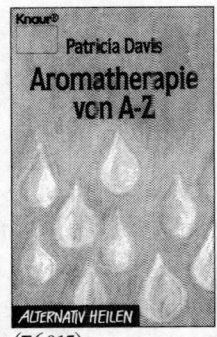

(76015)

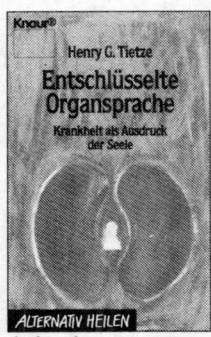

(76023)

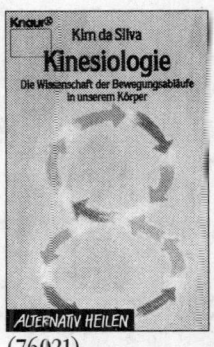

(76021)

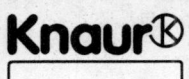

ALTERNATIV HEILEN

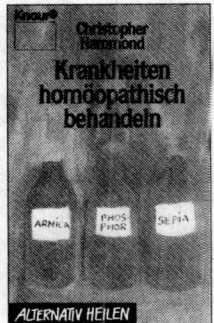

(76013)

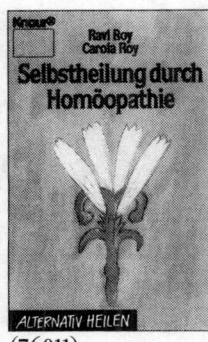

(76011)

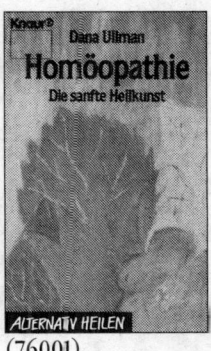

(76001)

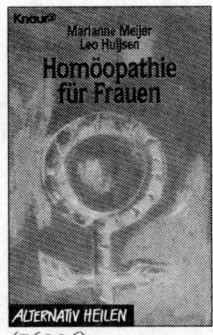

(76006)